Ⅰ	がん薬物療法総論

Ⅱ	がん薬物療法各論 1　肺がん・胸膜中皮腫

- 2　乳がん
- 3　胃がん
- 4　食道がん
- 5　大腸がん
- 6　肛門管がん
- 7　胆道がん・膵がん
- 8　婦人科がん
- 9　泌尿器・胚細胞腫瘍
- 10　造血器腫瘍
- 11　骨・軟部肉腫
- 12　悪性黒色腫
- 13　脳腫瘍

Ⅲ	薬剤情報

Ⅳ	抗悪性腫瘍薬一覧

JN175665

がん薬物療法ガイド レジメン＋薬剤情報

編集
国立がん研究センター内科レジデント・薬剤部レジデント

編集責任者
山本　昇　　国立がん研究センター中央病院　先端医療科　科長
安藤正志　　愛知県がんセンター中央病院　薬物療法科　医長
金　成元　　国立がん研究センター中央病院　造血幹細胞移植科　外来医長
濱口哲弥　　国立がん研究センター中央病院　消化管内科　病棟医長
牧野好倫　　日本医療研究開発機構　戦略推進部　がん研究課
橋本浩伸　　国立がん研究センター中央病院　薬剤部　外来化学療法主任

医学書院

謹告

本書に記載されている治療法に関しては，出版時点における最新の情報に基づき，正確を期するよう，著者，責任編集者，ならびに出版社は，それぞれ最善の努力を払っています．しかし，医学，医療の進歩から見て，記載された内容があらゆる点において正確かつ完全であると保証するものではありません．

したがって，実際の治療，特に熟知していない医薬品，保険適用外の医薬品の使用にあたっては，まず医薬品添付文書で確認のうえ，常に最新の情報に当たり，本書に記載された内容が正確であるか，読者御自身で細心の注意を払われることを要望いたします．

本書記載の治療法・医薬品がその後の医学研究ならびに医療の進歩により本書発行後に変更された場合，その治療法・医薬品による不測の事故に対して，著者，責任編集者ならびに出版社は，その責を負いかねます．

株式会社　医学書院

がん薬物療法ガイド－レジメン＋薬剤情報

発　　行　2016年6月15日　第1版第1刷©
　　　　　2016年12月1日　第1版第2刷

編　　集　国立がん研究センター
　　　　　内科レジデント・薬剤部レジデント

発 行 者　株式会社　医学書院
　　　　　代表取締役　金原　優
　　　　　〒113-8719　東京都文京区本郷1-28-23
　　　　　電話　03-3817-5600（社内案内）

印刷・製本　大日本法令印刷

本書の複製権・翻訳権・上映権・譲渡権・公衆送信権（送信可能化権を含む）は株式会社医学書院が保有します．

ISBN978-4-260-02396-2

本書を無断で複製する行為（複写，スキャン，デジタルデータ化など）は，「私的使用のための複製」など著作権法上の限られた例外を除き禁じられています．大学，病院，診療所，企業などにおいて，業務上使用する目的（診療，研究活動を含む）で上記の行為を行うことは，その使用範囲が内部的であっても，私的使用には該当せず，違法です．また私的使用に該当する場合であっても，代行業者等の第三者に依頼して上記の行為を行うことは違法となります．

JCOPY　〈出版者著作権管理機構　委託出版物〉

本書の無断複製は著作権法上での例外を除き禁じられています．複製される場合は，そのつど事前に，出版者著作権管理機構（電話 03-3513-6969，FAX 03-3513-6979，info@jcopy.or.jp）の許諾を得てください．

■ 序

　今日，腫瘍内科の発展とともに，がん薬物療法の専門的知識を持った医師が増え，全国のがん診療連携拠点病院を中心に，がん薬物療法のレベルの均てん化が進んできている．これに伴って多くの施設でがん薬物療法のレジメン（狭義のがん化学療法＋支持療法薬を組み込んだ実施可能な状態になっているレジメン）が運用されている．本書は，そのような腫瘍内科学の専門家の一助となるように，国立がん研究センターで運用しているレジメンを紙面に起こし，その注意点等を解説したものである．なお，紙面の制約上，実際に運用しているレジメンにいくつか修正を施している．

　国立がん研究センターは，内科レジデントが中心となり，がん診療レジデントマニュアルを発刊し，すでに第6版まで改訂されるベストセラーを生んだ実績があり，本書はそのレジデントマニュアルのレジメン部分について，実際の運用におけるコツをわかりやすく紹介したレジメン補足マニュアルと位置づけられる．

　本書を作成していくうえでこだわった部分として，一レジメンが見開きで完結することが挙げられる．これにより読者は，一度に目に飛び込んでくる情報を忘れてしまうことなく，即運用に移行できる．また，目の前にいる患者に適応することができるかどうかについて，即時判断することが可能である．即時判断できるとは，すぐに適応するかどうか決定するということではなく，もし適応するうえで疑問がわいたときに，参考文献に立ち返ることができるという意味である．

　さて，本書はそのような特徴をもたせるために字数制限をクリアする目的でいくつかの制限を設ける必要があった．まず，略語の使用である．抗悪性腫瘍薬の略名に加えて，たとえばがん領域においてよく目にする副作用の1つである発熱性好中球減少については，全ページにわたってFNと表記した．また，重大な副作用の1つである，スティーブンス-ジョンソン症候群はSJS，中毒性表皮壊死融解症はTENとするなど，なるべくなじみの深い項目について略語を多用することにした．略語については冒頭の一覧表に示したので参照されたい．

　また，レジメンは殺細胞性抗がん薬が主流であることから，高度催吐リスクや中等度催吐リスクレジメンでは，適切な制吐薬は最初から予防的に組み込まれている．本書の読者対象である腫瘍内科医または，抗悪性腫瘍薬を取り扱う

医師は，最低限先に紹介したレジデントマニュアルに記載されている程度の知識はあるという理解の下，本書においては，レジメンを公開することで，あえて詳細な解説は施していないことをご容赦願いたい．

　もう1点はレジメン部分の記述に関して，できる限り時系列に，即運用可能なように配慮したつもりである．しかし，デキサメタゾンの漸減や，ハイドレーションの水分量，また，それに付加する電解質補正薬などの記述には少々苦慮した部分があり，day 1（化学療法初日）とday 2以降で，投与量が違う場合があることをご了解いただきたい．同量で継続する場合には○で記載したが，投与量が変化する場合にはその量を投与カレンダーに直接記載している．また途中から一剤抜いている場合などは「―」として表記した．

　本企画は，レジデントマニュアルの姉妹本として，レジメン運用に焦点を当て，国立がん研究センター中央病院の薬剤師レジデント諸君が内科医師レジデントとともにタッグを組んで実現した．これこそががん領域が他の領域に先んじてチーム医療を確立した証であり，世界に誇れる日本型チーム医療のモデルとして今後改訂版を重ねていけることを切に願うものである．

　本書の創刊にあたり，大変なご尽力を賜りました国立がん研究センター中央病院の山本　昇先端医療科科長に深く感謝申し上げます．さらに，夜遅くまで業務にあたり，空いた時間は研究業務に邁進しながら，本書の原稿を仕上げていただいたレジデント諸君に敬意を表します．

平成28年6月

牧野　好倫

目次

序 iii
略語一覧 xi
凡例 xiv

I がん薬物療法総論　　1

(久保 絵美)

II がん薬物療法各論　　11

1. 肺がん・胸膜中皮腫　　11

(和久井 大，先山 奈緒美，西渕 由貴子，本永 正矩)

非小細胞肺がん
- CDDP＋DTX 療法（入院） 12
- CDDP＋VNR 療法（入院） 14
- CDDP＋VNR＋胸部放射線同時併用療法（入院） 16
- CDDP＋GEM 療法（入院） 18
- CDDP＋CPT-11 療法（入院） 20
- CDDP＋PEM 療法（入院） 22
- コラム　シスプラチンを使用する際の注意点 25
- CBDCA＋GEM 療法 26
- CBDCA＋PTX＋BV 療法 28
- CBDCA＋PEM 療法 30
- DTX 療法（入院・外来） 32
- PEM 療法（入院・外来） 34
- ゲフィチニブ療法 36
- エルロチニブ療法 38
- クリゾチニブ療法 40

小細胞肺がん
- CDDP＋CPT-11 療法（入院） 42
- CDDP＋ETP 療法（入院） 44
- CDDP＋ETP＋加速過分割照射療法（AHFRT）（入院） 46
- コラム　体表面積の算出法 49
- CBDCA＋ETP 療法 50

   NGT(topotecan)療法(入院・外来) ······················ 52
   AMR 療法(入院・外来) ····································· 54
   CODE(CDDP＋VCR＋DXR＋ETP)療法(入院) ········· 56
 文献 ·· 60

2. 乳がん   63

(友松 純一, 黒沼 圭, 斉藤 真理, 原島 寿江, 原 茉梨絵)

乳がん AC(DXR＋CPA)療法(60/600 mg/m^2)あるいは
   EC(EPI＋CPA)療法(90/600 mg/m^2)(外来) ············ 64
   AC(DXR＋CPA)療法(40/500 mg/m^2)あるいは
   EC(EPI＋CPA)療法(60/500 mg/m^2)(外来) ············ 66
   CEF(CPA＋EPI＋5-FU)100 療法(外来) ···················· 68
   CMF(CPA＋MTX＋5-FU)療法(外来) ························ 70
   TC(DTX＋CPA)療法 ·· 72
   PTX(80 mg/m^2)週1回療法 ·································· 74
   PTX(175 mg/m^2)3週1回療法 ······························· 76
   nab-PTX(nanoparticle albumin-bound paclitaxel)療法 ····· 78
   DTX 療法(外来) ··· 80
   トラスツズマブ療法 ·· 82
   VNR 療法(外来) ··· 84
   GEM 療法(外来) ··· 86
   エリブリン療法(外来) ·· 88
 文献 ·· 89

3. 胃がん   91

(庄司 広和, 阿部 健太郎, 高津 優人, 玉木 淑子)

胃がん S-1＋CDDP 療法 ·· 92
   CPT-11＋CDDP 療法 ·· 94
   CPT-11 療法 ·· 96
   weekly PTX 療法(外来) ·· 98
   MF(MTX＋5-FU)療法 ··· 100
   XP(カペシタビン＋CDDP)＋トラスツズマブ療法 ····· 102
 文献 ·· 105

4. 食道がん   107

(庄司 広和, 阿部 健太郎, 高津 優人, 玉木 淑子)

食道がん ネダプラチン＋5-FU 療法 ·································· 108
   FP(5-FU＋CDDP)療法(入院) ······························· 110
   コラム　発熱性好中球減少症 ······························ 113
   FP radiation(60 Gy)療法(JCOG レジメン)(入院) ········ 114
   FP radiation(50.4 Gy)療法(RTOG レジメン)(入院) ····· 118
 文献 ·· 121

5. 大腸がん　　　　　　　　　　　　　　　　　　　　　　　　　　123

（庄司　広和，阿部　健太郎，高津　優人，玉木　淑子）

大腸がん　FOLFIRI（ℓ-LV＋5-FU＋CPT-11）療法・・・・・・・・・・・・・・・・・・・・・・・・・・・・・・124
　　　　　mFOLFOX6（ℓ-LV＋5-FU＋L-OHP）療法・・・・・・・・・・・・・・・・・・・・・・・・・126
　　　　　コラム　抗悪性腫瘍薬による末梢神経障害・・・・・・・・・・・・・・・・・・・・・・・・129
　　　　　mFOLFOX6（ℓ-LV＋5-FU＋L-OHP）＋BV 療法・・・・・・・・・・・・・・・・・・130
　　　　　5-FU＋ℓ-LV 療法（RPMI レジメン）・・・・・・・・・・・・・・・・・・・・・・・・・・・・・132
　　　　　XELOX（CapeOX：カペシタビン＋L-OHP）療法・・・・・・・・・・・・・・・・・134
　　　　　コラム　抗悪性腫瘍薬による皮膚症状・・・・・・・・・・・・・・・・・・・・・・・・・・・137
　　　　　XELOX（CapeOX：カペシタビン＋L-OHP）＋BV 療法・・・・・・・・・・・138
　　　　　セツキシマブ療法・・140
　　　　　CPT-11＋セツキシマブ療法・・・・・・・・・・・・・・・・・・・・・・・・・・・・・・・・・・・・142
　　　　　パニツムマブ療法・・・144
文献・・145

6. 肛門管がん　　　　　　　　　　　　　　　　　　　　　　　　　　147

（庄司　広和，阿部　健太郎，高津　優人，玉木　淑子）

肛門管がん　5-FU＋MMC＋RT 療法・・・・・・・・・・・・・・・・・・・・・・・・・・・・・・・・・・148
文献・・149

7. 胆道がん・膵がん　　　　　　　　　　　　　　　　　　　　　　　151

（和久井　大，先山　奈緒美，西渕　由貴子，本永　正矩）

胆道がん　CDDP＋GEM 療法（入院・外来）・・・・・・・・・・・・・・・・・・・・・・・・・・・152
膵がん　　GEM 療法（外来）・・154
　　　　　FOLFIRINOX 療法（入院・外来）・・・・・・・・・・・・・・・・・・・・・・・・・・・・156
文献・・159

8. 婦人科がん　　　　　　　　　　　　　　　　　　　　　　　　　　161

（田辺　裕子，渡邉　綾）

卵巣がん　TC（PTX＋CBDCA）療法・・・・・・・・・・・・・・・・・・・・・・・・・・・・・・・・・162
　　　　　wTC（Weekly PTX＋CBDCA）療法（外来・入院）・・・・・・・・・・・・・164
　　　　　ddTC（dose-dense PTX＋CBDCA）療法（外来）・・・・・・・・・・・・・・・166
　　　　　DJ（DTX＋CBDCA）療法（外来）・・・・・・・・・・・・・・・・・・・・・・・・・・・・168
　　　　　CD（CBDCA＋Pegylated Liposomal DXR）療法（外来）・・・・・・170
　　　　　CBDCA 療法・・・172
　　　　　NGT（topotecan）療法・・・・・・・・・・・・・・・・・・・・・・・・・・・・・・・・・・・・・・・174
子宮頸がん　TP（PTX＋CDDP）療法・・・・・・・・・・・・・・・・・・・・・・・・・・・・・・・・・176
　　　　　wCDDP＋RT（Weekly CDDP＋放射線）療法（外来）・・・・・・・・・・178
子宮体がん　AP（DXR＋CDDP）療法（外来）・・・・・・・・・・・・・・・・・・・・・・・・・180
文献・・182

9. 泌尿器・胚細胞腫瘍　183

（友松　純一，前田　誠）

膀胱がん	M-VAC（MTX＋VLB＋DXR＋CDDP）療法	184
	コラム　メトトレキサート（MTX）投与時の注意	187
精巣腫瘍（胚細胞腫瘍）		
	BEP（BLM＋ETP＋CDDP）療法	188
精巣膿瘍（胚細胞腫瘍）		
	VIP（ETP＋IFM＋CDDP）療法	190
文献		192

10. 造血器腫瘍　193

（多田　耕平，木原　千恵子，竹野　伸洋，秦　晃二郎，深田　英嗣）

悪性リンパ腫，非ホジキンリンパ腫		
	リツキシマブ療法	194
	R-CHOP（リツキシマブ＋CPA＋DXR＋VCR＋PSL）療法	196
	（R）-CODOX-M/（R）-IVAC療法	198
	コラム　シタラビン症候群	203
	ICE（IFM＋CBDCA＋ETP）療法（入院）	204
	ESHAP（ETP＋mPSL＋Ara-C＋CDDP）療法	206
	EPOCH（ETP＋PSL＋VCR＋CPA＋DXR）療法	208
	ベンダムスチン療法	210
	イブリツモマブによるRI（ラジオアイソトープ）標識抗体療法	212
	NEL療法（外来・入院）	214
ホジキンリンパ腫	ABVD（DXR＋BLM＋VLB＋DTIC）療法（外来）	216
急性骨髄性白血病	IDR＋Ara-C（3＋7）療法（寛解導入療法）	218
	大量Ara-C療法	220
	ゲムツズマブ　オゾガマイシン（GO）療法	222
慢性骨髄性白血病	イマチニブ療法	224
	ニロチニブ療法	226
	ダサチニブ療法	228
成人T細胞白血病・リンパ腫		
	mLSG15〔VCAP（VCR＋CPA＋DXR＋PSL）-AMP（DXR＋MCNU＋PSL）-VECP（VDS＋ETP＋CBDCA＋PSL）〕療法	230
	コラム　カルボプラチンの投与量計算	233
骨髄異形成症候群	アザシチジン療法（外来・入院）	234
多発性骨髄腫	BD（ボルテゾミブ＋DEX）療法	236
	サリドマイド療法	238
	レナリドミド＋DEX療法	240
文献		242

11. 骨・軟部肉腫　　　　　　　　　　　　　　　　　　　　　245
　　　　　　　　　　　　　　　　　　　　　（田辺 裕子，渡邉 綾）

骨肉腫　AP（DXR＋CDDP）療法（入院） ････････････････････ 246
　　　　HD-MTX（High Dose MTX）療法 ････････････････････ 248
骨肉腫，Ewing 肉腫，原始神経外胚葉腫瘍
　　　　IE（IFM＋ETP）療法 ･･････････････････････････････ 250
Ewing 肉腫，原始神経外胚葉腫瘍（PNET）
　　　　VDC（VCR＋DXR＋CPA）療法（入院） ････････････ 252
悪性軟部腫瘍　AI（DXR＋IFM）療法（入院）････････････････ 254
文献 ･･ 256

12. 悪性黒色腫　　　　　　　　　　　　　　　　　　　　　　257
　　　　　　　　　　　　　　　　　　　　　（田辺 裕子，渡邉 綾）

悪性黒色腫　DTIC 療法（外来） ････････････････････････････ 258
文献 ･･ 259

13. 脳腫瘍　　　　　　　　　　　　　　　　　　　　　　　　261
　　　　　　　　　　　　　　　　　　　　　（田辺 裕子，渡邉 綾）

脳腫瘍　TMZ 療法（注射剤・カプセル剤） ･･････････････････ 262
　　　　TMZ＋放射線療法（注射剤・カプセル剤） ････････････ 264
文献 ･･ 267

III 薬剤情報　　　　　　　　　　　　　　　　　　　　　　　269
　　　　　　　　　　　　　　　　　　　　（紺野 英里，津下 真裕美）

アルキル化薬 ･･ 270
白金製剤 ･･ 273
抗腫瘍性抗生物質 ･･ 277
代謝拮抗薬 ･･ 279
トポイソメラーゼ I 阻害薬 ････････････････････････････････ 286
トポイソメラーゼ II 阻害薬 ･･･････････････････････････････ 288
微小管阻害薬 ･･ 293
ホルモン療法薬 ･･ 298
分子標的薬―低分子化合物 ････････････････････････････････ 303
分子標的薬―モノクローナル抗体 ･･････････････････････････ 306
分子標的薬―薬剤結合抗体 ････････････････････････････････ 309
分子標的薬―その他 ･･････････････････････････････････････ 310
免疫調整薬 ･･ 311
BRM ･･ 312
支持療法薬 ･･ 314

Ⅳ 抗悪性腫瘍薬一覧　315

索引 ………………………………………………………… 319

略語一覧 (抗悪性腫瘍薬以外)

略語	正式名称	日本語表記
ACV	aciclovir	アシクロビル
AE	adverse event	有害事象
AHFRT	accelerated hyper-fractionated radiotherapy	加速過分割照射療法
ALL	acute lymphocytic leukemia, または acute lymphoblastic leukemia	急性リンパ性白血病
ALT	alanine aminotransferase	アラニンアミノトランスフェラーゼ
AML	acute myelogenous leukemia	急性骨髄性白血病
AST	aspartate aminotransferase	アスパラギン酸アミノトランスフェラーゼ
BL	Burkitt lymphoma	バーキットリンパ腫
BLL	Burkitt-like lymphoma	バーキット様リンパ腫
BSA	body surface area	体表面積
BSC	best supportive care	ベストサポーティブケア
CCr	creatinine clearance	クレアチニンクリアランス
CCRT	concurrent chemoradiotherapy	同時化学放射線療法
CCyR	complete cytogenetic response	細胞遺伝学的完全寛解
CMC	carboxymethyl cellulose (carmellose)	カルボキシメチルセルロース (カルメロース)
CML	chronic myelogenous leukemia	慢性骨髄性白血病
CPFX	ciprofloxacin	シプロフロキサシン
CR	complete response	完全奏効 (RECIST), 完全寛解, 著効 (WHO)
CRp	complete response with inadequate platelet recovery	血小板数回復を伴わない完全寛解
CRT	chemoradiotherapy	放射線化学療法
CRu	unconfirmed complete response complete response/unconfirmed complete Remission Uncertain	不確定完全寛解 (不確定完全奏効)
CTCAE	Common Terminology Criteria for Adverse Events	有害事象共通用語規準
DFS	disease free survival	無病生存期間
DIC	disseminated intravascular coagulation	播種性血管内凝固症候群
div	intravenous drip	点滴静注
DLBCL	diffuse large B-cell lymphoma	びまん性大細胞型B細胞(性)リンパ腫
DLT	dose limiting toxicity	用量制限毒性
DVT	deep vein thrombosis	深部静脈血栓症
ED-SCLC	extensive disease small cell lung cancer	進展型小細胞肺がん
EF	ejection fraction	駆出率
EFS	event free survival	無イベント生存期間
ELN	European LeukemiaNet	欧州白血病ネット
FAB分類	French-American-British Classification	
FLCZ	fluconazole	フルコナゾール
FL	follicular lymphoma	濾胞性リンパ腫
FN	febrile neutropenia	発熱性好中球減少症
G-CSF	granulocyte colony-stimulating factor	顆粒球コロニー刺激因子
HBV	hepatitis B virus	B型肝炎ウイルス
HCT	hematopoietic cell transplantation	造血幹細胞移植
HFS	hand-foot syndrome	手足症候群
HR	hazard ratio	ハザード比

略語	正式名称	日本語表記
IGCCCG	International Germ Cell Cancer Collaborative Group	国際胚細胞がん共同研究グループ
IMWG	International Myeloma Working Group	国際骨髄腫ワーキンググループ
IPSS	International prognostic scoring system	国際的予後予測スコアリングシステム
IT	intrathecal injection	髄注(髄腔内注射)
iv	intravenous injection	静注
IWRC	International workshop to standardize response criteria for non-Hodgkin's lymphoma	非ホジキンリンパ腫の国際ワークショップ判定基準
JCOG	Japan Clinical Oncology Group	日本臨床腫瘍研究グループ
LON	late onset neutropenia	遅発性好中球減少症
LVEF	left ventricular ejection fraction	左室駆出率
MASCC	Multinational Association of Supportive Care in Cancer	
MCL	mantle cell lymphoma	マントル細胞リンパ腫
MDS	myelodysplastic syndrome	骨髄異形成症候群
MM	multiple myeloma	多発性骨髄腫
MMR	major molecular response	分子遺伝学的大寛解,分子遺伝学的大反応
MR	minor response	やや有効
MST	median survival time	生存期間中央値
NCI-CTC	National Cancer Institute-Common Toxicity Criteria	NCI 共通有害事象基準
NHL	non-Hodgkin's lymphoma	非ホジキンリンパ腫
NSAIDs	non-steroidal anti-inflammatory drugs	非ステロイド性抗炎症薬
OR, ORR	objective response rate	奏効率
OS	overall survival	全生存期間,全生存率
PCP	Pneumocystis pneumonia	ニューモシスチス肺炎
pCR	pathological complete response	病理学的完全寛解
PD	progressive disease	進行(RECIST 基準)/進行,増悪(WHO 基準)
PNET	primitive neuroectodermal tumour	原始神経外胚葉性腫瘍
PFS	progression-free survival	無増悪生存期間
PLT	platelet count	血小板数
p.o.	per os	経口投与
PR	partial response	部分奏効(RECIST),部分寛解(WHO)
PS	performance status	パフォーマンス・ステイタス,全身状態
RFS	relapse free survival	無再発生存期間
RR	response rate	奏効率
RT	radiation therapy	放射線療法
RTOG	Radiation Therapy Oncology Group	
SC	subcutaneous injection	皮下注
SCr	serum creatinine	血清クレアチニン
SD	stable disease	安定
SJS	Stevens-Johnson syndrome	皮膚粘膜眼症候群
SNCL	small non-cleaved cell lymphoma	小非分割型リンパ腫
SOS	sinusoidal obstruction syndrome	類洞閉塞症候群
SpO_2	arterial oxygen saturation by pulse oximetry	経皮的動脈血 O_2 飽和度
T-Bil	total bilirubin	総ビリルビン
TEN	toxic epidermal necrolysis	中毒性表皮壊死症
TKI	tyrosine kinase inhibitor	チロシンキナーゼ阻害薬

略語	正式名称	日本語表記
TLS	tumor lysis syndrome	腫瘍崩壊症候群
TRT	thoracic radiation therapy	胸部放射線照射
TTP	time to progression	治療効果持続時間，無増悪期間
ULN	upper limit of normal	基準値上限
VOD	veno-occlusive disease	静脈閉塞性肝疾患，肝中心静脈閉塞症
VTE	venous thromboembolism	静脈血栓塞栓症
VZV	varicella zoster virus	水痘・帯状疱疹ウイルス
WBC	white blood cell	白血球
WJOG	West Japan Oncology Group	西日本がん研究機構

凡　例

- 本書発行時点において本邦で実施可能かつエビデンスのあるがん薬物療法について,「総論」「レジメン」「薬剤情報」の各章として構成した.
- 本書に掲載された内容は,必ずしも保険適用されることを保証するものではなく,一部,未承認の治療法が含まれている点に留意のうえ,医薬品の使用に際しては最新の医薬品添付文書等を確認されたい.

【総　論】
- がん薬物療法全般に関する総論を掲載した.

【レジメン】
- エビデンスのあるものを中心に,各領域における重要レジメンを選択して掲載した.
- 冒頭に対象疾患,レジメン名称,適応患者を明示した.
- 見開きで薬剤投与スケジュール(レジメン)を掲載した.
- レジメンに掲載している薬剤は,抗悪性腫瘍薬のみならず,最初から予防的に組み込まれている支持療法薬も取り上げ,即運用できるよう心掛けた.
- 薬剤名は成分名での表記を原則とし,頻用されているものがある場合は略名を使用した.略語については略語一覧(p. xi)を参照されたい.
- 各薬剤の投与量,投与経路,点滴時間(投与タイミング)等を記載し,必要に応じて備考欄あるいは欄外に注釈を付した.また,投与量は原則として1日量を記載した.なお,記載内容は国立がん研究センター中央病院での運用例に準じる.
- 投与カレンダーは1コースのみの記載とし,欄外に投与スケジュール・回数等を補った.
- 当該レジメンの概要,臨床試験成績等を「レジメン施行にあたって」として,治療開始あるいは変更・中止基準,主な副作用等を「レジメン施行中・施行後の注意点」として,その他有用な情報を「ワンポイントアドバイス」としてまとめた.
- 必要に応じて,進行中の臨床試験,レジメンの変法等を「Modify & Advance」として記載した.
- 各章末にエビデンスとなる文献をレジメン毎にまとめて掲載した.各薬剤の医薬品添付文書ならびにインタビューフォームも適宜参照しているが,インタビューフォームは本文中に[IF]として記載し,医薬品添付文書は文献から省略している.

【薬剤情報】
- 本書の各レジメンで言及されたものの中から,抗悪性腫瘍薬を中心に取り上げた.
- 掲載の情報は2015年12月末入手分までの医薬品添付文書等の資料に基づき,がん薬物療法の実施に必要な内容に絞って記載した.医薬品の使用に際しては最新の医薬品添付文書等を必ず確認されたい.
- 冒頭に成分名および薬剤分類を明示し,商品名を列挙した.
- 「治療レジメン」では本書で掲載したレジメン名称,掲載頁を記載した.
- 薬剤の特徴,作用機序,禁忌,重篤な副作用,薬物相互作用,用量規制因子などについて簡潔にまとめた.
- 「血管外漏出時の皮膚障害」は「がん診療レジデントマニュアル」(医学書院)等を参照した.
- 「催吐性リスク分類」は「制吐薬適正使用ガイドライン」(日本癌治療学会)等を参照した.

がん薬物療法総論

I　がん薬物療法総論

　がん薬物療法とは，殺細胞性薬剤，分子標的薬，ホルモン療法薬等を用いた治療の総称である．近年の分子生物学の進歩により，特定の標的に対する治療開発が進み，個別化治療の臨床導入が進んでいる．また，免疫チェックポイント阻害薬が日本でも承認され，多くの臨床試験が行われている．

がん薬物療法に用いられる薬剤
❶殺細胞性薬剤（cytotoxic drug）
- いわゆる抗悪性腫瘍薬であり，殺細胞作用を有し，がん細胞と正常細胞の選択性に乏しい．
- 副作用は高頻度（血液毒性，消化器毒性，脱毛等）．
- アルキル化薬，抗悪性腫瘍薬抗生物質，白金製剤，代謝拮抗薬，トポイソメラーゼ阻害薬，微小管作用抗悪性腫瘍薬等

❷分子標的薬
- target based drug，molecular targeted drug 等とよばれる．
- 腫瘍縮小が認められる一方で，消化器毒性，肝毒性，皮膚毒性，肺毒性等多彩な臓器毒性も出現し，頻度・内容は cytotoxic drug とは大幅に異なる（表1）．標的分子が必ずしも腫瘍細胞に特異的なものばかりではないことが影響している．
- 小分子化学物質（small molecule）：ゲフィチニブ，エルロチニブ，アファチニブ，クリゾチニブ，アレクチニブ，ラパチニブ，エベロリムス，イマチニブ，ニロチニブ，ダサチニブ，スニチニブ等
- 抗体物質（antibody）：トラスツズマブ，ベバシズマブ，リツキシマブ，オファツムマブ，モガムリズマブ，セツキシマブ，パニツムマブ，ペルツズマブ等
- バイオマーカーとの関連が指摘されている．
  predictive biomarker　：薬剤の有効性・治療抵抗性を予測する．
  prognostic biomarker　：治療の有無にかかわらずがんの再発リスク等を予測する．
  safety biomarker　　　：薬剤の毒性を予測する．

❸ホルモン療法薬
- 前立腺がん，乳がん，子宮内膜がん等，がん細胞の増殖にホルモンが関与しているがん種を対象に創薬・開発された薬剤
- 薬剤のターゲットはホルモンのカスケード，受容体
- 分子標的薬として考えることもできる．
- 抗エストロゲン薬，アロマターゼ阻害薬，LH-RH アゴニスト等

❹インターフェロン，インターロイキン-2
- 腎がん，悪性黒色腫等で用いられる．
- インターフェロンはプロアポトーシス蛋白質を誘導し，細胞増殖抑制や細胞死を引き

■表1 従来の抗悪性腫瘍薬と分子標的薬の比較

	従来の抗悪性腫瘍薬	分子標的薬
作用標的	核酸，DNA，蛋白合成	がん細胞に特異的な分子・遺伝子
作用機序	多くは cytotoxic	cytotoxic，cytostatic いずれかあるいは両方
生体への影響	正常細胞への障害が強い	標的分子以外は少ない（とされる）
効果発現までの期間	さまざま	標的分子による
至適投与量	最大耐容量に近い	最大耐容量と必ずしも一致しない
治療効果のエンドポイント	腫瘍縮小	腫瘍縮小，PFS 延長，QOL 改善，サロゲートマーカーによる評価
治療対象	病理組織（発生母地）別	分子機序別
耐性化の問題	大きい	可能性あり

起こす。
- インターロイキン-2 は種々のサイトカイン分泌の促進，細胞障害作用を増強する。

❺免疫チェックポイント阻害薬
- 悪性黒色腫，肺がん等で用いられる。
- 免疫応答制御において，過剰な反応とならないように働く抑制機構である免疫チェックポイントは，腫瘍周囲においては T 細胞の活性を抑えるブレーキとなっている。その免疫チェックポイントを阻害することで T 細胞を活性化し抗腫瘍効果を示す。
- 抗 CTLA4 抗体：イピリムマブ
- 抗 PD-1 抗体　：ニボルマブ

❻DDS（drug delivery system）製剤
- drug delivery には active targeting と passive targeting の 2 つの概念が存在する。
- active targeting：分子間の特異的結合を利用して targeting を図る。モノクローナル抗体や各種受容体に対するリガンドを利用。
  トラスツズマブエムタンシン（T-DM1）等
- passive targeting：正常血管では血管外に漏出しにくい高分子物質も腫瘍血管では漏出しやすいというという概念に基づいて創薬された薬剤。
  アブラキサン（アルブミン懸濁型パクリタキセル），ドキシル（ドキソルビシンリポソーム注射剤）等

≡ がん薬物療法の適応

　がん薬物療法に際し，治療適応の検討・決定が非常に重要である。不適切な治療は，不十分な効果，忍容不能な副作用，治療ストレス，費用負担等不利益を与えてしまう。
　治療適応を決定する際のポイントは，疾患側の要因と患者側の要因の大きく 2 つに分けることができる。疾患側の要因とは，当該がん種に対して標準的治療もしくはそれに準ずる治療として確立されていることであり，患者側の要因は，全身状態，年齢，臓器機能，合併症，経済的背景，インフォームド・コンセントが得られていること等がある。

❶疾患側の要因
- 当該がん種に対する薬物療法の効果によって，治療適応が変わる。

■表2 ECOG(Eastern Cooperative Oncology Group)のPS

PS	患者の状態
0	無症状で社会的活動ができ，制限を受けることなく発病前と同等にふるまえる。
1	軽度の症状があり，肉体労働は制限を受けるが，歩行，軽労働や座業はできる。
2	歩行や身のまわりのことはできるが，時に少し介助が必要なこともある。軽作業はできないが，日中50%以上は起居している。
3	身のまわりのことはある程度できるが，しばしば介助が必要で，日中の50%以上は就床している。
4	身のまわりのこともできず，常に介助が必要で，終日就床を必要としている。

治療目標は，治癒，延命，症状緩和，QOL改善のいずれか？
- 目的により許容できる副作用が異なる。
  治癒を目指す場合は，重い副作用もある程度は許容。
  延命が目的の場合は，重い副作用は回避。

❷患者側の要因
1) 全身状態
- 全身状態はperformance status(PS)で評価することが一般的である(表2)。
- PSと予後，PSと治療による副作用との相関が示されている。
- 一般的にPS 0, 1, 2は治療適応があり，PS 3以上の場合は，がん種によって異なる。
- また，一般的にC, D群に分類されるPS不良例は予後不良であることが多く，副作用も増強し，治療効果の期待も小さいので治療適応になることは少ない。
- A, B群では，副作用はPS 2以下の場合に比べると増強する可能性があるが，治療効果の期待はC, D群に比べると高く，適応になることも多い。

2) 年齢
- 高齢者では副作用が増強する傾向にあるが個人差も大きい。
- 実際には厳密な基準はなく，海外の臨床試験では年齢の上限は設定されておらず，日本の臨床試験では，70または75歳以上を高齢者と設定されることが多い。
- 年齢よりも臓器機能やPSのほうが重要な判断材料となる。

3) 臓器機能
- 副作用に耐えられるかをみる。骨髄(白血球，ヘモグロビン，血小板)機能や肝・腎・生存期間心・肺機能を確認する。
- 臓器機能が低下している場合は副作用が強く出やすい。また，栄養状態も確認する。
- 腎排泄型薬剤では，腎機能障害時に排泄遅延による毒性増強が問題となり投与量修正が必要であるが，腎機能による投与量設定が確立されているのはカルボプラチン(CBDCA)のみで，他は経験的範疇に過ぎない。
- CBDCAの投与量設定とクレアチニンクリアランス(CCr)：CBDCAは腎機能(GFR)と目標(target)AUCを用いたCalvertの式により投与量を決定する。
  Calvertの式：CBDCA投与量(mg/body)
  $= \text{target AUC}(\text{mg/mL} \times \text{min}) \times [\text{GFR}(\text{mL/min}) + 25]$
- GFRの代用としてCCrが用いられる。

■表3　エンテカビル水和物の用量

CCr(mL/min)	用量
50 以上	0.5 mg を 1 日に 1 回
30 以上 50 未満	0.5 mg を 2 日に 1 回
10 以上 30 未満	0.5 mg を 3 日に 1 回
10 未満	0.5 mg を 7 日に 1 回

- Cockcroft and Gault 式からの CCr 算出
  CCr(男性, mL/min)＝(140−年齢)×体重(kg)／血清クレアチニン(mg/dL)×72
  CCr(女性, mL/min)＝0.85×CCr(男性 mL/min)
- 実測 24 時間 CCr
  CCr(mL/min)＝尿中クレアチニン(mg/dL)×尿量(mL／日)／血清クレアチニン(mg/dL)×24(時)×60(min)
- 肝代謝型薬剤では，肝機能障害時に代謝遅延による毒性増強が懸念されるが，これまでに提唱されている投与量修正は経験的範疇に過ぎない。
- 心機能障害時，程度によってはがん薬物療法自体の適応が問題となる。アントラサイクリン系抗悪性腫瘍薬は蓄積性・不可逆性の心毒性を有するため一定以上の総投与量（ドキソルビシン換算で 550 mg/m^2）を超えると心機能障害のリスクが急増する。

4）前治療歴

- 適応を検討しているがん薬物療法の段階(何次治療なのか)を確認する。
- 一般的には，前治療歴が多いほど治療効果の期待(奏効率)が低くなる。
- エビデンスのない段階の薬物療法については，副作用も増強する傾向にあり積極的に勧めるべきではない。

5）合併症

- 合併症の有無と程度によっては，標準的治療が実施できない場合がある。治療困難（適応外），治療方法(薬剤)変更，投与量修正を適宜行う。
- 注意すべき合併症：胸水，腹水，心嚢水，肺線維症，コントロール困難な糖尿病，不整脈，心疾患，肝炎(HBV，HCV)，精神状態(不安定)
- 薬物療法前に B 型肝炎のスクリーニング検査を図 1(免疫抑制，化学療法により発症する B 型肝炎対策ガイドライン)に従って実施する。
- HBs 抗原陽性例では，ステロイド投与や化学療法により HBV の急激な増殖(再活性化：reactivation)が起こり，致死的な重症肝炎発症が報告されている。HBs 抗原陰性であっても，HBc 抗体または HBs 抗体が陽性の場合，肝臓や末梢血単核球中で HBV-DNA 複製が持続することがある。既往感染例においても，強力な免疫抑制薬の使用により HBV の再活性化が起こり，重症肝炎の発症が報告されている。悪性リンパ腫だけでなく，固形がんでも HBV 再活性化をきたすことがあるので注意が必要である。
- 既往感染者の場合には，リアルタイム PCR 法により「HBV−DNA 定量」を行う。
- 全ての症例で核酸アナログ投与にあたっては，肝臓専門医にコンサルトするのが望ましい。核酸アナログはエンテカビルの使用を推奨する(表3)。スクリーニング時に

■図1　免疫抑制・化学療法により発症するB型肝炎対策ガイドライン

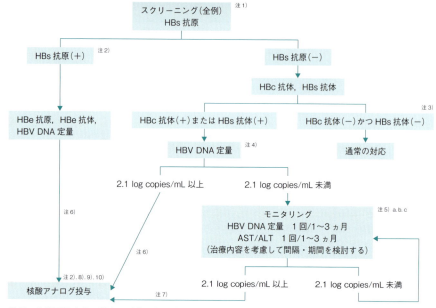

補足：血液悪性疾患に対する強力な化学療法中あるいは終了後に，HBs抗原陽性あるいはHBs抗原陰性例の一部にHBV再活性化によりB型肝炎が発症し，その中には劇症化する症例があり，注意が必要である．また，血液悪性疾患または固形癌に対する通常の化学療法およびリウマチ性疾患・膠原病などの自己免疫疾患に対する免疫抑制療法においてもHBV再活性化のリスクを考慮して対応する必要がある．通常の化学療法および免疫抑制療法においては，HBV再活性化，肝炎の発ablished，劇症化の頻度は明らかでなく，ガイドラインに関するエビデンスは十分ではない．また，核酸アナログ投与による劇症化予防効果を完全に保証するものではない．

注1）　免疫抑制・化学療法前に，HBVキャリアおよび既往感染者をスクリーニングする．まずHBs抗原を測定して，HBVキャリアかどうか確認する．HBs抗原陰性の場合には，HBc抗体およびHBs抗体を測定して，既往感染者かどうか確認する．HBs抗原・HBc抗体およびHBs抗体の測定は，高感度の測定法を用いて検査することが望ましい．また，HBs抗体単独陽性（HBs抗原陰性かつHBc抗体陰性）例においても，HBV再活性化は報告されており，ワクチン接種歴が明らかである場合を除き，ガイドラインに従った対応が望ましい．

注2）　HBs抗原陽性例は肝臓専門医にコンサルトすること．全ての症例で核酸アナログ投与にあたっては肝臓専門医にコンサルトするのが望ましい．

注3）　初回化学療法開始時にHBc抗体，HBs抗体未測定の再治療例および既に免疫抑制療法が開始されている例では，抗体価が低下している場合があり，HBV DNA定量検査などによる精査が望ましい．

注4）　既往感染者の場合は，リアルタイムPCR法によりHBV DNAをスクリーニングする．

注5）

a. リツキシマブ・ステロイド，フルダラビンを用いる化学療法および造血幹細胞移植例は，既往感染者からのHBV再活性化の高リスクであり，注意が必要である．治療中および治療終了後少なくとも12か月の間，HBV DNAを月1回モニタリングする．造血幹細胞移植例は，移植後長期間のモニタリングが必要である．

b. 通常の化学療法および免疫作用を有する分子標的薬を併用する場合においても頻度は少ないながら，HBV再活性化のリスクがある．HBV DNA量のモニタリングは1〜3か月ごとを目安とし，治療内容を考慮して間隔および期間を検討する．血液悪性疾患においては慎重な対応が望ましい．

c. 副腎皮質ステロイド，免疫抑制薬，免疫抑制作用あるいは免疫修飾作用を有する分子標的治療薬による免疫抑制療法においても，HBV再活性化のリスクがある．免疫抑制療法では，治療開始後および治

療内容の変更後少なくとも6か月間は，月1回のHBV DNA量のモニタリングが望ましい。6か月後以降は，治療内容を考慮して間隔および期間を検討する。

注6) 免疫抑制・化学療法を開始する前，できるだけ早期に投与を開始するのが望ましい。ただし，ウイルス量が多いHBs抗原陽性例においては，核酸アナログ予防投与中であっても劇症肝炎による死亡例が報告されており，免疫抑制・化学療法を開始する前にウイルス量を低下させておくことが望ましい。

注7) 免疫抑制・化学療法中あるいは治療終了後に，HBV-DNAが2.1 log copies/ml以上になった時点で直ちに投与を開始する。免疫抑制・化学療法中の場合，免疫抑制薬や免疫抑制作用のある抗腫瘍薬は直ちに投与を中止せず，対応を肝臓専門医と相談するのが望ましい。

注8) 核酸アナログはエンテカビルの使用を推奨する。

注9) 下記の条件を満たす場合には核酸アナログ投与の終了を検討してよい。
スクリーニング時にHBs抗原陽性例ではB型慢性肝炎における核酸アナログ投与終了基準を満たす場合。
スクリーニング時にHBc抗体陽性またはHBs抗体陽性例では，
(1)免疫抑制・化学療法終了後，少なくとも12か月間は投与を継続すること。
(2)この継続期間中にALT(GPT)が正常化していること。(但しHBV以外にALT異常の原因がある場合は除く)
(3)この継続期間中にHBV DNAが持続陰性化していること。

注10) 核酸アナログ投与終了後少なくとも12か月間は，HBV DNAモニタリングを含めて厳重に経過観察する。経過観察方法は各核酸アナログの使用上の注意に基づく。経過観察中にHBV DNAが2.1 log copies/ml以上になった時点で直ちに投与を再開する。

〔日本肝臓学会　肝炎診療ガイドライン作成委員会　編：B型肝炎治療ガイドライン第2.1版(2015年5月)．p71，2015．URL：http://www.jsh.or.jp/medical/guidelines/jsh_guidlines/hepatitis_b〕

HBs抗原陽性例ではB型慢性肝炎における核酸アナログ投与終了基準を満たす場合，HBc抗体陽性またはHBs抗体陽性例では，(1)免疫抑制・化学療法終了後，少なくとも12ヵ月間は投与を継続すること，(2)この継続期間中にALTが正常化していること，(3)この継続期間中にHBV-DNAが持続陰性化していること，を満たす場合に投与中止を検討する。

6) 妊孕性保護・妊婦の治療

- 妊娠可能年齢で挙児希望のある男女には，治療後の妊孕性や妊孕性保護のための選択肢についてカウンセリングを行う。
- 妊婦では血流量の増加や腎クリアランスの増加が認められ，同体重の非妊娠女性よりも薬剤濃度が低下する。薬剤使用時期，用量，胎盤通過性等によりその影響は異なる。
  妊娠初期：自然流産，胎児死亡，先天異常のリスクが高い。
  中期以降：子宮内胎児発育不全，低出生体重のリスクが高い。
- レジメン
  乳がん：AC療法，CAF療法。タモキシフェン，トラスツズマブは禁忌。
  白血病：VCR, DNR, CPA, Ara-C, ATRA等
  悪性リンパ腫：ABVD療法，R-CVP療法，R-CHOP療法
  卵巣がん：CDDPを用いた報告例が多い。

7) 経済的な要因

8) インフォームド・コンセント

- がん薬物療法を行う場合に説明する項目
  病名・病状

がん薬物療法の目的・方法
予想される副作用
重大な副作用(死亡も含めて),個人差等も説明
期待される利益(効果)
腫瘍縮小,延命,治癒,症状緩和,QOL改善
コスト・治療期間
高額療養費制度
代替治療や治療を受けなかったときのこと

がん薬物療法の臨床的位置づけ
❶進行・再発がんに対するがん薬物療法
- 進行・再発期の固形がん,造血器悪性腫瘍,絨毛がん,胚細胞腫瘍等が対象となる。
- 複数の薬剤を組み合わせた併用化学療法が多い。

❷術後(adjuvant)・術前(neo-adjuvant)化学療法
1) 術後化学療法
- 手術,放射線療法等の局所治療後に微小遠隔転移(micrometastasis)根絶を図り,治癒率向上・再発予防目的で薬物療法を行う。
- 有効がん種:乳がん,非小細胞肺がん,胃がん,大腸がん,膵がん,肉腫

2) 術前化学療法
- 切除不能局所進行がんに対して downstaging し切除可能を目指す目的で薬物療法を行う(induction chemotherapy ともいう)。
- 手術可能であるが縮小手術により機能温存を目指す。
- 有効がん種:乳がん,食道がん,肛門管がん,膀胱がん,頭頸部がん,骨軟部肉腫

3) 化学放射線療法
- 局所進行期のがんに対して,放射線による局所制御効果と化学療法による微小遠隔転移根絶を図る。
- 放射線感受性を高める抗悪性腫瘍薬併用による相乗効果を期待する。
- 有効がん種:頭頸部がん,食道がん,小細胞肺がん,子宮頸がん,肛門管がん

4) 局所化学療法
- 腫瘍組織へ選択的に薬物曝露をもたらすことで強い抗腫瘍効果を期待する。
- 全身投与では薬物移行が悪い組織へ直接投与する。
- 有効がん種:卵巣がんに対する腹腔内投与,白血病・悪性リンパ腫に対する髄腔内注入,肝細胞がん,転移性肝腫瘍に対する肝動注療法

がん薬物療法の評価
副作用,効果,QOL,費用対効果等を評価する。効果判定について以下に述べる。
❶RECIST(Response Evaluation Criteriain Solid Tumors)(表4)
- 成人および小児の固形がんの臨床試験において使用する,標準的測定方法とサイズ変化の客観的評価に関するガイドライン
- 2000年に ver.1.0 がリリースされたが,2009年に ver.1.1 に更新された。

■表4 RECISTによる効果判定基準

標的病変	非標的病変	新病変	総合効果
CR	CR	なし	CR
CR	Non-CR/Non-PD	なし	PR
CR	評価なし	なし	PR
PR	Non-PD or 評価の欠損あり	なし	PR
SD	Non-PD or 評価の欠損あり	なし	SD
評価の欠損あり	Non-PD	なし	NE
PD	問わない	あり or なし	PD
問わない	PD	あり or なし	PD
問わない	問わない	あり	PD

NE:評価不能

❷測定と効果判定方法

1) 腫瘍の測定
- ベースラインにおける腫瘍測定

①測定可能病変

腫瘍病変:CTで最大径(長径)10 mm以上・胸部X線で20 mm以上の病変
リンパ節病変:CTで短軸の径(短径)15 mm以上の病変

②測定不能

小病変:長径10 mm未満の腫瘍病変,短径10 mm以上15 mm未満のリンパ節病変
真の測定不能病変:軟膜髄膜病変,腹水,胸水または心嚢水,炎症性乳がん,皮膚や肺のリンパ管症,視触診では認識できるが再現性のある画像検査法では測定可能ではない腹部腫瘤や腹部臓器の腫大

2) 測定の記録
- ベースラインにおける記録

①標的病変(target lesion)

測定可能病変は,全ての浸潤臓器を代表するように記録する.合計で最大5病変(各臓器最大2病変)まで.ベースラインの径和は,全標的病変の径和(腫瘍病変は最大径,リンパ節病変は短軸径)として算出する.

②非標的病変(non-target lesion)

標的病変以外の全ての病変

3) 効果判定基準

①標的病変の評価

a) 完全奏効(CR):全ての標的病変の消失.標的病変とした全てのリンパ節病変の短軸径が10 mm未満に縮小
b) 部分奏効(PR):ベースライン径和を基準に標的病変の径和が30%以上減少
c) 進行(PD):試験中の最小径和を基準に標的病変の径和が20%以上増加し,かつ絶対値も5 mm以上増加

d）安定(SD)：経過中の最小の径和に比して，PR に相当する縮小がなく PD に相当する増大がない。
② 非標的病変の評価
 a）完全奏効(CR)：全ての非標的病変の消失かつ腫瘍マーカー値が基準値上限以下。全てのリンパ節は病的腫大とみなされないサイズ（短径が 10 mm 未満）とならなければならない。
 b）非完全奏効/非増悪(non-CR/non-PD)：1 つ以上の非標的病変の残存かつ/または腫瘍マーカー値が正常上限値を超える。
 c）進行(PD)：既存の非標的病変の明らかな増悪。
③ 新病変
 a）明らかな新病変出現
 b）FDG-PET による新病変判定が ver.1.1 より導入。
  1）ベースライン PET 陰性→PET 陽性：PD
  2）ベースライン PET 非施行→PET 陽性の場合
   ⅰ）CT で新病変と確認できれば PD。
   ⅱ）疑わしいものはさらに経過観察後の CT での再検。
   ⅲ）CT で否定されれば PD ではない。

がん薬物療法総論(pp. 2〜10)の文献

1) DeVita VT, et al: Devita, Hellman, and Rosenberg's cancer: Principles & Practice of Oncology, 9th Edition. Lippincott Williams & Wilkins, Philadelphia, pp312-331, pp359-519, 2011
2) Berry DL, et al: Management of breast cancer during pregnancy using a standardized protocol. J Clin Oncol 17: 855-861, 1999
3) 日本肝臓学会：B 型肝炎治療ガイドライン(第 1.2 版)2013 年 9 月
4) Eisenhauer EA, et al: New response evaluation criteria in solid tumors: revised RECIST guideline (version 1.1). Eur J Cancer 45: 228-247, 2009
5) 国立がん研究センター内科レジデント編：がん診療レジデントマニュアル第 6 版. 医学書院, 2013

肺がん・胸膜中皮腫

- ■ 非小細胞肺がん
  - CDDP＋DTX 療法（入院） ・・・・・・・・・・・・・・・・・・・・・ 12
  - CDDP＋VNR 療法（入院） ・・・・・・・・・・・・・・・・・・・・・ 14
  - CDDP＋VNR＋胸部放射線同時併用療法（入院）・・・・・ 16
  - CDDP＋GEM 療法（入院） ・・・・・・・・・・・・・・・・・・・・・ 18
  - CDDP＋CPT-11 療法（入院） ・・・・・・・・・・・・・・・・・・ 20
  - CDDP＋PEM 療法（入院） ・・・・・・・・・・・・・・・・・・・・・ 22
  - CBDCA＋GEM 療法 ・・・・・・・・・・・・・・・・・・・・・・・・・ 26
  - CBDCA＋PTX＋BV 療法 ・・・・・・・・・・・・・・・・・・・・・ 28
  - CBDCA＋PEM 療法 ・・・・・・・・・・・・・・・・・・・・・・・・・ 30
  - DTX 療法（入院・外来） ・・・・・・・・・・・・・・・・・・・・・・ 32
  - PEM 療法（入院・外来） ・・・・・・・・・・・・・・・・・・・・・・ 34
  - ゲフィチニブ療法 ・・・・・・・・・・・・・・・・・・・・・・・・・・・ 36
  - エルロチニブ療法 ・・・・・・・・・・・・・・・・・・・・・・・・・・・ 38
  - クリゾチニブ療法 ・・・・・・・・・・・・・・・・・・・・・・・・・・・ 40
- ■ 小細胞肺がん
  - CDDP＋CPT-11 療法（入院） ・・・・・・・・・・・・・・・・・・ 42
  - CDDP＋ETP 療法（入院） ・・・・・・・・・・・・・・・・・・・・・ 44
  - CDDP＋ETP＋加速過分割照射療法（AHFRT）（入院）
    ・・ 46
  - CBDCA＋ETP 療法 ・・・・・・・・・・・・・・・・・・・・・・・・・ 50
  - NGT（topotecan）療法（入院・外来） ・・・・・・・・・・・・ 52
  - AMR 療法（入院・外来） ・・・・・・・・・・・・・・・・・・・・・・ 54
  - CODE（CDDP＋VCR＋DXR＋ETP）療法（入院）・・・・・ 56
- ■ 文献 ・・・ 60

非小細胞肺がん

CDDP＋DTX療法（入院）

投与順	薬剤名	投与量	投与経路	点滴時間	備考
1	アプレピタント	day 1：125 mg day 2〜3：80 mg	p.o.	day 1：投与開始時 day 2〜3：朝食後	
2	補正用塩化カリウム液 硫酸マグネシウム補正液 生理食塩液 5％ブドウ糖液	20 mEq 8 mEq 500 mL 500 mL	div（末梢メイン）	4 h	
3	グラニセトロン デキサメタゾン（p. 300） 生理食塩液	1 mg 9.9 mg 50 mL	div（末梢側管）	15 min	day 2〜4：6.6 mg
4	$d\ell$-クロルフェニラミンマレイン酸塩 生理食塩液	10 mg 50 mL	div（末梢側管）	15 min	
5	DTX（p. 297） 5％ブドウ糖液	60 mg/m^2 250 mL	div（末梢メイン）	1 h	
6	CDDP（p. 273） 生理食塩液	80 mg/m^2 500 mL	div（末梢メイン）	2 h	
7	生理食塩液	500 mL	div（末梢メイン）	2 h	
8	D-マンニトール注射液20％	200 mL	div（末梢側管）	2 h	
9	補正用塩化カリウム液 生理食塩液 5％ブドウ糖液	20 mEq 500 mL 500 mL	div（末梢メイン）	4 h	
10	ブドウ糖-電解質液（維持液） 生理食塩液	1,000 mL 1,000 mL	div（末梢メイン）	8 h	day 6〜7：いずれも500 mL 4 h

≡ レジメン施行にあたって

- 進行非小細胞肺がんに対する標準的初回化学療法の1つ。
- 日本で行われた，Stage Ⅳの化学療法未治療非小細胞肺がん患者311例を対象としたCDDP＋DTXとCDDP＋VDSのランダム化第Ⅲ相試験[1]にて，CDDP＋DTXの有用性が示された。

	n	RR（％）	1ys（％）	2ys（％）	MST（月）	Median duration of response（週）
CDDP＋DTX	156	37.1	47.7	24.4	11.3	10.0
CDDP＋VDS	155	21.2	41.4	12.3	9.6	8.4

- 海外ではCDDP＋DTX，CBDCA＋DTX，CDDP＋VNRを比較したランダム化第Ⅲ相試験[2]にて，CDDP＋VNRに比べ有意差はなかったものの良好な生存が得られ，RRやQOLでも優れていることが証明された。

≡ レジメン施行中・施行後の注意点

- 次コース開始の目安：白血球数3,000/μL以上または好中球数1,500/μL以上，血小板数100,000/μL以上
- 減量・休止・中止等の目安
  ① Grade 4の白血球減少または好中球減少が5日間以上持続，Grade 4の血小板減少，38℃以上の発熱または感染を伴うGrade 3以上の好中球減少，Grade 2の末梢神経障害，Grade 3

肺がん・胸膜中皮腫

適応患者 ・Stage ⅢB/Ⅳの化学療法未治療非小細胞肺がん，PS 0～2，75歳未満

1	2	3	4	5	6	7	～	15	～	21	
125	80	80									制吐薬
○											ハイドレーション（腎障害予防）
○ ○ —	— 6.6 ○	— 6.6 ○	— 6.6 ○								制吐薬
○											抗アレルギー薬
○											抗悪性腫瘍薬
○											抗悪性腫瘍薬
○											ハイドレーション
○											利尿薬　※フロセミドも適宜
○											ハイドレーション
	○	○	○	○	500	500					ハイドレーション

3週を1コースとして4(～6)コースまで。

以上の非血液毒性（悪心・嘔吐，食欲不振を除く）がみられた場合，次コース以降のCDDPを60 mg/m², DTXを50 mg/m²に減量。
②施設正常値上限の1.5倍以上のSCr上昇がみられた場合，次コース以降のCDDPを60 mg/m²に減量。
③2段階以上の減量が必要な場合は治療を中止。
・主な副作用は以下の通り（数字は%）[1]
　①Grade 4の血液毒性：好中球減少35，白血球減少2
　②Grade 3以上の主な非血液毒性：食欲不振21，悪心・嘔吐9，下痢9，倦怠感4

ワンポイントアドバイス

・患者に対しては，以下の内容について指導[IF]
　①血管外に漏出した徴候または症状出現時には連絡。
　②高齢者では骨髄抑制，腎毒性，神経毒性，胃腸障害，脱毛が増加する可能性がある。
　③聴覚障害の徴候または症状出現時には連絡。
　④十分な継続した水分摂取。
　⑤アルコール過敏について確認し溶解液の変更も検討〔DTXにはアルコール含有製剤と，溶解液付（13%エタノール含有）がある〕。車の運転等危険を伴う機械の操作に従事させない。
・DTX 60 mg/m²のnadirまでの期間中央値は9日間。骨髄抑制の強いレジメンである[IF]。

非小細胞肺がん

CDDP＋VNR療法（入院）

投与順	薬剤名	投与量	投与経路	点滴時間	備考
1	アプレピタント	day 1：125 mg day 2〜3：80 mg	p.o.		day 1：投与開始時 day 2〜3：朝食後
2	VNR (p. 294) 生理食塩液	25 mg/m^2 20 mL	bolus（末梢側管）	1 min	
3	グラニセトロン デキサメタゾン (p. 300) 生理食塩液	1 mg 9.9 mg 50 mL	div（末梢メイン）	15 min	day 2〜4： 6.6 mg
4	補正用塩化カリウム液 硫酸マグネシウム補正液 生理食塩液 5％ブドウ糖液	20 mEq 8 mEq 500 mL 500 mL	div（末梢メイン）	4 h	
5	CDDP (p. 273) 生理食塩液	80 mg/m^2 500 mL	div（末梢メイン）	2 h	
6	生理食塩液	500 mL	div（末梢メイン）	2 h	
7	D-マンニトール注射液20％	300 mL	div（末梢側管）	2 h	
8	補正用塩化カリウム液 生理食塩液 5％ブドウ糖液	20 mEq 500 mL 500 mL	div（末梢メイン）	4 h	
9	ブドウ糖-電解質液（維持液） 生理食塩液	1,000 mL 1,000 mL	div（末梢メイン）	8 h	day 6〜7： いずれも500 mL 4 h

■ レジメン施行にあたって

- 進行非小細胞肺がんに対する標準的初回化学療法の1つ。報告によって違いはあるものの，Stage Ⅱ/ⅢAに対する術後化学療法として，5年生存率を5〜15％改善[1)〜4)]。VNRの投与量は25 mg/m^{2}であり，胸部放射線照射同時併用療法（VNR 20 mg/m^2）と異なることに注意。
- Stage ⅢB/Ⅳの化学療法未治療非小細胞肺がん患者602例を対象としたCDDP＋CPT-11，CBDCA＋PTX，CDDP＋GEM，CDDP＋VNR療法のランダム化第Ⅲ相試験（FACS）[5)]では，他の併用療法と比べ有意差は認めないものの，MSTは短い傾向にあった。結果を以下に示す。

	n	RR(%)	1ys(%)	2ys(%)	MST(月)
CDDP＋VNR	145	33.1	48.3	21.4	11.4
CDDP＋CPT-11	145	31.0	59.2	26.5	13.9
CBDCA＋PTX	145	32.4	51	25.5	12.3
CDDP＋GEM	146	30.1	59.6	31.5	14.0

■ レジメン施行中・施行後の注意点

- day 8のVNR投与の目安：白血球数2,000/μL以上，血小板数75,000/μL以上。投与しなかった場合，回復次第投与。day 15でも投与基準を満たさない場合，そのコースでのVNRの投与は中止，次コースより投与を開始。投与が延期された場合でも，次コースはday 22に開始。
- 次コース開始の目安：白血球数3,000/μL以上または好中球数1,500/μL以上，血小板数100,000/μL以上

適応患者
- Stage ⅢB/Ⅳの化学療法未治療非小細胞肺がんもしくは Stage Ⅱ/Ⅲの完全切除後非小細胞肺がん，PS 0〜2，75歳未満

1	2	3	4	5	6	7	8	〜	15	〜	21	
125	80	80										制吐薬
○							○					抗悪性腫瘍薬
○ ○ —	— 6.6 ○	— 6.6 ○	— 6.6 ○									制吐薬
○												ハイドレーション （腎障害予防）
○												抗悪性腫瘍薬
○												ハイドレーション
○												利尿薬　※フロセミドも適宜
○												ハイドレーション
	○	○	○	○	500	500						ハイドレーション

3週を1コースとして最大6コースまで。

- 減量・休止・中止等の目安
  ① 1,000/μL 未満の白血球減少，20,000/μL 未満の血小板減少，38℃以上の発熱または感染を伴う Grade 3 以上の好中球減少がみられた場合，次コース以降の VNR を 20 mg/m² に減量
  ② 施設正常値上限の 1.5 倍以上の SCr 上昇がみられた場合，次コース以降の CDDP を 60 mg/m² に減量。
  ③ Grade 3 以上の非血液毒性（悪心・嘔吐，食欲不振を除く）もしくは Grade 2 以上の末梢神経障害，筋肉痛，関節痛発現時は，VNR を 20 mg/m² に，CDDP を 60 mg/m² に減量。
  ④ 2 段階以上の減量が必要な場合は治療を中止。
- 主な副作用は以下の通り（数字は％）[5]
  ① Grade 3 以上の血液毒性：白血球減少 67，好中球減少 88，貧血 30
  ② Grade 3 以上の主な非血液毒性：悪心 14，嘔吐 7，便秘 14，下痢 4，倦怠感 3，FN 18
  ③ Grade 2 以上の主な非血液毒性：注射部位反応 27，脱毛 9，SCr 上昇 9，AST 上昇 4

ワンポイントアドバイス
- 患者に対しては，以下の内容について指導[6]
  ① 血管外に漏出した徴候または症状出現時には連絡。
  ② 十分な継続した水分摂取。
  ③ 高齢者では骨髄抑制，腎毒性，神経毒性，胃腸障害，脱毛が増加する可能性がある。
  ④ 聴覚障害の徴候または症状出現時には連絡。
  ⑤ Grade 4 の好中球減少がみられた際には G-CSF の使用を考慮。

非小細胞肺がん

CDDP＋VNR＋胸部放射線同時併用療法（入院）

投与順	薬剤名	投与量	投与経路	点滴時間	備考
1	アプレピタント	day 1：125 mg day 2～3：80 mg	p.o.		day 1：投与開始時 day 2～3：朝食後
2	VNR（p. 294） 生理食塩液	20 mg/m² 20 mL	bolus（末梢側管）	1 min	
3	グラニセトロン デキサメタゾン（p. 300） 生理食塩液	1 mg 9.9 mg 50 mL	div（末梢メイン）	15 min	day 2～4：6.6 mg
4	補正用塩化カリウム液 硫酸マグネシウム補正液 生理食塩液 5％ブドウ糖液	20 mEq 8 mEq 500 mL 500 mL	div（末梢メイン）	4 h	
5	CDDP（p. 273） 生理食塩液	80 mg/m² 500 mL	div（末梢メイン）	2 h	
6	生理食塩液	500 mL	div（末梢メイン）	2 h	
7	D-マンニトール注射液20％	300 mL	div（末梢側管）	2 h	
8	補正用塩化カリウム液 生理食塩液 5％ブドウ糖液	20 mEq 500 mL 500 mL	div（末梢メイン）	4 h	
9	ブドウ糖-電解質液（維持液） 生理食塩液	1,000 mL 1,000 mL	div（末梢メイン）	8 h	day 6～7：各 500 mL 4 h
（一）	RT	2 Gy 1日1回 （計 60 Gy）			

■ レジメン施行にあたって

- Stage ⅢA/ⅢBの切除不能，根治照射可能な未治療局所進行非小細胞肺がんの治療法の１つ。
- 化学療法と放射線療法の同時併用は，放射線療法単独あるいは化学療法と放射線療法の逐次併用に比べ，生存率が有意に優れていることが示されている。
- Stage ⅢA/ⅢBの切除不能，根治照射可能な未治療局所進行非小細胞肺がん患者を対象としたCDDP＋VNR＋胸部放射線同時併用療法とCDDP＋VNR＋胸部放射線逐次併用療法の第Ⅲ相試験[1]の結果を以下に示す。日本の現在の標準とはVNRの投与法・用量が異なることに注意。

	n	RR（％）	TTP（月）	TLP（月）	TDP（月）	MST（月）
同時	52	80	11.9	13.6	15.9	16.6
逐次	50	47	8.5	10.6	11.4	12.9

TLP：time to local progression，TDP：time to distance progression

- 日本の現在の標準レジメンの成績（第Ⅰ相試験および retrospecive study）[2)3)]
  ⇒症例数18例。RR 83％，PFS 15.6ヵ月，MST 30.4ヵ月，2年生存率61％，3年生存率50％[2)]
  ⇒症例数73例。RR 93.2％，PFS 12ヵ月，MST 21ヵ月，2年生存率44％，3年生存率33％[3)]

■ レジメン施行中・施行後の注意点

- 次コース開始の目安：白血球数 3,000，好中球数 1,500，血小板数 100,000（いずれも/μL 以上）
- 減量・休止・中止等の目安
  ①day 8のVNRは，白血球数 3,000，好中球数 1,500，血小板数 100,000（いずれも/μL 未満），Grade 2以上のAST，ALT，T-Bil上昇がみられた場合には，投与を中止。
  ②Grade 3の白血球減少，Grade 4の血小板減少，38℃以上の発熱または感染を伴うGrade 3

適応患者
- Stage ⅢA/ⅢB の切除不能，根治照射可能な未治療局所進行非小細胞肺がん，PS 0～1，75歳未満

1	2	3	4	5	6	7	8	～	15	～	21	～	28	
125	80	80												制吐薬
○							○							抗悪性腫瘍薬
○ ○ —	— 6.6 ○	— 6.6 ○	— 6.6 ○											制吐薬
○														ハイドレーション (腎障害予防)
○														抗悪性腫瘍薬
○														ハイドレーション
○														利尿薬 ※フロセミドも適宜
○														ハイドレーション
	○	○	○	○	500	500								ハイドレーション
				平日のみ週5日×6週										放射線療法

4週を1コースとして4コース施行。

以上の好中球減少，Grade 3 以上の肝機能障害がみられた場合，次コース以降の VNR を 15 mg/m² に減量。
③SCr>1.5～≦2.0 mg/dL の上昇がみられた場合，次コース以降の CDDP を 60 mg/m² に減量。>2.0 mg/dL 以上の上昇がみられた場合，CDDP を中止。

- 放射線療法休止の目安：Grade 3 の非血液毒性（悪心・嘔吐，食欲不振，低 Na 血症を除く），PS 3，Grade 3/4 の好中球減少に伴う 38℃以上の発熱，また次の①～③いずれかに該当し放射線肺臓炎が疑われる場合（①咳，発熱，呼吸困難等の症状の増悪または新たな出現を認める，②PaO₂ が 70 Torr 未満または SpO₂ が 93％未満，③胸部画像上，照射野内に浸潤影が出現）。
- 放射線療法再開の目安：非血液毒性が Grade 2 以下，PS 0～2，前項の①～③が全て改善，G-CSF 投与終了後 24 時間以上経過，24 時間以内に腋窩温で 37.5℃以上の発熱なし，を全て満たした場合。
- 放射線肺臓炎でステロイドが必要な場合には放射線療法を中止。また，放射線療法再開後に肺臓炎の増悪の徴候がみられた場合には放射線療法を中止。
- 主な副作用は以下の通り（数字は％）[3]
  ①Grade 4 の血液毒性：白血球減少 36，好中球減少 27，貧血 1，血小板減少 0
  ②Grade 3 以上の主な非血液毒性：食欲不振 16，FN 14，悪心 8，嘔吐 5，放射線食道炎 4

ワンポイントアドバイス
- 患者への指導は，『非小細胞肺がん　CDDP＋VNR 療法（入院）』(p.14) を参照。

非小細胞肺がん

CDDP＋GEM療法（入院）

投与順	薬剤名	投与量	投与経路	点滴時間	備考
1	アプレピタント	day 1：125 mg day 2〜3：80 mg	p.o.		day 1：投与開始時 day 2〜3：朝食後
2	GEM (p.284) 生理食塩液	1,000 mg/m² 100 mL	div（末梢メイン）	0.5 h	
3	補正用塩化カリウム液 硫酸マグネシウム補正液 生理食塩液 5％ブドウ糖液	20 mEq 8 mEq 500 mL 500 mL	div（末梢メイン）	4 h	
4	グラニセトロン デキサメタゾン (p.300) 生理食塩液	1 mg 9.9 mg 50 mL	div（末梢メイン）	15 min	day 2〜4：6.6 mg
5	CDDP (p.273) 生理食塩液	80 mg/m² 500 mL	div（末梢メイン）	2 h	
6	生理食塩液	500 mL	div（末梢メイン）	2 h	
8	補正用塩化カリウム液 生理食塩液	20 mEq 500 mL	div（末梢メイン）	2 h	
9	D-マンニトール注射液20％	200 mL	div（末梢側管）	2 h	
10	ブドウ糖-電解質液（維持液） 生理食塩液	1,000 mL 1,000 mL	div（末梢メイン）	8 h	day 6〜7：いずれも 500 mL 4 h

■ レジメン施行にあたって

- ECOGの4群比較試験では有意差は認めないものの，奏効率，1年生存率は他の治療法より高い傾向にあった[1]。
- Stage ⅢB/Ⅳの化学療法未治療非小細胞肺がん患者602例を対象としたCDDP＋CPT-11，CBDCA＋PTX，CDDP＋GEM，CDDP＋VNR療法のランダム化第Ⅲ相試験（FACS）では，他の併用療法と比べ血小板減少が高頻度であった[2]。FNは2％であった。FACSの結果は『非小細胞肺がん　CDDP＋VNR療法（入院）』(p.14)を参照。

■ レジメン施行中・施行後の注意点

- day 8のGEM投与の目安：白血球数2,000/μL以上，血小板数75,000/μL以上。投与しなかった場合，回復次第投与。day 15においても投与基準を満たさない場合，そのコースでのGEMの投与は中止，次コースより投与開始。延期された場合でも，次コースはday 22に開始。
- 次コース開始の目安：白血球数3,000または好中球数1,500，血小板数100,000（いずれも/μL以上）
- 減量・休止・中止等の目安
  ① 1,000/μL未満の白血球減少，20,000/μL未満の血小板減少，38℃以上の発熱または感染を伴うGrade 3以上の好中球減少がみられた場合，次コース以降のGEMを800 mg/m²に減量。
  ② 施設正常値上限の1.5倍以上のSCr上昇がみられた場合，次コース以降のCDDPを60 mg/m²に減量。
  ③ Grade 3以上の非血液毒性（悪心・嘔吐，食欲不振を除く）発現時はGEMを800 mg/m²に，CDDPを60 mg/m²に減量。

肺がん・胸膜中皮腫

適応患者
- Stage ⅢB/Ⅳの化学療法未治療非小細胞肺がん，PS 0〜2，75 歳未満

1	2	3	4	5	6	7	8	〜	15	〜	21	
125	80	80										制吐薬
○							○					抗悪性腫瘍薬
○												ハイドレーション（腎障害予防）
○	—	—	—									制吐薬
○	6.6	6.6	6.6									
—	○	○	○									
○												抗悪性腫瘍薬
○												ハイドレーション
○												ハイドレーション
○												利尿薬 ※フロセミドも適宜
	○	○	○	○	500	500						ハイドレーション

3 週を 1 コースとして最大 6 コースまで．

④Grade 2 以上の末梢神経障害，筋肉痛，関節痛発現時は CDDP を 60 mg/m^2 に減量．
⑤2 段階以上の減量が必要な場合は治療を中止．

- 主な副作用は以下の通り（数字は%）[2]
  ①Grade 3 以上の血液毒性：好中球減少 63，血小板減少 35，貧血 27
  ②Grade 3 以上の主な非血液毒性：悪心 23，嘔吐 14，倦怠感 3，FN 2
  ③Grade 2 以上の主な非血液毒性：脱毛 15，SCr 上昇 7，AST 上昇 9

ワンポイントアドバイス

- 患者に対しては，以下の内容について指導
  ①治療中の十分な継続した水分摂取．
  ②高齢者では骨髄抑制，腎毒性，神経毒性，胃腸障害，脱毛が増加する可能性がある．
  ③聴覚障害の徴候または症状出現時には連絡．
- 胸部放射線療法との併用は禁忌[IF]．
- Nadir 到達までの中央値は 14〜20 日とされている[IF]．

Modify & Advance

CDDP＋GEM 後に維持療法として GEM を投与する臨床試験が行われたが，全生存期間の有意な延長は認められなかった[3]．
CDDP＋GEM に BV を上乗せする臨床試験（AVAiL）では，奏効率，PFS は有意な改善，延長が得られたが[4]，全生存期間には差が認められなかった[5]．

非小細胞肺がん

CDDP＋CPT-11 療法（入院）

投与順	薬剤名	投与量	投与経路	点滴時間	備考
1	アプレピタント	day 1：125 mg day 2〜3：80 mg	p.o.	day 1：投与開始時 day 2〜3：朝食後	
2	補正用塩化カリウム液 硫酸マグネシウム補正液 生理食塩液 5％ブドウ糖液	20 mEq 8 mEq 500 mL 500 mL	div（末梢メイン）	4 h	
3	グラニセトロン デキサメタゾン（p.300） 生理食塩液	1 mg 9.9 mg 50 mL	div（末梢メイン） ※day 1 のみ末梢側管	15 min	day 2〜4（6.6 mg）
4	CPT-11（p.286） 5％ブドウ糖液	60 mg/m^2 250 mL	div（末梢メイン）	1.5 h	
5	CDDP（p.273） 生理食塩液 500 mL	80 mg/m^2 500 mL	div（末梢メイン）	2 h	
6	生理食塩液	500 mL	div（末梢メイン）	2 h	
7	D-マンニトール注射液 20％	300 mL	div（末梢側管）	2 h	
8	補正用塩化カリウム液 生理食塩液 5％ブドウ糖液	20 mEq 500 mL 500 mL	div（末梢メイン）	4 h	
9	生理食塩液 ブドウ糖-電解質液（維持液）	1,000 mL 1,000 mL	div（末梢メイン）	8 h	day 6〜7：いずれも 500 mL 4 h

■レジメン施行にあたって

- 日本で開発された治療法。Stage ⅢB/Ⅳの化学療法未治療非小細胞肺がん患者 602 例を対象とした CDDP＋CPT-11，CBDCA＋PTX，CDDP＋GEM，CDDP＋VNR 療法のランダム化第Ⅲ相試験（FACS）ではリファレンスアームとされたが，他の併用療法と比べ，消化器毒性（悪心・嘔吐・下痢）が高頻度であった[1]。

　※FACS の結果は『非小細胞肺がん　CDDP＋VNR 療法（入院）』（p.14）を参照．

■レジメン施行中・施行後の注意点

- day 8，15 の CPT-11 投与の目安：白血球数 3,000/μL 以上，血小板数 100,000/μL 以上，下痢がない（day 15 の投与をスキップした場合は day 22 に次コースを開始）．
- 次コース開始の目安：白血球数 3,000/μL 以上または好中球数 1,500/μL 以上，血小板数 100,000/μL 以上，下痢がない．
- 次コース以降の減量の目安
  ①1,000/μL 未満の白血球減少，20,000/μL 未満の血小板減少，38℃以上の発熱または感染を伴う Grade 3 以上の好中球減少の場合，CPT-11 を 50 mg/m^2 に減量．
  ②施設正常値上限の 1.5 倍以上の SCr 上昇がみられた場合，CDDP を 60 mg/m^2 に減量．
  ③Grade 3 以上の非血液毒性発現時は CPT-11 を 50 mg/m^2 に，CDDP を 60 mg/m^2 に減量．
  ④Grade 2 以上の末梢神経障害，筋肉痛，関節痛発現時は CDDP を 60 mg/m^2 に減量．
  ⑤2 段階以上の減量が必要な場合は治療を中止．

肺がん・胸膜中皮腫

適応患者 ・Stage ⅢB/Ⅳの化学療法未治療非小細胞肺がん, PS 0〜2, 75歳未満

1	2	3	4	5	6	7	8	〜	15	〜	21	
125	80	80										制吐薬
○												ハイドレーション(腎障害予防)
○	— 6.6 ○	— 6.6 ○	— 6.6 ○		○		○ — ○		○ — ○			制吐薬
○							○		○			抗悪性腫瘍薬
○												抗悪性腫瘍薬
○												ハイドレーション
○												利尿薬 ※フロセミドも適宜
○												ハイドレーション
	○	○	○	○	500	500						ハイドレーション

4週を1コースとして4(〜6)コースまで。

- 主な副作用は以下の通り(数字は%)[1)2)]
  ①Grade 3 以上の血液毒性:好中球減少 84, FN 14
  ②Grade 3 以上の主な非血液毒性:下痢 16, 便秘 7, Grade 2 以上の主な非血液毒性:脱毛 31, SCr 上昇 9

ワンポイントアドバイス

- 患者に対しては,以下の内容について指導
  ①十分な継続した水分摂取。
  ②車の運転等は避ける:特に投与 24 時間以内にめまいや視覚障害が生じる可能性を説明。
  ③高齢者では骨髄抑制,腎毒性,神経毒性,胃腸障害,脱毛が増加する可能性がある。
  ④聴覚障害の徴候または症状出現時には連絡。
- 2種類の下痢
  ①点滴後短時間の急性期の下痢出現時には,鼻炎や唾液分泌の増加,縮瞳,流涙,発汗,潮紅や腹部痙攣等のコリン様症状が同時に発現する場合がある。
  ②ASCO ガイドラインでは,下痢発現時にロペラミド 4 mg を服用。下痢が 12 時間以上止まらなければ 4 時間毎に 2 mg を追加, Grade 3 以上の下痢では十分な補液およびオクトレオチドの追加が推奨されている。
  ③特に 65 歳以上の患者の場合には,下痢に注意する必要がある。
- CDDP の投与量は 80 mg/m^2 であり,小細胞肺がんに対する 60 mg/m^2 と異なることに注意。

非小細胞肺がん

CDDP＋PEM療法（入院）

投与順	薬剤名	投与量	投与経路	点滴時間	備考
1	アプレピタント	day 1：125 mg day 2〜3：80 mg	p.o.	day 1：投与順2開始時 day 2〜3：朝食後	
2	補正用塩化カリウム液 硫酸マグネシウム補正液 生理食塩液 5％ブドウ糖液	20 mEq 8 mEq 500 mL 500 mL	div（末梢メイン）	4 h	
3	PEM（p. 280） 生理食塩液	500 mg/m² 100 mL	div（末梢側管）	10 min	
4	グラニセトロン デキサメタゾン（p. 300） 生理食塩液	1 mg 9.9 mg 50 mL	div（末梢メイン） ※day 1のみ末梢側管	15 min	day 2〜4：6.6 mg
5	CDDP（p. 273） 生理食塩液	75 mg/m² 500 mL	div（末梢メイン）	2 h	
6	生理食塩液	500 mL	div（末梢メイン）	2 h	
7	補正用塩化カリウム液 生理食塩液 5％ブドウ糖液	20 mEq 500 mL 500 mL	div（末梢メイン）	4 h	
8	D-マンニトール注射液20％	200 mL	div（末梢側管）	2 h	
9	ブドウ糖-電解質液（維持液） 生理食塩液	1,000 mL 1,000 mL	div（末梢メイン）	8 h	day 6〜7：いずれも500 mL 4 h

■ レジメン施行にあたって

- 進行非小細胞肺がん（非扁平上皮癌）に対する標準的初回化学療法の1つ。
- Stage ⅢB/Ⅳの化学療法未治療非小細胞肺がん患者1,725例を対象としたCDDP＋PEMとCDDP＋GEM療法のランダム化第Ⅲ相試験[1]の結果を以下に示す。全体では同等の効果であったが，サブグループ解析にて組織型による差が認められた[1]。非扁平上皮癌（non SQ）ではCDDP＋PEMで生存期間の延長が示され，扁平上皮癌（SQ）ではCDDP＋GEMが優れていた。毒性に関しては，血液毒性や脱毛はCDDP＋GEMよりもCDDP＋PEMで有意に少なかった。

| | n | RR(%) | 1ys(%) | 2ys(%) | MST(月) | OS | | PFS(月) |
						non SQ(月)	SQ(月)	
CDDP＋PEM	862	30.6	43.5	18.9	10.3	11.8	9.4	4.8
CDDP＋GEM	863	28.2	41.9	14.0	10.3	10.4	10.8	5.1

■ レジメン施行中・施行後の注意点[F]

- 次コース開始の目安：好中球数1,500/μL以上，血小板数100,000/μL，CCr 45 mL/min以上
- 減量・休止・中止等の目安
  ① 500/μL未満の好中球減少（血小板数50,000/μL以上）もしくは50,000/μL未満の血小板減少がみられた場合，次コース以降はCDDP，PEMともに前回用量の75％に減量。
  ② 出血を伴う50,000/μL未満の血小板減少がみられた場合，次コース以降はCDDP，PEMともに前回用量の50％に減量。

適応患者
- Stage ⅢB/Ⅳの化学療法未治療非小細胞肺がん（非扁平上皮癌），PS 0～1，75歳未満

1	2	3	4	5	6	7	～	15	～	21		
125	80	80									制吐薬	
○											ハイドレーション（腎障害予防）	
○											抗悪性腫瘍薬	
○	6.6 ○	6.6 ○	6.6 ○								制吐薬	
○											抗悪性腫瘍薬	
○											ハイドレーション	
○											ハイドレーション	
○											利尿薬　※フロセミドも適宜	
	○	○	○		500	500					ハイドレーション	

3週を1コースとして最大4コースまで。

③粘膜炎を除くGrade 3以上の非血液毒性もしくはGrade 2以下でも入院加療を要する下痢がみられた場合，次コース以降はCDDP，PEMともに前回用量の75％に減量。
④Grade 3以上の粘膜炎がみられた場合，次コース以降はPEMのみ前回用量の50％に減量。
⑤Grade 2の神経毒性がみられた場合，次コース以降はCDDPのみ前回用量の50％に減量。
⑥3度目の減量が必要になった場合やGrade 3以上の神経毒性が出現した場合は，投与を中止。

- 主な副作用は以下の通り（数字は％）[1,2]
  ①Grade 3以上の血液毒性：白血球減少 4.8，好中球減少 15.1，貧血 5.6，血小板減少 4.1
  ②Grade 3以上の主な非血液毒性：悪心 7.2，嘔吐 6.1，倦怠感 6.7，FN 1.3，脱毛（全Grade）11.9，脱水（全Grade）3.6
- レジメン外の副作用への対策は『非小細胞肺がん　PEM療法（入院・外来）』（p.34）を参照。

ワンポイントアドバイス
- 患者に対しては，以下の内容について指導[F]
  ①血管外漏出の徴候または症状出現時には連絡。
  ②高齢者では骨髄抑制，腎毒性，神経毒性，胃腸障害，脱毛が増加する可能性がある。
  ③聴覚障害の徴候または症状出現時には連絡。
  ④十分な継続した水分摂取。
  ⑤NSAIDs：本剤投与の当日と前後2日間は服用を中止。
  ⑥葉酸：初回投与の約1～2週間前から1日1回連日服用。

Modify & Advance

CDDP+PEM 療法後の PEM 単剤による維持療法の有用性が示唆されている。

switch maintenance を検討した JMEN 試験では，PEM を含まない platinum doublet を 4 コース施行後，PEM 群と placebo 群を比較した[4]。PFS(HR 0.5)，OS(HR 0.79)と有意に延長したが，placebo 群で二次治療に PEM が投与されたのは 18% と低く，本当に OS を延長させるのか解釈が難しい試験である。

continuation maintenance を検討した PARAMOUNT 試験では，CDDP+PEM を 4 コース施行後，PEM 群と placebo 群を比較し，OS で PEM 群 13.9 ヵ月，placebo 群 11 ヵ月，HR 0.78 と有意な延長が認められた[5]。

COLUMN

シスプラチンを使用する際の注意点

　シスプラチンは白金製剤の抗悪性腫瘍薬で，強い効果を示すものの，主な副作用として腎障害や聴覚障害等を生じる。アミノグリコシド，バンコマイシンといった腎排泄の抗菌薬との併用によって腎障害リスクが増大するため注意を要する。腎毒性軽減のためにハイドレーション（水分負荷）や利尿薬投与が行われる。ただしフロセミドによる強制利尿を行う場合にはシスプラチンとの相互作用により，聴器障害が増強されることがあるので注意が必要。シスプラチンの内耳外有毛細胞内濃度が上昇し，最終的には外有毛細胞の壊死を引き起こし，永続的な難聴が起こる場合もある。

　シスプラチン投与時は，塩化物イオン濃度が低い輸液を用いると，抗腫瘍活性が低下するので，必ず生理食塩液と混和して使用する。また，光によって分解されるので，点滴時間が長時間に及ぶ場合には遮光する。

非小細胞肺がん

CBDCA＋GEM 療法

投与順	薬剤名	投与量	投与経路	点滴時間	備考
1	パロノセトロンバッグ デキサメタゾン(p.300)	0.75 mg/50 mL 6.6 mg	div(末梢メイン)	15 min	
2	GEM(p.284) 生理食塩液	1,000 mg/m^2 100 mL	div(末梢メイン)	0.5h	
3	CBDCA(p.275)[※1] 5% ブドウ糖液	AUC 5 250 mL	div(末梢メイン)	1h	

[※1] CBDCA 投与量の算出法は p.233 参照。

■レジメン施行にあたって

- 非小細胞肺がんに対する CBDCA 併用レジメンの１つ。
- 薬物療法未施行進行非小細胞肺がん 176 例に対する毒性をエンドポイントとした CBDCA＋GEM と CDDP＋GEM 療法のランダム化第Ⅲ相試験では，生存期間に有意差はなく，CBDCA＋GEM 療法は CDDP を使用しづらい症例において十分代替治療となりうるという結果であった[1]。
- 化学療法未施行進行・再発非小細胞肺がん 1,135 例を対象とした CBDCA＋GEM，GEM＋PTX，CBDCA＋PTX 療法のランダム化第Ⅲ相試験の結果を以下に示す。生存期間に有意差は認められなかった[2]。CBDCA の用量が，本邦で広く使用されるものと異なるため注意が必要。

	n	RR(%)	TTP(月)	1ys(%)	2ys(%)	MST(月)
CBDCA(AUC 5.5)＋GEM	379	25.3	4.3	33.9	11.5	7.9
GEM＋PTX	377	32.1	4.5	36.2	13.9	8.5
CBDCA(AUC 6.0)＋PTX	379	29.8	4.7	35.6	13.3	8.7

- 日本で実施された未治療進行(Stage ⅢB/Ⅳ)非小細胞肺がん 128 例を対象とした CBDCA＋GEM，GEM＋VNR 療法のランダム化第Ⅱ相試験(WJTOG0104)[3]の結果を以下に示す。

	n	RR(%)	PFS(日)	1ys(%)	MST(日)
CBDCA＋GEM	64	20.3	165	57.6	432
GEM＋VNR	64	21.0	137	53.3	385

- CBDCA＋GEM 療法は，末梢神経障害，脱毛は少ないものの，血小板減少が高頻度に認められる。

■レジメン施行中・施行後の注意点

- 減量・休止・中止等の目安
  - ① day 8 の GEM 投与の目安：白血球数 2,000/μL 以上，血小板数 75,000/μL 以上。day 8 の GEM を投与しなかった場合，回復次第投与を行う。day 15 においても投与基準を満たさない場合，そのコースでの GEM の投与は中止し，次コースより投与を開始。day 8 の GEM の投与が延期された場合，次コースは day 22 に開始。
    ⇒ 次コース開始の目安：白血球数 3,000/μL 以上または好中球数 1,500/μL 以上，血小板数 100,000/μL 以上，AST・ALT 施設正常値上限の 2.5 倍以下
  - ② 1,000/μL 未満の白血球減少，20,000/μL 未満の血小板減少，FN，Grade 3 以上の非血液毒性，day 8 の投与中止がみられた場合，次コース以降の CBDCA を AUC 4，GEM を 800

適応患者　・化学療法未施行進行・再発非小細胞肺がん，PS 0〜2

1	2	3	4	5	6	7	8	〜	15	〜	21	
○												制吐薬
○							○					抗悪性腫瘍薬
○												抗悪性腫瘍薬

3週を1コースとして最大6コースまで．

　　　　mg/m^2 に減量．2段階以上の減量が必要な場合は治療を中止．
- WJTOG0104[3)]における CBDCA＋GEM 療法の毒性（数字は％）
    ①Grade 3/4 の血液毒性：白血球減少(51.6/1.6)，好中球減少(45.3/34.4)，血小板減少(71.9/9.4)，貧血(51.6/14.1)。血小板輸血 45.3，FN 7.8
    ②Grade 3 の非血液毒性：悪心 7.8，倦怠感 3.1，便秘 4.7，皮疹 3.1，AST/ALT 上昇 7.8

ワンポイントアドバイス
- 患者に対しては，以下の内容について指導[IF)]
    ・血小板減少に注意．
    ・Calvert の式より CBDCA の投与量を算出(p.233)．
    ・胸部放射線療法との併用は禁忌．

Modify & Advance
本治療法は標準ではない．

非小細胞肺がん

CBDCA＋PTX＋BV 療法

投与順	薬剤名	投与量	投与経路	点滴時間	備考
1	デキサメタゾン(p. 300) ラニチジン 生理食塩液	16.5 mg 50 mg 50 mL	div(末梢メイン)	15 min	
2	dl-クロルフェニラミンマレイン酸塩 生理食塩液	10 mg 50 mL	div(末梢メイン)	15 min	
3	BV (p. 308) 生理食塩液	15 mg/kg 100 mL	div(末梢メイン)	1.5 h (2 コース目より可能であれば 0.5 h)	
4	パロノセトロンバッグ	0.75 mg/50 mL	div(末梢メイン)	15 min	
3	PTX (p. 295) 生理食塩液	200 mg/m² 500 mL	div(末梢メイン)	3 h	
6	CBDCA (p. 275) 5%ブドウ糖液	AUC 6[※1] 250 mL	div(末梢メイン)	1 h	

[※1] CBDCA 投与量の算出法は p. 233 参照。

レジメン施行にあたって

- 進行非扁平上皮肺がんに対する標準的初回化学療法の1つ。
- 海外で実施された E4599 試験は，Stage ⅢB/Ⅳの化学療法未治療非扁平上皮非小細胞肺がん患者 878 例を対象に，CBDCA＋PTX＋BV と CBDCA＋PTX を比較したランダム化第Ⅲ相試験であり，MST は CBDCA＋PTX＋BV で有意な延長が認められた[1]。結果を以下に示す。

	n	RR(%)	PFS 中央値(月)	OS 中央値(月)
CBDCA＋PTX＋Bv	434	35	6.2	12.3
CBDCA＋PTX	444	15	4.5	10.3

- 日本で実施された JO19907 試験は Stage ⅢB/Ⅳの化学療法未治療非扁平上皮癌非小細胞肺がん患者 180 例を対象に，CBDCA＋PTX＋BV，CBDCA＋PTX 療法を比較したランダム化第Ⅱ相試験であり，同試験においても奏効率，PFS は有意に CBDCA＋PTX＋BV が優れていた。OS に有意差は認められなかったが，両群ともに 22 ヵ月を超えており，良好な成績であった[2]。結果を以下に示す。

	n	RR(%)	PFS 中央値(月)	OS 中央値(月)
CBDCA＋PTX＋Bv	121	60.7	6.9	22.8
CBDCA＋PTX	59	31.0	5.9	23.4

レジメン施行中・施行後の注意点

- 次コース開始の目安：白血球数 3,000/μL 以上または好中球数 1,500/μL 以上，血小板数 100,000/μL 以上，末梢神経障害 Grade 2 以下，筋肉痛・関節痛 Grade 2 以下
- 減量・休止・中止等の目安
  ① 1,000/μL 未満の白血球減少，38℃以上の発熱または感染を伴う Grade 3 以上の好中球減少，もしくは Grade 2 以上の末梢神経障害，筋肉痛・関節痛がみられた場合，次コース以降の PTX を 150 mg/m² に減量。20,000/μL 未満の血小板減少もしくは施設正常値上限の 1.5 倍以上の SCr 上昇がみられた場合，次コース以降の CBDCA を AUC 4.5 に減量。Grade 3 以上の非血液毒性(悪心・嘔吐，食欲不振を除く)がみられた場合，PTX を 150 mg/m² に，CBDCA を AUC 4.5 に減量。

適応患者 ・Stage ⅢB/Ⅳの化学療法未治療非扁平上皮非小細胞肺がん，PS 0〜1，75歳未満

1	2	3	4	5	〜	15	〜	21	
○									制吐薬 抗アレルギー薬
○									抗アレルギー薬
○									抗悪性腫瘍薬
○									制吐薬
○									抗悪性腫瘍薬
○									抗悪性腫瘍薬

3週を1コースとして最大6コースまで．

②2段階以上の減量が必要な場合は治療を中止．
・BV中止・休止・再開の目安
　①Grade 4の高血圧，ネフローゼ症候群，消化管穿孔がみられた場合は中止．
　②Grade 2の蛋白尿がみられた場合，24時間の尿蛋白排泄量2g以上であれば休止．2g/24時間未満になれば再開．
　③Grade 3の蛋白尿がみられた場合は休止．2g/24時間未満になれば再開．
　④中枢神経系出血，Grade 2以上の喀血，あるいはGrade 3/4の出血がみられた場合は中止．
　⑤動脈血栓塞栓がみられた場合，Grade 4の静脈血栓塞栓がみられた場合は中止．
・主な副作用は以下の通り(数字は%)[2])
　①Grade 4の血液毒性：白血球減少4，好中球減少73，貧血2，血小板減少1未満
　②Grade 3以上の主な非血液毒性：高血圧11，FN 8，末梢神経障害8，低Na血症7，倦怠感3，ALT上昇3，AST上昇2，嘔吐2，関節痛1未満
　③Grade 1/2の特徴的な非血液毒性：蛋白尿51，喀血22，鼻血72

ワンポイントアドバイス
・患者に対しては，以下の内容について指導[IF)
　①薬剤点滴後7〜10日後に，重篤な注射部位反応(静脈炎，小胞炎，硬結，落屑，壊死，線維化)の報告がある．
　②骨髄抑制，末梢神経障害(特にCDDPの治療歴のある患者)，腎毒性(特にアミノグリコシドの治療歴のある患者)の徴候または症状出現時には連絡．
　③予防的な点滴施行にもかかわらずアナフィラキシーと過敏反応(呼吸困難や低血圧，血管性浮腫，びまん性蕁麻疹)や時に重篤で致死的な反応が報告されている薬剤である．
　④治療後6ヵ月間は妊娠を避ける．
・喀血(2.5 mL以上の鮮血)の既往のある患者には投与禁忌[IF)．
・脳転移を有する患者には慎重投与[IF)．
・アルコール過敏の有無について確認：PTXは添加物(溶剤)として無水エタノールを含有するため．外来で化学療法施行中の患者には車の運転等危険を伴う機械の操作に従事させない．

非小細胞肺がん

CBDCA＋PEM療法

投与順	薬剤名	投与量	投与経路	点滴時間	備考
1	パロノセトロンバッグ デキサメタゾン (p. 300)	0.75 mg/50 mL 9.9 mg	div (末梢メイン)	15 min	
2	PEM (p. 280) 生理食塩液	500 mg/m² 100 mL	div (末梢メイン)	12 min	
3	CBDCA (p. 275) 5％ブドウ糖液	AUC 6[※1] 250 mL	div (末梢メイン)	1h	

[※1] CBDCA投与量の算出法は p.233 参照。

■ レジメン施行にあたって

- 進行・再発非小細胞肺がん（非扁平上皮癌）に対して実施されるプラチナ（CBDCA）併用療法の1つ。CBDCAを使用するため，CDDP＋PEM療法に比べて悪心・嘔吐等の消化器症状が軽度で，腎毒性予防のための補液も不要である。このため外来投与が可能なレジメンである。
- ⅢB／Ⅳ期の化学療法未施行の非小細胞肺がん 436 例を対象に実施された CBDCA＋PEM と CBDCA＋GEM 療法のランダム化第Ⅲ相試験（エンドポイントは QOL）の結果を以下に示す[1]。

	n	MST（月）	1ys（％）
CBDCA＋PEM	219	7.3	34
CBDCA＋GEM	217	7.0	31

- 日本で実施されたⅢB／Ⅳ期・術後再発の化学療法未施行の非小細胞肺がん（非扁平上皮癌）109例を対象に実施された製造販売後臨床試験の結果を以下に示す[2]。
  ⇒RR：34.9％，PFS 中央値：5.6ヵ月，OS 中央値：20.2ヵ月

■ レジメン施行中・施行後の注意点

- 次コース開始の目安：好中球数 1,500/μL 以上，ヘモグロビン 8 g/dL 以上，血小板数 100,000/μL 以上，CCr 45 mL/min 以上，非血液毒性 Grade 3 以下
- 減量・休止・中止等の目安
  前コースにおいて Grade 3 の非血液毒性が認められた場合，次コースにおいて PEM の用量を 1 段階（500→400 mg/m²）減量。FN および Grade 4 の血小板減少が認められた場合，CBDCA の用量を 1 段階（AUC 6→5）減量。3 段階以上の減量が必要な場合は投与を中止
- 日本で実施された製造販売後臨床試験（n＝109）における毒性（数字は％）[2]
  ①Grade 3/4 の血液毒性：好中球減少 42.2/13.8，血小板減少 27.5/13.8，貧血 27.6/1.8，赤血球輸血 15.6，血小板輸血 7.3
  ②Grade 3 以上の非血液毒性：AST 増加 9.2，食欲低下 5.5，嘔吐 2.8，γ-GTP 増加 3.7，倦怠感 1.8，AST 増加 1.8，悪心 0.9，発熱 1.8，皮疹 0.9
- 副作用への対策は以下の通り（レジメンに組み込まれているもの以外）[3]
  ①血液毒性，非血液毒性を軽減する目的で以下を服用[3]。
  葉酸：初回投与の 1 週間以上前から最終投与の 3 週間後まで 1 日 350～1,000 μg を連日経口。
  ビタミン B_{12}：初回投与の 1 週間以上前に 1,000 μg を，最終投与の 3 週間後まで約 9 週毎に反復して筋注。
  ②皮疹発現および重症化を軽減するため，ステロイドの併用を考慮（例：本剤投与前日から投

適応患者 ・化学療法未施行の進行・再発非扁平上皮非小細胞肺がん，PS 0～1

1	2	3	4	5	～	15	～	21	
○									制吐薬
○									抗悪性腫瘍薬
○									抗悪性腫瘍薬

3週を1コースとして最大6コースまで〔6コース終了後のPEM維持療法については，『非小細胞肺がん PEM療法（入院・外来）』(p.34)を参照〕。

与翌日までの3日間，デキサメタゾン1回4 mg，1日2回経口投与）。

■ワンポイントアドバイス
- 患者に対しては，以下の内容について指導[IF]
  ①NSAIDs：本剤投与の当日と前後2日間は服用を中止。
  ②葉酸：初回投与の約1～2週間前から1日1回連日服用。
  ③高齢者では骨髄抑制，腎毒性，神経毒性，胃腸障害が増加する可能性がある。
- 腎機能障害に応じて血中濃度の増加が認められ，CCr 45 mL/min 未満の場合には国内外において十分なデータが得られていない。
- CBDCAの投与量は，Calvertの式より算出(p.233)。
- 血小板減少に注意が必要。
- CBDCA投与前後の水分負荷や排尿励行は不要。

> **Modify & Advance**
> 現時点では，他のプラチナ併用療法と異なり，毒性・QOL評価をエンドポイントとした第Ⅲ相試験しか実施されていない。このため本レジメンを未治療進行再発非小細胞肺がん（非扁平上皮癌）に対する標準的治療とみなすか否かは議論の余地がある。

非小細胞肺がん

DTX療法（入院・外来）

投与順	薬剤名	投与量	投与経路	点滴時間	備考
1	デキサメタゾン（p. 300） グラニセトロンバッグ	6.6 mg 1 mg/50 mL	div（末梢メイン）	15 min	
2	$d\ell$-クロルフェニラミンマレイン酸塩 生理食塩液	10 mg 50 mL	div（末梢メイン）	15 min	
3	DTX（p. 297） 5%ブドウ糖液	60 mg/m^2 250 mL	div（末梢メイン）	1 h	

■ レジメン施行にあたって

- 海外で行われた，化学療法既治療のⅢB/Ⅳ期非小細胞肺がん204例を対象としたDTXとbest supportive care（BSC）のランダム化第Ⅲ相試験（TAX 317）において，DTXはBSCに対し生存期間を有意に延長した（7.0ヵ月 vs. 4.6ヵ月，p＝0.047）[1]。また，DTXとVNRもしくはIFMを比較したランダム化第Ⅲ相試験（TAX 320）では，生存期間には有意差は認められなかったが，1年生存率はDTX群で有意に優れていた[2]。これらの結果より，DTXは既治療非小細胞肺がんにおける標準治療として確立された。TAX 317の結果を以下に示す。

	n	RR（%）	1ys（%）	MST（月）
DTX（75 mg/m^2）	55	5.5	37	7.5
DTX（100 mg/m^2）	49	6.3	19	5.9
BSC	100		19	4.6

- 高齢者進行非小細胞肺がんを対象としてDTXとVNRを比較したWJTOG 9904試験[3]より，DTXは高齢者進行非小細胞肺がんに対する標準的治療の1つと考えられる。
- 日本で行われた，既治療ⅢB/Ⅳ期の非小細胞肺がん511例を対象としたDTXとゲフィチニブのランダム化第Ⅲ相試験[4]の結果を以下に示す。

	n	RR（%）	1ys（%）	PFS（月）	MST（月）
DTX（60 mg/m^2）	245	12.8	54	2.0	14.0
ゲフィチニブ	244	22.5	48	2.0	11.5

■ レジメン施行中・施行後の注意点

- 次コース開始の目安：好中球数2,000/μL以上，血小板数100,000/μL以上
- 減量・休止・中止等の目安
  ① FN，25,000/μL未満の血小板減少，Grade 2の末梢神経障害，Grade 3の非血液毒性がみられた場合，次コース以降は50 mg/m^{2}に減量。
  ② 1段階減量（60→50 mg/m^2）したうえでさらに減量が必要となった場合，Grade 3以上の末梢神経障害，Grade 4の非血液毒性がみられた場合は治療を中止。
- 主な副作用は以下の通り（数字は%）[IF]
  ① 60 mg/m^{2}におけるGrade 4の血液毒性：好中球減少60.6，白血球減少14.7
  ② 70 mg/m^{2}におけるGrade 4の血液毒性：好中球減少73.7，白血球減少27.1
  ③ Grade 3以上の主な非血液毒性：FN 7，食欲不振7，悪心4，倦怠感3，便秘3，嘔吐1，浮腫1，下痢1，肝機能障害1，脱毛59[4]

適応患者
- Stage ⅢB/Ⅳの化学療法既治療非小細胞肺がん
- Stage ⅢB/Ⅳの化学療法未治療非小細胞肺がんで,プラチナ併用療法が適応とならない症例
- 根治照射不可能なプラチナ製剤の適応とならない高齢者進行非小細胞肺がん,PS 0~2

1	2	3	4	5	~	15	~	21	
○									制吐薬
○									抗アレルギー薬
○									抗悪性腫瘍薬

3週を1コースとしてPDもしくは忍容不能な毒性出現まで繰り返す。

■ ワンポイントアドバイス

- 患者に対しては,以下の内容について指導[IF]
 アルコール過敏の有無について確認し溶解液の変更も検討〔DTXにはアルコール含有製剤と,溶解液付(13%エタノール含有)の製剤がある〕。車の運転等危険を伴う機械の操作に従事させない。
- DTX 60 mg/m^{2}のNadirまでの期間の中央値は9日間[IF]。DTX 60 mg/m^{2}の5コース目の末梢性浮腫発現率は15.3%,末梢神経障害の発現率は13.9%とされており[IF],これらの副作用は投与コース数の増加に伴いその発現率が上昇する傾向にある。

非小細胞肺がん

PEM療法（入院・外来）

投与順	薬剤名	投与量	投与経路	点滴時間	備考
1	デキサメタゾン(p. 300) 生理食塩液	6.6 mg 50 mL	div(末梢メイン)	15 min	
2	PEM(p. 280) 生理食塩液	500 mg/m^2 100 mL	div(末梢メイン)	12 min	

■ レジメン施行にあたって

- 一次治療施行後の進行非小細胞肺がんを対象に，PEMとDTXを比較するランダム化第Ⅲ相試験が行われた。生存期間における非劣性を証明するには至らなかったが，好中球減少，FN，脱毛等において，安全性は有意に優れていた[1]。詳細を以下に示す。

	n	RR(%)	1ys(%)	PFS(月)	MST(月)
PEM	283	9.1	29.7	2.9	8.3
DTX	288	8.8	29.7	2.9	7.9

- 同試験では組織型による後解析が行われ，PEM群/DTX群で扁平上皮癌ではMSTが6.2ヵ月/7.4ヵ月，非扁平上皮癌では9.3ヵ月/8.0ヵ月であり，PEMは非扁平上皮癌で生存期間が優れる傾向が認められた[2]。詳細を以下に示す。

	扁平上皮癌			非扁平上皮癌		
	RR(%)	PFS(月)	MST(月)	RR(%)	PFS(月)	MST(月)
PEM	2.8	2.3	6.2	11.5	3.1	9.3
DTX	8.1	2.7	7.4	9.0	3.0	8.0

- これらの結果より，PEMは既治療非扁平上皮非小細胞肺がんに対する標準的治療の1つと考えられる。

■ レジメン施行中・施行後の注意点

- 次コース開始の目安：好中球数1,500/μL以上，血小板数100,000/μL以上，CCr 45 mL/min以上
- 減量・休止・中止等の目安
  ①500/μL未満の好中球減少（血小板数50,000/μL以上）もしくは50,000/μL未満の血小板減少がみられた場合，次コース以降は前回用量の75%に減量。
  ②Grade 2以上の出血を伴う50,000/μL未満の血小板減少がみられた場合，次コース以降は前回用量の50%に減量。
  ③粘膜炎を除くGrade 3以上の非血液毒性もしくはGrade 2以下でも入院加療を要する下痢がみられた場合，次コース以降は前回用量の75%に減量。
  ④Grade 3以上の粘膜炎がみられた場合，次コース以降は前回用量の50%に減量。
  ⑤3度目の減量が必要になった場合，Grade 3以上の神経毒性が出現した場合は，投与を中止
- 主な副作用は以下の通り（数字は%）[1]
  ①Grade 3以上の血液毒性：好中球減少5.3，貧血4.2，血小板減少症1.9
  ②Grade 3以上の非血液毒性：倦怠感5.3，悪心2.6，FN 1.9，嘔吐1.5，口内炎1.1，下痢0.4，

適応患者 ・Stage ⅢB/Ⅳの化学療法既治療非扁平上皮非小細胞肺がん，PS 0〜2

1	2	3	4	5	〜	15	〜	21	
○									制吐薬
○									抗悪性腫瘍薬

3週を1コースとしてPDもしくは忍容不能な毒性出現まで繰り返す。

　皮疹 0.8，ALT 上昇 1.9
- 副作用への対策は以下の通り（レジメンに組み込まれているもの以外）[3]
  ① 血液毒性，非血液毒性を軽減する目的で以下を服用[3]。
  　葉酸：初回投与の1週間以上前から最終投与の3週間後まで1日350〜1,000 μgを連日経口
  　ビタミン B_{12}：初回投与の1週間以上前に1,000 μgを，最終投与の3週間後まで約9週毎に反復して筋注。
  ② 皮疹発現および重症化を軽減するため，ステロイドの併用を考慮（例：本剤投与前日から投与翌日までの3日間，デキサメタゾン1回4 mg，1日2回経口投与）。

ワンポイントアドバイス
- 患者に対しては，以下の内容について指導[IF]
  ① NSAIDs：本剤投与の当日と前後2日間は服用を中止。
  ② 葉酸：初回投与の約1〜2週間前から1日1回連日服用。
- 腎機能障害に応じて血中濃度の増加が認められ，CCr 45 mL/min 未満の場合には国内外において十分なデータが得られていない。

非小細胞肺がん
ゲフィチニブ療法

投与順	薬剤名	投与量	投与経路	投与時間	備考
1	ゲフィチニブ(p.305)	250 mg	p.o.	食後	

■ レジメン施行にあたって

- $EGFR$ 遺伝子変異陽性の非小細胞肺がんに対する有効かつ標準的な化学療法の1つ。重篤な間質性肺炎の副作用を有するものの,70%以上の高いRRが報告されている。
- 日本で実施された $EGFR$ 遺伝子変異陽性の未治療進行・再発非小細胞肺がん230例を対象にしたゲフィチニブと CBDCA+PTX のランダム化第Ⅲ相試験(NEJ002)[1],およびゲフィチニブと CDDP+DTX のランダム化第Ⅲ相試験(WJTOG3405)[2]では,両治療群で生存期間に有意差は認められなかったものの,RR,PFSでは両試験ともに明らかにゲフィチニブ群が優れていた。
- NEJ002 の結果を以下に示す。

	n	RR(%)	PFS(月)	1ys(%)	2ys(%)	MST(月)
ゲフィチニブ	115	73.7	10.8	85.0	57.9	27.7
CBDCA+PTX	115	30.7	5.4	86.8	53.7	26.6

- 中国,日本をはじめとするアジア広域で行われたゲフィチニブと CBDCA+PTX の一次治療としての効果を比較する大規模ランダム化第Ⅲ相試験(IPASS試験)[3]において,ゲフィチニブは東アジアにおける標準治療の1つとなった。この試験では $EGFR$ 遺伝子の変異陽性例(m^+)に対してPFSを顕著に延長したことから現在の効能・効果となった。以下にIPASS試験の詳細を示す[3,4]。

	n	RR	RR(m^+)	RR(m^-)	PFS	PFS(m^+)	PFS(m^-)	MST
ゲフィチニブ	609	43.0	71.2	1.1	5.7	9.5	1.5	18.8
CBDCA+PTX	608	32.2	47.3	23.5	5.8	6.3	5.5	17.4

数字:RRは(%),PFSおよびMSTは(月)。

- 既治療非小細胞肺がん患者を対象とした 250 mg/日と 500 mg/日のランダム化比較第Ⅱ相試験が,日本,ヨーロッパ,オーストラリア(IDEAL 1),米国(IDEAL 2)でそれぞれ行われ,推奨投与量が 250 mg/日となっている[5,6]。

■ レジメン施行中・施行後の注意点

- 減量・休止・中止等の目安
  ① Grade 3 以上の皮疹,下痢,AST/ALT 上昇がみられた場合,休止,Grade 2 以下に回復したら再開。
  ② 急性肺障害,間質性肺炎がみられた場合,直ちに内服を中止。
- 主な副作用とその対策は以下の通り(数字は%)[1]
  ① Grade 3/4 の血液毒性:好中球減少 0/0.9
    Grade 3/4 の主な非血液毒性:AST/ALT 上昇 25/0.9,皮疹 5.3/0,食欲不振 5.3/0,間質性肺炎 1.8/0.9,下痢 0.9/0,関節痛 0.9/0
  ② Grade 1/2 の主な非血液毒性:皮疹 33/32,AST/ALT 上昇 18/11,下痢 28/5.3,間質性肺

適応患者　•EGFR 遺伝子変異陽性の手術不能または再発非小細胞肺がん

1	2	3	4	5	7	8	9	10	〜	抗悪性腫瘍薬
○	○	○	○	○	○	○	○	○	○	

PD もしくは忍容不能な毒性出現まで継続。

炎 2.6/0

③急性肺障害,間質性肺炎が投与初期に発生し,致死的な転帰に至る場合があるため,少なくとも投与開始後 4 週間は入院またはそれに準ずる管理の下で重篤な副作用の発現に注意。

■ワンポイントアドバイス

- 患者に対しては,以下の内容について指導[IF)]
  ①息切れ,呼吸困難,咳および発熱等の症状が現れた場合,直ちに内服を中止し,医療者に連絡
  ②グレープフルーツ(ジュース含む)の摂取を避ける。
- 特発性肺線維症,間質性肺炎,塵肺症,放射線肺炎,薬剤性肺炎の合併が,本剤投与における急性肺障害・間質性肺炎発症後の転帰において,死亡に繋がる重要な危険因子である。また,PS の悪い患者ほど急性肺障害・間質性肺炎の発現率,死亡率が上昇する傾向にある[IF)]。
- 本剤は CYP 3 A 4 で代謝され,CYP 2 D 6 を阻害する。本剤の溶解性が pH に依存することから,プロトンポンプ阻害薬や H_2 受容体拮抗薬による胃内 pH の持続的な上昇は,本剤の吸収を低下させ,作用を減弱させる可能性がある[IF)]。

> **Modify & Advance**
> 50 歳から 84 歳までの,PS 3/4 の 22 症例を含む化学療法の適応のない EGFR 遺伝子変異陽性 30 患者に対して行われた第 II 相試験において,RR 66%,PFS 6.5 ヵ月,MST 17.8 ヵ月,さらには PS 3 以上の 22 例のうち 68% において PS 1 以下への改善を認めた。

非小細胞肺がん

エルロチニブ療法

投与順	薬剤名	投与量	投与経路	投与時間	備考
1	エルロチニブ(p.305)	150 mg	p.o.	食事の1時間以上前または食後2時間以降	

■ レジメン施行にあたって

- エルロチニブは $EGFR$ 遺伝子変異陽性(m^+)の非小細胞肺がんに対する有効薬剤であるが,$EGFR$ 遺伝子変異陰性例(m^-)に対しても一定の効果が認められる[1]。海外で行われた既治療患者におけるプラセボ対照のランダム化第Ⅲ相試験の結果を以下に示す[1]。

	n	RR(%)	PFS(月)	MST(月)
エルロチニブ	488	8.9	2.2	6.7
エルロチニブ(m^+)	106	11.3		
エルロチニブ(m^-)	80	3.8		
プラセボ	243	<1	1.8	4.7

- 海外で実施された $EGFR$ 遺伝子変異陽性の未治療進行・再発非小細胞肺がんを対象にしたエルロチニブと CBDCA+GEM のランダム化第Ⅲ相試験(OPTIMAL)[2],およびエルロチニブとプラチナ併用療法の第Ⅲ相試験(EURTAC)[3]では,RR,PFS ともにエルロチニブが優れていた。
- 日本における $EGFR$ 遺伝子変異陽性の非小細胞肺がんに対するランダム化第Ⅱ相試験[4]の結果を示す。
  ⇒RR 78%,PFS 中央値 11.8 ヵ月
- $EGFR$ 遺伝子変異陽性の未治療進行・再発非小細胞肺がん患者 154 例を対象としたエルロチニブと CBDCA+GEM のランダム化第Ⅲ相試験におけるエルロチニブ群の治療成績[2]を示す。
  ⇒RR 83%,PFS 中央値 13.1 ヵ月
- 欧米のガイドラインでは,$EGFR$ 遺伝子変異陽性の非小細胞肺がんに対する一次治療として推奨されている。2013 年 6 月に,日本でも一次治療としての使用が承認された。

■ レジメン施行中・施行後の注意点

- 減量・休止・中止等の目安
  ①毒性による減量は,1用量(50 mg)ずつ減量。
  ②Grade 3 または忍容不能な Grade 2 の皮疹がみられた場合,忍容可能な Grade 2 以下に回復するまで休薬し,1用量減量して再開。
  ③Grade 3 の下痢がみられた場合,Grade 1 以下に回復するまで休薬し,同一用量もしくは1用量減量して再開。
  ④Grade 3 の AST または ALT 上昇がみられた場合,Grade 1 以下に回復するまで休薬し,同一用量もしくは1用量減量して再開。
  ⑤同一用量で再開後,再度 Grade 2 以上の同一副作用がみられた場合,Grade 1 以下に回復するまで休薬し,1用量減量して再開。
  ⑥間質性肺炎が発現した場合,治療を中止。
- 主な副作用は以下の通り(数字は%)[4]
  ①国内第Ⅱ相試験における主な副作用(Grade 2/3 以上):皮疹 43/14,皮膚乾燥 28/5,下痢

適応患者
- 化学療法既治療非小細胞肺がん，PS 0〜3
- *EGFR* 遺伝子変異陽性，切除不能な再発・進行性，化学療法未治療非小細胞肺がん，PS 0〜2

1	2	3	4	5	6	7	8	9	10	〜	
○	○	○	○	○	○	○	○	○	○	○	抗悪性腫瘍薬

PD もしくは忍容不能な毒性出現まで継続。

23/1，爪囲炎 49/1，瘙痒 26/3，口内炎 18/1，食欲低下 13/3，ALT 上昇 5/8，AST 上昇 5/3，T-Bil 上昇 15/0，間質性肺炎：5〜6

ワンポイントアドバイス
- 患者に対しては，以下の内容について指導[IF]
  ①皮膚症状予防：保清・保湿を心がけ，刺激になることを避ける。
  ②化学療法や放射線療法歴のある患者，肺疾患の既往のある患者の場合には，間質性肺炎のリスクが高くなる。発熱，息切れ，咳症状増悪の場合には連絡。
  ③治療中はグレープフルーツ（ジュース含む）の摂取を避ける。
- 高脂肪，高カロリー食の後に本剤を投与した場合，AUC 増加の報告あり。食事の影響を避けるため食事の 1 時間前から食後 2 時間までの間の服用は避ける。

非小細胞肺がん

クリゾチニブ療法

投与順	薬剤名	投与量	投与経路	投与時間	備考
1	クリゾチニブ(p. 306)	1回 250 mg 1日2回	p.o.		

≡ レジメン施行にあたって

- クリゾチニブ(PF-02341066)は anaplastic lymphoma kinase(ALK)と EML-4 が融合した遺伝子をもつ 2〜7% の非細胞肺がん患者において，その EML-4-ALK 融合キナーゼに対する ATP 競合性の選択的経口低分子阻害薬である。
- ALK 融合遺伝子陽性の進行・再発非小細胞肺がん患者を対象にした第Ⅰ，Ⅱ相試験[1)2)]の結果を以下に示す。

	n	RR(%)	PFS(月)	6ヵ月OS(%)	12ヵ月OS(%)
第Ⅰ相試験	149	60.8	9.7	87.9	74.8
第Ⅱ相試験	261	59.8	8.1	—	—

≡ レジメン施行中・施行後の注意点

- 減量・休止・中止等の目安
  ① Grade 3 以上の血液毒性がみられた場合，Grade 2 以下に回復するまで休薬。Grade 3 の場合は同一用量で，Grade 4 の場合は1回 200 mg，1日2回に減量して再開。
  ② Grade 3 以上の AST・ALT 上昇(血中 T-Bil 増加は Grade 1 以下)がみられた場合，Grade 1 以下またはベースラインに回復するまで休薬。回復後は1回 200 mg，1日2回に減量して再開。
  ③ Grade 2 以上の血中 Bil 増加を伴う Grade 2 以上の AST・ALT 上昇がみられた場合，投与を中止。
  ④ 間質性肺疾患がみられた場合，投与を中止。
  ⑤ Grade 3 の QT 間隔延長がみられた場合，Grade 1 以下に回復するまで休薬。回復後は1回 200 mg，1日2回に減量して再開。
  ⑥ Grade 4 の QT 間隔延長がみられた場合，投与を中止[IF]。
- 第Ⅰ相試験での主な副作用(数字は%)[1)]
  ① Grade 3/4 の非血液毒性：ALT 上昇 4，AST 上昇 3.4/—，疲労 1.7/—，肺臓炎 0.8/0.8。
  ② Grade 3 以上の血液毒性：好中球減少 6，リンパ球減少 4
- 第Ⅱ相試験での副作用(数字は%)[2)]
  ① 全 Grade：悪心 57.4，嘔吐 43.4，下痢 42.6，視覚障害 42.6
  ② Grade 3/4 の毒性は 24.4，ALT 上昇 4，AST 上昇 1.3，好中球減少 5.5，疲労 1.9，下痢 1 であった。

≡ ワンポイントアドバイス

- 患者に対しては，以下の内容について指導
  ① 肝機能障害，間質性肺炎の症状がみられた場合には連絡。
  ② 視覚障害がある場合は連絡(浮遊物の増加，光過敏，ぼやけた視覚，光のフラッシュ等)。
  ③ 服用中はグレープフルーツ(ジュース含む)の摂取を避ける。
- 視覚障害(残像等)は高頻度に出現し，比較的早期より暗所から明所への移動時によく認められ

適応患者 ・ALK融合遺伝子陽性の切除不能な進行・再発非小細胞肺がん

1	2	3	4	5	～	15	～	21	
○	○	○	○	○	○	○	○	○	抗悪性腫瘍薬
○	○	○	○	○	○	○	○	○	

3週を1コースとしてPDもしくは忍容不能な毒性出現まで繰り返す。

る。投与中断・減量が必要になった例はない。
- 悪心・嘔吐，下痢は発生までの期間中央値が2日と早期に発症している。
- 死亡に至る薬剤性肺障害が報告されており，十分に注意が必要。

小細胞肺がん

CDDP＋CPT-11療法（入院）

投与順	薬剤名	投与量	投与経路	点滴時間	備考
1	アプレピタント	day 1：125 mg day 2～3：80 mg	p.o.		day 1：投与順2開始時 day 2～3：朝食後
2	補正用塩化カリウム液 硫酸マグネシウム補正液 生理食塩液 5％ブドウ糖液	20 mEq 8 mEq 500 mL 500 mL	div（末梢メイン）	4 h	
3	グラニセトロン デキサメタゾン（p. 300） 生理食塩液	1 mg 9.9 mg 50 mL	div（末梢メイン） ※day 1のみ（末梢側管）	15 min	day 2～4： 6.6 mg
4	CPT-11（p. 286） 5％ブドウ糖液	60 mg/m^2 250 mL	div（末梢メイン）	1.5 h	
5	CDDP（p. 273） 生理食塩液	60 mg/m^2 500 mL	div（末梢メイン）	2 h	
6	生理食塩液	500 mL	div（末梢メイン）	2 h	
7	D-マンニトール注射液20％	300 mL	div（末梢側管）	2 h	
8	補正用塩化カリウム液 生理食塩液 5％ブドウ糖液	20 mEq 500 mL 500 mL	div（末梢メイン）	4 h	
9	生理食塩液 電解質輸液（維持液）	1,000 mL 1,000 mL	div（末梢メイン）	8 h	day 6～7：いずれも500 mL 4 h

▍レジメン施行にあたって

- 日本において，未治療進展型小細胞肺がん患者154例を対象に，CDDP＋CPT-11療法と標準治療とされていたCDDP＋ETP療法を比較したランダム化第Ⅲ相試験が行われた（JCOG9511）。MSTはそれぞれ12.8ヵ月，9.4ヵ月で，CDDP＋CPT-11療法が有意に生存期間を延長することが報告され（p＝0.002）[1]，日本ではCDDP＋CPT-11療法が標準治療として確立された。この試験をもとに海外で2つの大規模な追試が行われたが，どちらも有意差は認められなかった[2,3]。
- JCOG9511[1]の結果については『小細胞肺がん　CDDP＋ETP療法（入院）』（p. 44）を参照。

▍レジメン施行中・施行後の注意点

- 次コース開始の目安：白血球≦2,000/μL，血小板数≦50,000/μL，または下痢を認める場合，8，15日目のCPT-11投与をスキップ。白血球≧3,500/μL，血小板数≧100,000/μLまで回復し，下痢が治まった場合には次コースのCPT-11投与が可能。
- 減量・休止・中止等の目安
  ①Grade 4の血液毒性，Grade 2/3の下痢が生じた場合，次コースのCPT-11を10 mg/m^{2}毎に減量。また，Grade 2の腎毒性を認めた場合，CDDP投与量を初期用量の75％に減量。
  ②Grade 4の下痢，Grade 3以上の腎毒性，Grade 2以上の肺毒性，Grade 3以上の肝毒性を認めた場合，治療を中止。
- 主な副作用は次の通り（数字は％）[1]

適応患者

- 未治療の進展型小細胞肺がん，PS 0〜2，70歳以下

1	2	3	4	5	6	7	8	～	15	～	28	
125	80	80										制吐薬
○												ハイドレーション（腎障害予防）
○	─ 6.6 ○	─ 6.6 ○	─ 6.6 ○				○ ─ ○		○ ─ ○			制吐薬
○							○		○			抗悪性腫瘍薬
○												抗悪性腫瘍薬
○												ハイドレーション
○												利尿薬 ※フロセミドも適宜
○												ハイドレーション（腎障害予防）
	○	○	○		500	500						ハイドレーション

4週を1コースとして4コース繰り返す。

①Grade 4 の血液毒性：好中球減少 25.3，白血球減少 4.0，血小板減少 4.0
②Grade 3/4 の非血液毒性：下痢 16.0，悪心・嘔吐 13.3，感染 5.3，ALT 上昇 4.0，発熱 1.3

ワンポイントアドバイス

- 患者に対しては，以下の内容について指導[4)IF)]
  ① 血管外漏出の徴候または症状出現時には連絡。
  ② 投与中や投与直後に下痢を生じた場合には連絡。下痢に伴い，鼻炎，流涎，縮瞳，流涙，発汗，顔面紅潮，腹部痙攣等のコリン様症状が起こる可能性がある。
  ③ 投与24時間以降に下痢を生じた場合には，止瀉薬を内服。24時間経過しても下痢が治まらない場合，悪心・嘔吐により水分摂取不良の場合，脱水や感染の徴候または症状がある場合には連絡。
  ④ 車の運転や注意力の必要な活動は避ける：特に投与24時間以内にめまいや視覚障害が生じる可能性を説明。
  ⑤ 治療中の十分な継続した水分摂取。
  ⑥ 特に65歳以上の患者の場合には，下痢に注意する必要がある。
  ⑦ 高齢者では骨髄抑制，腎毒性，神経毒性，胃腸障害，脱毛が増加する可能性がある。
  ⑧ 聴覚障害の徴候または症状出現時には連絡。
- CDDP の投与量は $60\,mg/m^2$ であり，非小細胞肺がんに対する $80\,mg/m^2$ と異なることに注意。

小細胞肺がん

CDDP＋ETP療法（入院）

投与順	薬剤名	投与量	投与経路	点滴時間	備考
1	アプレピタント	day 1：125 mg day 2〜3：80 mg	p.o.		day 1：投与順2開始時 day 2〜3：朝食後
2	補正用塩化カリウム液 硫酸マグネシウム補正液 生理食塩液 5％ブドウ糖液	20 mEq 8 mEq 500 mL 500 mL	div（末梢メイン）	4 h	
3	グラニセトロン デキサメタゾン（p.300） 生理食塩液	1 mg 9.9 mg 50 mL	day 1：div（末梢側管） day 2〜4：div（末梢メイン）	15 min	day 2〜4：6.6 mg
4	CDDP（p.273） 生理食塩液	80 mg/m² 500 mL	div（末梢メイン）	2 h	
5	生理食塩液	500 mL	div（末梢メイン）	2 h	
6	ETP[※1]（p.292） 5％ブドウ糖液	100 mg/m² 500 mL	div（末梢メイン）	2 h	
7	補正用塩化カリウム液 生理食塩液	20 mEq 500 mL	div（末梢メイン）	2 h	
8	D-マンニトール注射液20％	200 mL	div（末梢側管）	2 h	
9	ブドウ糖-電解質液（維持液） 生理食塩液	1,000 mL 1,000 mL	div（末梢メイン）	8 h	day 6〜7：いずれも500 mL 4 h

[※1] 0.4 mg/mL濃度以下になるよう生理食塩液等の輸液に溶解して投与。

レジメン施行にあたって

- 1970年代にはCPA＋DXR＋VCR（CAV）療法が広く用いられていた。1980年代以降CDDP＋ETP療法との比較試験が行われ[1)2)]，2000年に報告されたメタアナリシスでは，CDDPを含むレジメンは含まないレジメンと比較して奏効率および1年生存率が有意に高く[3)]，CDDP＋ETP療法が標準治療と位置づけられるようになった。
- 未治療の進展型小細胞肺がん（ED-SCLC）患者154例を対象としたCDDP＋CPT-11療法とCDDP＋ETP療法のランダム化第Ⅲ相試験（JCOG9511）[4)]の結果を以下に示す。

	n	CR率（％）	RR（％）	MST（月）	1ys（％）	2ys（％）	PFS（月）
CDDP＋CPT-11	77	2.6	84.4	12.8	58.4	19.5	6.9
CDDP＋ETP	77	9.1	67.5	9.4	37.7	5.2	4.8

- 日本ではJCOG9511の結果よりCDDP＋CPT-11がED-SCLCに対する標準治療として確立されたが[4)]，下痢や間質性肺炎が懸念される場合にはCDDP＋ETPが推奨される。

レジメン施行中・施行後の注意点

- 次コース開始の目安：白血球数3,000/μL以上または好中球数1,500/μL以上，血小板数100,000/μL以上
- 減量・休止・中止等の目安
  ①Grade 3の非血液毒性（悪心・嘔吐，食欲不振，低Na血症，SCr上昇を除く），1,000/μL未満の白血球減少，10,000/μL未満の血小板減少，38℃以上の発熱または感染を伴うGrade 3

適応患者
- 未治療の進展型小細胞肺がん，PS 0～2，70歳以下

1	2	3	4	5	6	7	～	15	～	28	
125	80	80									制吐薬
○											ハイドレーション（腎障害予防）
○	6.6○	6.6○	6.6○								制吐薬
○											抗悪性腫瘍薬
○											ハイドレーション
○	○	○									抗悪性腫瘍薬
○											ハイドレーション
○											利尿薬　※フロセミドも適宜
	○	○	○	○	500	500					ハイドレーション

3～4週を1コースとして4コース繰り返す。

　　以上の好中球減少がみられた場合，次コース以降のCDDPを60 mg/m^2，ETPを80 mg/m^{2}に減量。
　②減量後も同様の毒性がみられた場合，CDDPを40 mg/m^2，ETPを60 mg/m^{2}に減量（但し，Grade 4の白血球減少，Grade 3のFNの場合，PS良好であれば担当医の判断で減量せずに予防的G-CSFを併用してもよい）。
　③SCr>1.5～≦2.0 mg/dLの上昇がみられた場合，次コース以降のCDDPを60 mg/m^{2}に減量。>2.0 mg/dL以上の上昇がみられた場合，CDDPを中止。
　④Grade 4の非血液毒性がみられた場合や，3段階以上の減量が必要な場合は治療を中止。
- 主な副作用は以下の通り（数字は%）[4)]
　①Grade 4の血液毒性：好中球減少64.9，白血球減少6.5
　②Grade 3/4の非血液毒性：悪心・嘔吐6.5，感染3.9，ALT上昇3.9，AST上昇2.6，発熱2.6

ワンポイントアドバイス
- 患者に対しては，以下の内容について指導[IF)]
　①血管外漏出の徴候または症状出現時には連絡。
　②高齢者では骨髄抑制，腎毒性，神経毒性，胃腸障害，脱毛が増加する可能性がある。
　③聴覚障害の徴候または症状出現時には連絡。
　④治療中の十分な継続した水分摂取。
- ETP漏出時には患部の加温が推奨されている（冷却により皮膚障害が悪化するため）[IF)]。

小細胞肺がん

CDDP＋ETP＋加速過分割照射療法（AHFRT）（入院）

投与順	薬剤名	投与量	投与経路	点滴時間	備考
1	アプレピタント	day 1：125 mg day 2～3：80 mg	p.o.		day 1：投与順2開始時 day 2～3：朝食後
2	補正用塩化カリウム液 硫酸マグネシウム補正液 生理食塩液 5％ブドウ糖液	20 mEq 8 mEq 500 mL 500 mL	div（末梢メイン）	4 h	
3	グラニセトロン デキサメタゾン（p. 300） 生理食塩液	1 mg 9.9 mg 50 mL	day 1：div（末梢側管） day 2～4：div（末梢メイン）	15 min	day 2～4：6.6 mg
4	CDDP（p. 273） 生理食塩液	80 mg/m² 500 mL	div（末梢メイン）	2 h	
5	生理食塩液	500 mL	div（末梢メイン）	2 h	
6	ETP※1（p. 292） 5％ブドウ糖液	100 mg/m² 500 mL	div（末梢メイン）	2 h	
7	補正用塩化カリウム液 生理食塩液	20 mEq 500 mL	div（末梢メイン）	2 h	
8	D-マンニトール注射液20％	200 mL	div（末梢側管）	2 h	
9	ブドウ糖-電解質液（維持液） 生理食塩液	1,000 mL 1,000 mL	div（末梢メイン）	8 h	day 6～7：いずれも500 mL 4 h
(－)	RT	1.5 Gy 1日2回（計 45 Gy）			平日のみ

※1 0.4 mg/mL 濃度以下になるよう生理食塩液等の輸液に溶解して投与。

≡ レジメン施行にあたって

- 限局型小細胞肺がんに対して，化学療法と胸部放射線療法の併用は化学療法単独に比べて生存を改善することが2つのメタアナリシスにより明らかにされた。Pignon らは放射線を併用することで，relative risk reduction 14％，3年生存率が5.4％ 改善すると報告した[1]。Warde らは局所再発率が25.3％ 減少し，2年生存率が5.4％ 改善すると報告した[2]。照射法は通常照射より加速過分割照射（AHFRT）が優れていること[3]，逐次併用より化学療法同時併用が優れていることが示された[4]。
- CDDP（60 mg/m²，day 1）＋ETP（120 mg/m²，day 1～3）療法と同時併用胸部放射線療法における AHFRT（1.5 Gy/fr，twice-daily，45 Gy/30 fr/3 weeks）と通常照射（1.8 Gy/fr，once-daily，45 Gy/25 fr/5 weeks）を比較したランダム化第Ⅲ相試験[3]の結果を以下に示す。

	n	CR率（％）	RR（％）	MST（月）	2ys（％）	5ys（％）
加速過分割照射群	196	56	87	23	47	26
通常照射群	185	49	87	19	41	16

- CDDP（80 mg/m²，day 1）＋ETP（100 mg/m²，day 1～3）療法における AHFRT（1.5 Gy/fr，twice-daily，45 Gy/30 fr/3 weeks）の同時併用と逐次併用を比較したランダム化第Ⅲ相試験[4]の結果を次に示す。

適応患者 ● 未治療の限局型小細胞肺がん, PS 0～2, 75歳未満

	1	2	3	4	5	6	7	8-12	~	15-19	~	22-26	~	28	
	125	80	80												制吐薬
	○														ハイドレーション(腎障害予防)
	○	6.6	6.6	6.6											制吐薬
	○														抗悪性腫瘍薬
	○														ハイドレーション
	○	○	○												抗悪性腫瘍薬
	○														ハイドレーション
	○														利尿薬 ※フロセミドも適宜
		○	○	○		500	500								ハイドレーション
	○	○	○	○	○			○		○					放射線療法
	○	○	○	○	○			○		○					

3～4週を1コースとして4コース繰り返す(放射線と同時併用時は4週毎)。

	n	CR率(%)	RR(%)	MST(月)	2ys(%)	5ys(%)
同時併用群	114	40	96	27.2	54.4	23.7
逐次併用群	114	27	92	19.7	35.1	18.3

● 放射線療法を併用するタイミングを検討する臨床試験は複数行われており, 未だに議論のあるところだが, 早期同時併用が推奨されている。CDDP＋ETP＋concurrent AHFRTは限局型小細胞肺がんに対する標準治療である。

≡ レジメン施行中・施行後の注意点

● 放射線療法休止の目安：Grade 3の非血液毒性(悪心・嘔吐, 食欲不振, 低Na血症を除く), PS 3, Grade 3/4の好中球減少に伴う腋窩温で38℃以上の発熱がみられた場合, また次の①～③のいずれかに該当し放射線肺臓炎が疑われる場合(①咳, 発熱, 呼吸困難等の症状の増悪または新たな出現を認める, ②PaO_2が70 Torr未満またはSpO_2が93%未満, ③胸部画像上, 照射野内に浸潤影が出現)。

● 放射線療法再開の目安：非血液毒性がGrade 2以下, PS 0～2, 前項の①～③が全て改善, G-CSF投与終了後24時間以上経過, 24時間以内に腋窩温で37.5℃以上の発熱がない, 以上の全てを満たした場合。

● 放射線肺臓炎でステロイドが必要な場合には放射線療法を中止。また, 放射線療法再開後に肺

臓炎の増悪の徴候がみられた場合には放射線療法を中止。
- 次コース開始の目安：白血球数 3,000/μL 以上または好中球数 1,500/μL 以上，血小板数 100,000/μL 以上
- 減量・休止・中止等の目安
  ①Grade 3 の非血液毒性（悪心・嘔吐，食欲不振，低 Na 血症，SCr 上昇を除く），1,000/μL 未満の白血球減少，10,000/μL 未満の血小板減少，38℃以上の発熱または感染を伴う Grade 3 以上の好中球減少がみられた場合，次コース以降の CDDP を 60 mg/m^2，ETP を 80 mg/m^2 に減量。減量後も同様の毒性がみられた場合，CDDP を 40 mg/m^2，ETP を 60 mg/m^2 に減量。但し，Grade 4 の白血球減少，Grade 3 の FN の場合，PS 良好であれば，担当医の判断で減量せずに予防的 G-CSF を併用してもよい。
  ②SCr＞1.5～≦2.0 mg/dL の上昇がみられた場合，次コース以降の CDDP を 60 mg/m^2 に減量。＞2.0 mg/dL 以上の上昇がみられた場合，CDDP を中止。
  ③Grade 4 の非血液毒性がみられた場合，3 段階以上の減量が必要な場合は治療を中止。
- 主な副作用は以下の通り（数字は%）[4]
  ①Grade 4 の血液毒性：白血球減少 38，血小板減少 7
  ②Grade 3 以上の非血液毒性：悪心・嘔吐 11，食道炎 9，脱毛 12，発熱 2，感染 5，不整脈 2，治療関連死 3

ワンポイントアドバイス

- 患者指導については『小細胞肺がん　CDDP＋ETP 療法（入院）』（p. 44）を参照。他に，治療中には飲酒を避ける。
- 胸部放射線療法は AHFRT の同時併用が推奨され，胸部照射は初回化学療法 2 日目より開始[IF]。
- 初期治療後に CR/good PR の評価が得られた場合，PS 良好な症例には予防的全脳照射（25 Gy/10 回）が推奨される[IF]。
- 放射性食道炎には，症状出現前より粘膜保護薬や鎮痛薬を投与。

COLUMN

体表面積の算出法

　薬物療法において，投与量が一定の場合，薬によっては体格による個人差が大きくなることがある。特に抗悪性腫瘍薬は，他の薬剤に比べ，最大の効果を得ながら副作用を抑える必要があるため，体格を考慮しないと，最大の効果が得られなかったり，重い副作用が生じることがある。

　単位体表面積で投与量を調整すると，体格による個体差が最小限に抑えられるため，一定の効果を得やすい。体表面積（BSA）の算出法にはいくつかあるが，抗悪性腫瘍薬についてはDuBoisの式によって計算される。オリジナルのDuBoisの式は欧米人の身長を基準としてつくられているため，日本人成人では下記の係数を用いた式が用いられることもあり，これは高比良の式ともよばれる。ただし臨床試験などではDuBois式で行われることが多い。

$$BSA(m^2) = 身長(cm)^{0.725} \times 体重(kg)^{0.425} \times 0.007184 \text{（DuBois式）}$$
$$BSA(m^2) = 身長(cm)^{0.725} \times 体重(kg)^{0.425} \times 0.007246 \text{（高比良式）}$$

小細胞肺がん

CBDCA＋ETP療法

投与順	薬剤名	投与量	投与経路	点滴時間	備考
1	パロノセトロンバッグ デキサメタゾン(p.300)	0.75 mg/50 mL 6.6 mg	div(末梢メイン)	15 min	
2	CBDCA(p.50) 5％ブドウ糖液	AUC 5[※1] 250 mL	div(末梢メイン)	1 h	
3	ETP[※1](p.292) 5％ブドウ糖液	80 mg/m^2 500 mL	div(末梢メイン)	1.5 h	

[※1] CBDCA投与量の算出法はp.233参照。
[※2] 0.4 mg/mL濃度以下になるよう生理食塩液等の輸液に溶解して投与。

■ レジメン施行にあたって

- 日本において，70歳以上でPS 0～2あるいは70歳未満でPS 3の未治療進展型小細胞肺がん患者220例を対象にCBDCA(AUC 5, day 1)＋ETP(80 mg/m^2, day 1～3)療法とCDDP 3分割投与(25 mg/m^2, day 1～3)＋ETP(80 mg/m^2, day 1～3)療法を比較したランダム化第Ⅲ相試験(JCOG9702)[1)]が行われた。CBDCA＋ETP療法群で血小板減少(Grade 4：29％)が多く認められたが，奏効率，生存期間はほぼ同様であった。その結果を以下に示す。

	n	CR率(％)	奏効率(％)	MST(月)	1ys(％)	2ys(％)	PFS(月)
CBDBA＋ETP	110	5	73	10.6	41	11	5.2
CDDP 3分割＋ETP	110	5	73	9.9	35	12	4.7

- 70歳以上の高齢者(PS 0～2)または70歳未満でPS不良(PS 3)，もしくは，CDDPの毒性が懸念される患者に対しては，CBDCA＋ETP療法が標準治療の1つと考えられる。

■ レジメン施行中・施行後の注意点

- 次コース開始の目安：白血球数3,000/μL以上，血小板数75,000/μL以上，SCr 1.5 mg/dL以下，AST/ALT施設上限値の2.5倍以下，G-CSF投与中止2日以降。
- 減量・休止・中止等の目安
  ①Grade 4の白血球減少・好中球減少が4日以上続いた場合，またはGrade 4の血小板減少を認めた場合には，次コース以降のCBDCAをAUC 4に，ETPを60 mg/m^{2}に減量。減量後も同様の血液毒性を認めた場合には治療を中止。
  ②悪心・嘔吐，低Na血症を除くGrade 3/4の非血液毒性を認めた場合は治療を中止。
- 主な副作用は以下の通り(数字は％)[1)]
  ①Grade 4の血液毒性：白血球減少12，好中球減少53，血小板減少29
  ②Grade 3/4の非血液毒性：悪心・嘔吐2，AST上昇3，ALT上昇2，低Na血症16，感染7
  ③Grade 2の脱毛22
- 治療関連死は3％(好中球減少に伴う感染が原因)で，全て1コース目に認められたため，初回投与時は特に注意深い観察と管理が必要。PS不良，高齢，合併症を有するような感染リスクの高い患者にはG-CSFの予防投与を考慮[1)]。

■ ワンポイントアドバイス

- 患者に対しては，以下の内容について指導[2),1F)]
  ①血管外漏出の徴候または症状出現時には連絡。
  ②高齢者では骨髄抑制，腎毒性，神経毒性，胃腸障害が増加する可能性がある。
  ③末梢神経障害の徴候または症状出現時には連絡。

適応患者
- 未治療の進展型小細胞肺がん，70歳以上の高齢者(PS 0~2)または70歳未満でPS不良(PS 3)

1	2	3	4	5	~	15	~	22	~	28	
○	—6.6	—6.6									制吐薬
○											抗悪性腫瘍薬
○	○	○									抗悪性腫瘍薬

3~4週を1コースとして4コース繰り返す．

- CBDCA投与前後の水分負荷や排尿励行は不要．
- CBDCA投与量の決定にはCalvert式を使用[3] (p.233)．
- ETP漏出時には患部の加温が推奨されている(冷却により皮膚障害が悪化するため)．

> **Modify & Advance**
> PS不良もしくは高齢者(75歳以上)の限局型小細胞肺がん患者にもCBDCA＋ETPは適応となる．治療後にPSが改善したり，腫瘍縮小が得られた場合には，CDDP＋ETP＋late concurrent AHFRTやsequential TRT等を検討する[4]．

小細胞肺がん

NGT(topotecan)療法(入院・外来)

投与順	薬剤名	投与量	投与経路	点滴時間	備考
1	デキサメタゾン(p.300) 生理食塩液	6.6 mg 50 mL	div(末梢メイン)	15 min	
2	NGT(p.287) 生理食塩液	1 mg/m^2 100 mL	div(末梢メイン)	30 min	

■ レジメン施行にあたって

- 再発小細胞肺がんに対して、ETP, CPT-11, AMR, NGT 等の有効性が報告されているが、日本においては未だ標準治療は確立されていない。NGT は CPA+DXR+VCR(CAV)療法と比較して、生存期間は同等であるが QOL が優れていたことや[1]、無治療と比較して生存期間の延長効果が示されており[2]、欧米では既治療小細胞肺がんに対する標準的治療と位置づけられている。
- 小細胞肺がんに対する二次治療としての NGT 療法(1.5 mg/m^2, day 1~5)と AMR 療法(40 mg/m^2, day 1~3)のランダム化第Ⅲ相試験(ACT-1)[3]の結果を以下に示す。

	n	RR(%)	PFS(月)	MST(月)	1ys(%)
AMR	424	31	4.1	7.5	28
NGT	213	17	3.5	7.8	25
AMR (sensitive relapse)				9.2	
NGT (sensitive relapse)				9.9	
AMR (refractory relapse)				6.2	17
NGT (refractory relapse)				5.7	8

- ACT-1 では OS は有意差を認めず、サブセット解析にて refractory relapse では AMR が優れていたものの、sensitive relapse では同等の結果であった[3]。
- 海外の承認用量は 1.5 mg/m^2 であり、日本における承認用量の 1.0 mg/m^2 と異なる点に注意
- 日本での小細胞肺がんに対する二次治療として AMR 療法(40 mg/m^2, day 1~3)と NGT 療法(1.0 mg/m^2, day 1~5)のランダム化第Ⅱ相試験[4]の結果を以下に示す。

	n	RR(%)	PFS(月)	MST(月)
AMR	29	38	3.5	8.1
NGT	30	13	2.2	8.4
AMR (sensitive relapse)		53	3.9	9.9
NGT (sensitive relapse)		21	3.0	11.7
AMR (refractory relapse)		17	2.6	5.3
NGT (refractory relapse)		0	1.5	5.4

■ レジメン施行中・施行後の注意点

- 次コース開始の目安:白血球数 3,000/μL 以上もしくは好中球数 1,500/μL 以上、血小板数 100,000/μL 以上、AST 100 IU/L 以下、ALT 100 IU/L 以下、T-Bil 値 2.0 mg/dL 以下、SCr 値 2.0 mg/dL 以下、下痢がないこと。
- 減量・休止・中止等の目安
  1,000/μL 未満の白血球減少、10,000/μL 未満の血小板減少、38.5℃ 以上の発熱を伴う Grade 3 以上の好中球減少、Grade 3 以上の非血液毒性(悪心・嘔吐、食欲不振、便秘、一過性の

適応患者
- 化学療法既治療小細胞肺がん，PS 0〜2，75歳以下

1	2	3	4	5	〜	15	〜	21	
○	○	○	○	○					制吐薬
○	○	○	○	○					抗悪性腫瘍薬

3週を1コースとしてPDもしくは忍容不能な毒性出現まで繰り返す．

電解質異常は除く)がみられた場合，次コース以降は $0.8\ mg/m^2$ に減量．減量後も同様の事象がみられた場合，次コース以降は $0.6\ mg/m^2$ に減量．さらに減量が必要な場合は治療を中止．

- 各コースの投与を開始した後，活動性の感染症や38℃以上の発熱などにより投与が不適当と判断した場合はday 2, 3, 4, 5の投与を休止してもよい．休止分のNGTはday 7までの範囲内で投与を再開してもよいが，day 8以降には投与しない．
- 主な副作用は以下の通り(数字は%)
  ①(海外)Grade 3以上の毒性：白血球減少22，好中球減少53，血小板減少54，貧血31，FN 3.6[3]
  ②(日本)Grade 3以上の血液毒性(Grade 4)：好中球減少87(43)，血小板減少40(10)，貧血30(10)[4]
  ③(日本)Grade 3以上の主な非血液毒性：倦怠感7，FN 3，感染3，下痢3[4]

ワンポイントアドバイス
- 患者に対しては，以下の内容について指導
  ①治療中および治療後少なくとも6ヵ月間は妊娠を避ける．
  ②車の運転や注意力の必要な活動を避ける．
  ③骨髄抑制の徴候または症状出現時には連絡．
  ④重篤な下痢を生じた場合には連絡し，止瀉薬内服について相談する．
- best supportive care群と経口NGTを比較した第Ⅲ相試験では，MSTはbest supportive care群で13.9週，経口NGT群で25.9週であり，NGTの生存期間の延長が認められたが，経口NGTは日本では未承認である[2]．

小細胞肺がん

AMR療法（入院・外来）

投与順	薬剤名	投与量	投与経路	点滴時間	備考
1	グラニセトロンバッグ	1 mg/50 mL	div（末梢メイン）	15 min	
2	AMR[※1]（p. 291） 生理食塩液	40 mg/m^2 50 mL	div（末梢メイン）	約 5 min	

[※1] 添付文書の記載は「約20 mLの日局生理食塩液あるいは5％ブドウ糖注射液に溶解」。

■ レジメン施行にあたって

- 再発小細胞肺がんに対して，ETP，CPT-11，AMR，NGT等の有効性が報告されており，欧米ではNGTが標準的治療として位置づけられている。
- AMRは日本で開発された第3世代のアントラサイクリン系薬剤であり，強力なトポイソメラーゼII阻害作用をもつ。
- 二次治療におけるAMR療法（40 mg/m^2, day 1〜3）とNGT療法（1.5 mg/m^2, day 1〜5）を比較したランダム化第III相試験（ACT-1）の結果，RR，PFSはAMR群で優れていた[1]。結果を以下に示す。

	n	RR(%)	PFS(月)	MST(月)	1ys(%)
AMR	424	31	4.1	7.5	28
NGT	213	17	3.5	7.8	25
AMR (sensitive relapse)				9.2	
NGT (sensitive relapse)				9.9	
AMR (refractory relapse)				6.2	17
NGT (refractory relapse)				5.7	8

- ACT-1ではOSは有意差を認めず，サブセット解析にてrefractory relapseではAMRが優れていたものの，sensitive relapseでは同等の結果であった[1]。
- 日本における小細胞肺がんに対する二次治療としてAMR療法（40 mg/m^2, day 1〜3）とNGT療法（1.0 mg/m^2, day 1〜5）のランダム化第II相試験[2]も同様の結果であった。
- 日本[2]の結果は『小細胞肺がん　NGT（topotecan）療法（入院・外来）』（p.52）を参照。

■ レジメン施行中・施行後の注意点

- 次コース開始の目安：好中球数1,500/μL以上，血小板数100,000/μL以上，非血液毒性Grade 2未満
- 減量・休止・中止等の目安
  Grade 4の好中球減少が4日以上続いた場合，またはFN，Grade 4の血小板減少，Grade 3以上の非血液毒性がみられた場合，次コース以降は35 mg/m^2に減量。
- 主な副作用は以下の通り（数字は％）
  ①（海外）Grade 3以上の毒性：白血球減少15，好中球減少41，血小板減少21，貧血16，FN 9.3[1]
  ②（日本）Grade 3以上の血液毒性（Grade 4）：好中球減少93（79），血小板減少28（3），貧血21（10）[2]
  ③（日本）Grade 3以上の主な非血液毒性：倦怠感17，FN 14，感染10，食欲不振7，悪心・嘔吐3，口内炎3[2]

肺がん・胸膜中皮腫

適応患者 ・化学療法既治療小細胞肺がん，PS 0〜2

1	2	3	4	5	〜	15	〜	21	
○	○	○							制吐薬
○	○	○							抗悪性腫瘍薬

3週を1コースとしてPDもしくは忍容不能な毒性出現まで繰り返す。

ワンポイントアドバイス

- 患者に対しては，以下の内容について指導[IF]
  ① 胃痛を訴える患者がいるため，症状によってH$_2$R拮抗薬を併用する。
  ② 骨髄抑制の徴候または症状出現時には連絡。
  ③ 感染の徴候または症状出現時には連絡：骨髄抑制に起因する重篤な感染症が報告されている。
  ④ 血管痛，静脈炎，血管外漏出の徴候または症状出現時には連絡。
- 重篤な骨髄機能抑制が発現し，時に致命的な経過をたどることがあるので，患者の状態を十分に観察する。また感染症，出血傾向の発現または増悪に注意。
- 高齢者における有用性は確立されていない。また，高齢者において敗血症が原因の治療関連死を認めているため，高齢者やPS不良例では慎重に治療を行うべきである。
- アントラサイクリン系薬剤全般にみられる蓄積性心毒性については十分なデータがない。

> **Modify & Advance**
> AMRの添付文書には，投与量として45 mg/m^{2}の記載があるが，多くの臨床試験で，特に既治療例に対する適正用量は40 mg/m^{2}とされている。

小細胞肺がん

CODE(CDDP+VCR+DXR+ETP)療法(入院)

〔初回用(1週目)〕

投与順	薬剤名	投与量	投与経路	点滴時間	備考
1	補正用塩化カリウム液 生理食塩液 5%ブドウ糖液	20 mEq 500 mL 500 mL	div(末梢メイン)	4 h	
2	VCR(p. 293) 生理食塩液	1 mg/m² 20 mL	iv(末梢側管)	ワンショット	
3	グラニセトロン デキサメタゾン(p. 300) 生理食塩液	1 mg 6.6 mg 50 mL	day 1：div(末梢側管) day 2〜3：div(末梢メイン)	15 min	
4	CDDP(p. 273) 生理食塩液	25 mg/m² 250 mL	div(末梢メイン)	1 h	
5	DXR(p. 288) 生理食塩液	40 mg/m² 100 mL	div(末梢メイン)	0.5 h	生理食塩液で溶解する場合，10 mg あたり 1 mL 以上ですみやかに
6	ETP(p. 292) 生理食塩液	80 mg/m² 250 mL	div(末梢メイン)	1 h	
7	生理食塩液	500 mL	div(末梢メイン)	2 h	
8	D-マンニトール注射液20%	200 mL	div(末梢側管)	2 h	
9	ブドウ糖-電解質液(維持液)	500 mL	div(末梢メイン)	2 h	
10	ブドウ糖-電解質液(維持液) 生理食塩液	1,000 mL 1,000 mL	div(末梢メイン)	8 h	day 4〜5：いずれも 500 mL 4 h
11	レノグラスチム	100 μg	sc		

レジミン施行にあたって

- 日本において，未治療進展型小細胞肺がん 227 例を対象に，CODE 療法と CAV/PE(CPA, DXR, VCR/CDDP, ETP)療法のランダム化第Ⅲ相試験(JCOG9106)が実施され，MST は 11.6 ヵ月，10.9 ヵ月($P=0.10$)と有意ではないものの，CODE 療法によい傾向が認められた[1]。結果を以下に示す。

	n	CR 率(%)	RR(%)	MST(月)	1ys(%)	2ys(%)	3ys(%)
CODE*	114	16	85	11.6	46	11.7	7.3
CAV/PE	113	15	76	10.9	39	8.5	0

＊CODE 療法は抗悪性腫瘍薬投与日を除き，G-CSF を投与。

レジミン施行中・施行後の注意点

- CDDP($25 mg/m^2$)を毎週，VCR($1 mg/m^2$)を 1, 2, 4, 6, 8 週目に，DXR($40 mg/m^2$)を 1, 3, 5, 7, 9 週目に，ETP($80 mg/m^2$, day 1〜3)を 1, 3, 5, 7, 9 週目に投与。
- 減量・休止・中止等の目安
  ①投与基準の目安：白血球数 $2,000/μL$ 以上，血小板数 $75,000/μL$ 以上，AST 100 IU/L 以下，ALT 100 IU/L 以下，T-Bil 値 1.5 mg/dL 以下，SCr 値 1.5 mg/dL 以下，非血液毒性 Grade 2 以下。可能な限り，投与当日の検査値がよい。
  ②基準を満たさない場合は，全てを満たすまで投与を延期。21 日以上延期しても基準を満た

適応患者 ・未治療の進展型小細胞肺がん，PS 0〜2，75歳未満

1	2	3	4	5	6	7		
○							ハイドレーション	
○							抗悪性腫瘍薬	
○	─ ○	─ ○					制吐薬	
○							抗悪性腫瘍薬	
○							抗悪性腫瘍薬	
○	○	○					抗悪性腫瘍薬	
○							ハイドレーション	
○							利尿薬 ※フロセミドも適宜	
○							ハイドレーション	
	○	○	500	500			ハイドレーション	
			○	○	○	○	好中球減少対策	

さない場合は，治療を中止。
③Grade 3 の非血液毒性（悪心・嘔吐，食欲不振，末梢性感覚ニューロパチー，一過性の電解質異常，SCr 増加を除く）がみられた場合，次コース以降の DXR を 30 mg/m² に，ETP を 60 mg/m² に減量。減量後も同様の事象がみられた場合，次コース以降の DXR を 20 mg/m² に，ETP を 40 mg/m² に減量。さらに減量が必要な場合は，治療を中止。
④Grade 2〜3 の末梢性感覚ニューロパチーがみられた場合，次コース以降の VCR を 0.8 mg/m² に減量。減量後も同様の事象がみられた場合，治療を中止。
⑤次コース開始時，白血球数 2,000/μL 未満，もしくは血小板数 50,000/μL 未満の場合 1 週間延期する。さらに PS が 3〜4 へ低下した場合，38℃の発熱を記録した場合も 1 週間延期する。毒性による投与量の調節は行わない。

・主な副作用は以下の通り（数字は％）[1]
  ①Grade 3/4 の血液毒性：貧血 87，白血球減少 83，血小板減少 73
  ②Grade 3/4 の非血液毒性：FN 19，悪心・嘔吐 14，下痢 6，口内炎 4
  ③4 例（3.5%）は 3 コース目までの比較的早期に FN を発症し，敗血症性ショック，感染による治療関連死を認めた。

〔偶数週用(2・4・6・8週目)〕

投与順	薬剤名	投与量	投与経路	点滴時間	備考
1	補正用塩化カリウム液 生理食塩液 5%ブドウ糖液	20 mEq 500 mL 500 mL	div(末梢メイン)	4 h	
2	VCR(p. 293) 生理食塩液	1 mg/m² 20 mL	iv(末梢側管)	ワンショット	
3	グラニセトロン デキサメタゾン(p. 300) 生理食塩液	1 mg 6.6 mg 50 mL	div(末梢側管)	15 min	
4	CDDP(p. 273) 生理食塩液	25 mg/m² 250 mL	div(末梢メイン)	1 h	
5	生理食塩液	500 mL	div(末梢メイン)	2 h	
6	D-マンニトール注射液20%	200 mL	div(末梢側管)	2 h	
7	ブドウ糖-電解質液(維持液)	500 mL	div(末梢メイン)	2 h	
8	ブドウ糖-電解質液(維持液) 生理食塩液	1,000 mL 1,000 mL	div(末梢メイン)	8 h	day 4〜5:いずれも 500 mL 4 h
9	レノグラスチム	100 μg	sc		

〔奇数週用(3・5・7・9週目)〕

投与順	薬剤名	投与量	投与経路	点滴時間	備考
1	補正用塩化カリウム液 生理食塩液 5%ブドウ糖液	20 mEq 500 mL 500 mL	div(末梢メイン)	4 h	
2	グラニセトロン デキサメタゾン(p. 300) 生理食塩液	1 mg 6.6 mg 50 mL	day 1:div(末梢側管) day 2〜3:div(末梢メイン)	15 min	
3	CDDP(p. 273) 生理食塩液	25 mg/m² 250 mL	div(末梢メイン)	1 h	
4	DXR(p. 288) 生理食塩液	40 mg/m² 100 mL	div(末梢メイン)	0.5 h	生理食塩液で溶解する場合,10 mg あたり1 mL以上ですみやかに
5	ETP(p. 292) 生理食塩液	80 mg/m² 250 mL	div(末梢メイン)	1 h	
6	生理食塩液	500 mL	div(末梢メイン)	2 h	
7	D-マンニトール注射液20%	200 mL	div(末梢側管)	2 h	
8	ブドウ糖-電解質液(維持液)	500 mL	div(末梢メイン)	2 h	
9	ブドウ糖-電解質液(維持液) 生理食塩液	1,000 mL 1,000 mL	div(末梢メイン)	8 h	day 4〜5:いずれも 500 mL 4 h
10	レノグラスチム	100 μg	sc		

ワンポイントアドバイス

- 患者に対しては,以下の内容について指導[IF)
  ①治療後1〜2日間は赤色尿を認める場合がある。
  ②治療中の十分な継続した水分摂取。
  ③治療中には飲酒を避ける。
  ④治療中および治療後2ヵ月間は妊娠を避ける:胎児に害を及ぼすおそれがある。
  ⑤不妊になるおそれがあるため,希望により適切な対応を行う。
- G-CSFを予防投与するレジメンである。血液毒性が非常に強く,十分な化学療法の経験のあ

1	2	3	4	5	6	7	
○							ハイドレーション
○							抗悪性腫瘍薬
○							制吐薬
○							抗悪性腫瘍薬
○							ハイドレーション
○							利尿薬　※フロセミドも適宜
○							ハイドレーション
	○	○	500	500			ハイドレーション
	○	○	○	○	○	○	好中球減少対策

1	2	3	4	5	6	7	
○							ハイドレーション
○	─○	─○					制吐薬
○							抗悪性腫瘍薬
○							抗悪性腫瘍薬
○	○	○					抗悪性腫瘍薬
○							ハイドレーション
○							利尿薬　※フロセミドも適宜
○							ハイドレーション
	○	○	500	500			ハイドレーション
			○	○	○	○	好中球減少対策

る施設での実施が望ましい。
- dose-dense chemotherapy として過去に臨床試験が行われたが，現時点では臨床試験以外で行うべきではない。
- DXR 投与に伴い，治療前に左室駆出率を評価しておくことが望ましい。
- ETP 漏出時には患部の加温が推奨されている(冷却により皮膚障害が悪化するため)。
- 日本において VCR は小細胞肺がんに対する適応がない。

肺がん・胸膜中皮腫（pp. 12〜59）の文献

非小細胞肺がん　CDDP＋DTX 療法（入院）
1) Kubota K, et al: J Clin Oncol 22: 254-261, 2004
2) Fossella F, et al: J Clin Oncol 21: 3016-3024, 2003

非小細胞肺がん　CDDP＋VNR 療法（入院）
1) Pignon JP, et al: J Clin Oncol 26: 3552-3559, 2008
2) Douillard JY, et al: J Thorac Oncol 5: 220-228, 2010
3) Winton T, et al: N Engl J Med 352: 2589-2597, 2005
4) Douillard JY, et al: Lancet Oncol 7: 719-727, 2006
5) Ohe Y, et al: Ann Oncol 18: 317-323, 2007

非小細胞肺がん　CDDP＋VNR＋胸部放射線同時併用療法（入院）
1) Zatloukal P, et al: Lung Cancer 46: 87-98, 2004
2) Sekine I, et al: Cancer Sci 95: 691-695, 2004
3) Naito Y, et al: J Thorac Oncol 3: 617-622, 2008

非小細胞肺がん　CDDP＋GEM 療法（入院）
1) Schiller JH, et al: N Engl J Med 346: 92-98, 2002
2) Ohe Y, et al: Ann Oncol 18: 317-323, 2007
3) Brodowicz T, et al: Lung Cancer 52: 155-163, 2006
4) Reck M, et al: J Clin Oncol 27: 1227-1234, 2009
5) Reck M, et al: Ann Oncol 21: 1804-1809, 2010

非小細胞肺がん　CDDP＋CPT-11 療法（入院）
1) Ohe Y, et al: Ann Oncol 18: 317-323, 2007
2) Benson AB 3rd, et al: J Clin Oncol 22: 2918-2926, 2004

非小細胞肺がん　CDDP＋PEM 療法（入院）
1) Scagliotti GV, et al: J Clin Oncol 26: 3543-3551, 2008
2) Vogelzang NJ, et al: J Clin Oncol 21: 2636-2644, 2003
3) Ciuleanu T, et al: Lancet 374: 1432-1440, 2009
4) Paz-Ares LG, et al: J Clin Oncol 31: 2895-2902, 2013

非小細胞肺がん　CBDCA＋GEM 療法
1) Zatloukal P, et al: Lung Cancer 41: 321-331, 2003
2) Treat JA, et al: Ann Oncol 21: 540-547, 2010
3) Yamamoto N, et al: Cancer 107: 599-605, 2006

非小細胞肺がん　CBDCA＋PTX＋BV 療法
1) Sandler A, et al: N Engl J Med 355: 2542-2550, 2006
2) Niho S, et al: Lung Cancer 76: 362-367, 2012

非小細胞肺がん　CBDCA＋PEM 療法
1) Gronberg BH, et al: J Clin Oncol 27: 3217-3224, 2009
2) Kumagai T, et al: JSMO 2012, abstr.
3) Vogelzang NJ, et al: J Clin Oncol 21: 2636-2644, 2003

非小細胞肺がん　DTX療法（入院・外来）
1) Shepherd FA, et al: J Clin Oncol 18: 2095-2103, 2000
2) Fossella FV, et al: J Clin Oncol 18: 2354-2362, 2000
3) Kudoh S, et al: J Clin Oncol 24: 3657-3663, 2006
4) Maruyama R, et al: J Clin Oncol 26: 4244-4252, 2008

非小細胞肺がん　PEM療法（入院・外来）
1) Hanna N, et al: J Clin Oncol 22: 1589-1597, 2004
2) Scagliotti G, et al: Oncologist 14: 253-263, 2009
3) Vogelzang NJ, et al: J Clin Oncol 21: 2636-2644, 2003

非小細胞肺がん　ゲフィチニブ療法
1) Maemondo M, et al: N Engl J Med 362: 2380-2388, 2010
2) Mitsudomi T, et al: Lancet Oncol 11: 121-128, 2010
3) Mok TS, et al: N Engl J Med 361: 947-957, 2009
4) Fukuoka M, et al: J Clin Oncol 29: 2866-2874, 2011
5) Fukuoka M, et al: J Clin Oncol 21: 2237-2246, 2003
6) Kris MG, et al: JAMA 290: 2149-2158, 2003
7) Inoue A, et al: J Clin Oncol 27: 1394-1400, 2009

非小細胞肺がん　エルロチニブ療法
1) Shepherd FA, et al: N Engl J Med 353: 123-132, 2005
2) Zhou C, et al: Lancet Oncol 12: 735-742, 2011
3) Rosell R, et al: Lancet Oncol 13: 239-246, 2012
4) Goto K, et al: Lung Cancer 82: 109-114, 2013

非小細胞肺がん　クリゾチニブ療法
1) Camidge DR, et al: Lancet Oncol 13: 1011-19, 2012
2) Kim DW, et al: Ann Oncol abstr 1230PD, 2012

小細胞肺がん　CDDP+CPT-11療法（入院）
1) Noda K, et al: N Engl J Med 346: 85-91, 2002
2) Hanna N, et al: J Clin Oncol 24: 2038-2043, 2006
3) Lara PN Jr, et al: J Clin Oncol 27: 2530-2535, 2009
4) Drug Dex: CISPLATIN, IRINOTECAN, Clinical Teaching

小細胞肺がん　CDDP+ETP療法（入院）
1) Fukuoka M, et al: J Natl Cancer Inst 83: 855-861, 1991
2) Roth BJ, et al: J Clin Oncol 10: 282-291, 1992
3) Pujol JL, et al: Br J Cancer 83: 8-15, 2000
4) Noda K, et al: N Engl J Med 346: 85-91, 2002

小細胞肺がん　CDDP+ETP+加速過分割照射療法（AHFRT）（入院）
1) Pignon JP, et al: N Engl J Med 327: 1618-1624, 1992
2) Warde P, et al: J Clin Oncol 10: 890-895, 1992
3) Turrisi AT 3rd, et al: N Engl J Med 340: 265-271, 1999
4) Takada M, et al: J Clin Oncol 20: 3054-3060, 2002

小細胞肺がん　CBDCA+ETP 療法
1) Okamoto H, et al: Br J Cancer 97: 162-169, 2007
2) Drug Dex: CALBOPLATIN, ETOPOSIDE, Clinical Teaching
3) Calvert AH, et al: J Clin Oncol 7: 1748-1756, 1989
4) 日本肺癌学会　編：EBM の手法による肺癌診療ガイドライン（2010 年版）

小細胞肺がん　NGT（topotecan）療法（入院・外来）
1) von Pawel J, et al: J Clin Oncol 17: 658-667, 1999
2) O'Brien ME, et al: J Clin Oncol 24: 5441-5447, 2006
3) von Pawel J, et al : J Clin Oncol 10: 4012-4019, 2014
4) Inoue A, et al: J Clin Oncol 26: 5401-5406, 2008

小細胞肺がん　AMR 療法（入院・外来）
1) von Pawel J, et al : J Clin Oncol 10: 4012-4019, 2014
2) Inoue A, et al: J Clin Oncol 26: 5401-5406, 2008

小細胞肺がん　CODE（CDDP+VCR+DXR+ETP）療法（入院）
1) Furuse K, et al: J Clin Oncol 16: 2126-2132, 1998

乳がん

- 乳がん　AC（DXR＋CPA）療法（60/600 mg/m^2）あるいは
    EC（EPI＋CPA）療法（90/600 mg/m^2）（外来） 64
    AC（DXR＋CPA）療法（40/500 mg/m^2）あるいは
    EC（EPI＋CPA）療法（60/500 mg/m^2）（外来） 66
    CEF（CPA＋EPI＋5-FU）100 療法（外来） 68
    CMF（CPA＋MTX＋5-FU）療法（外来） 70
    TC（DTX＋CPA）療法 72
    PTX（80 mg/m^2）週 1 回療法 74
    PTX（175 mg/m^2）3 週 1 回療法 76
    nab-PTX（nanoparticle albumin-bound paclitaxel）療法 78
    DTX 療法（外来） 80
    トラスツズマブ療法 82
    VNR 療法（外来） 84
    GEM 療法（外来） 86
    エリブリン療法（外来） 88
- 文献 89

乳がん

AC(DXR+CPA)療法(60/600 mg/m^2)
あるいは EC(EPI+CPA)療法(90/600 mg/m^2)(外来)

投与順	薬剤名	投与量	投与経路	点滴時間	備考
1	アプレピタント	day 1:125 mg day 2〜3:80 mg	p.o. /50 mL	day 1:投与順3, 1時間以上前 day 2〜3:朝食後	
2	グラニセトロンバッグ デキサメタゾン(p.300)	1 mg/50 mL 9.9 mg	div(末梢メイン)	15 min	
3	DXR[p.288(あるいは EPI[p.290])] 生理食塩液	DXR:60 mg/m^2 (EPI:90 mg/m^2) 50 mL	div(末梢メイン)	15 min	
4	CPA(p.270) 生理食塩液	600 mg/m^2 100 mL	div(末梢メイン)	30 min	

≡ レジメン施行にあたって

- アントラサイクリン系薬剤を含む併用化学療法の代表的レジメン。
- 2,194例の腋窩リンパ節転移陽性乳がんを対象に,術後化学療法としてAC療法(3週毎を1コースとして4コース)とCMF療法(4週毎を1コースとして6コース)を比較した試験[1]では,生存期間,治療効果持続期間の有意差はない。
- 2,411例の手術可能な乳がんを対象に,術前AC療法4コース+手術,術前AC療法4コース+術前DTX 4コース+手術,術前AC療法4コース+手術+術後DTX 4コースの3群で行った比較試験[2)3)]の結果を以下に示す。5年生存率,無病率,無再発率に差は認められなかった。

	n	pRR(%)	cRR(%)	5ys-DFS(%)	5ys-RFS(%)
AC+ope	804	12.9	85.5	67.7	69.6
AC+DTX+ope	805	26.1	90.7	71.1	74.0
AC+ope+DTX	802	14.4	85.4	70.0	—

≡ レジメン施行中・施行後の注意点

- 減量・休止・中止等の目安[2)]
  ① 白血球数が3,000/μL未満または好中球数が1,500/μL未満の場合,投与延期。
  ② 血小板数が100,000/μL未満の場合,100,000/μLになるまで投与を延期。
  ③ 脱毛を除くGrade 2以上の非血液学的な副作用が出現した場合,Grade 1以下になるまで投与を延期。
  ④ day 4〜18に38.5℃以上の発熱が認められた場合,血小板数の最低値が50,000/μL以下で出血が認められた場合,血小板数の最低値が25,000/μL以下の場合,Grade 3以上の下痢または口内炎が出現した場合,上記以外のGrade 3以上の非血液毒性が出現した場合は1段階減量。
  ⑤ DXRの減量:骨髄抑制と心毒性がDLT。

基準量	減量段階1	減量段階2
60 mg/m^2	50 mg/m^2	40 mg/m^2

適応患者 ・術前・術後乳がん

1	2	3	~	8	~	15	~	21	
125	80	80							制吐薬
○									制吐薬
○									抗悪性腫瘍薬
○									抗悪性腫瘍薬

3週を1コースとして4コース繰り返す。

⑥CPA の減量：骨髄抑制と出血性膀胱炎が DLT。

基準量	減量段階 1	減量段階 2
600 mg/m²	500 mg/m²	400 mg/m²

- 主な副作用は以下の通り（数字は%）[1]
  ① 悪心・嘔吐：Grade 3 以上 4.7，悪心のみ 15.5，12 時間以内の嘔吐 34.4，12 時間以降の嘔吐 36.8（予防的な制吐薬の使用なし）
  ② 白血球減少：Grade 3 以上 3.7
  ③ 血小板減少：Grade 3 以上 0.1

ワンポイントアドバイス

- 患者に対しては，以下の内容について指導
  ① DXR により 1~2 日の間，尿や汗が赤色に着色する。
  ② CPA による出血性膀胱炎予防のため，1~2 日の間は多めの水分摂取と排尿を促す。
  ③ 治療開始 2~3 週間後より脱毛が起こるが，一時的な症状であり治療終了後は回復する。
- DXR 60 mg/m² は EPI 90 mg/m² に換算する。
- 蓄積性心毒性予防のため，DXR 総投与量は 500 mg/m²（EPI 総投与量は 900 mg/m²）を超えない。
- DXR の血管外漏出により，注射部位に硬結・壊死を起こすことがあるので注意。
- CPA は揮発性抗悪性腫瘍薬であるため，閉鎖式薬物混合機器（クローズドシステム）を用いて調製。

> 乳がん

AC(DXR+CPA)療法(40/500 mg/m^2)
あるいは EC(EPI+CPA)療法(60/500 mg/m^2)(外来)

投与順	薬剤名	投与量	投与経路	点滴時間	備考
1	グラニセトロン デキサメタゾン(p. 300) 生理食塩液	1 mg 6.6 mg 50 mL	div(末梢メイン)	15 min	
2	DXR[p. 288(あるいは EPI [p. 290])] 生理食塩液	DXR:40 mg/m^2 (EPI:60 mg/m^2) 50 mL	div(末梢メイン)	15 min	
3	CPA(p. 270) 生理食塩液	500 mg/m^2 100 mL	div(末梢メイン)	30 min	

≡ レジメン施行にあたって
- 進行・再発乳がんに対するアントラサイクリン系薬剤を含む代表的レジメン。
- 内分泌治療耐性の転移性乳がん 441 例を対象とした,1st line 化学療法としての AC 療法,DTX 単独療法,AC および DTX 単独の交代療法のランダム化比較試験[1]の結果を以下に示す。投与量は AC 40/500 mg/m^2,DTX 60 mg/m^2 とし,交代療法は AC を 3 コース後,DTX を 3 コース施行した。

	n	RR(%)	TTF(月)	MST(月)
AC	146	30	6.4	22.6
DTX	147	41	6.4	25.7
AC/DTX 交代	148	35	6.7	25.0

≡ レジメン施行中・施行後の注意点
- 減量・休止・中止等の目安[1]
  ① Grade 4 の好中球減少,7 日以上継続の血小板減少,FN,Grade 3 の粘膜炎が認められた場合,Grade 2 以下へ回復するまで投与延期。
  ② 次回投与前の好中球数が 1,500/μL 未満,血小板数が 100,000/μL 未満の場合,投与を最大 3 週間まで延期。
  ③ Grade 2 の粘膜炎が認められた場合,投与を最大 2 週間まで延期。
- 主な副作用は以下の通り(数字は%)[1]
  Grade 3 以上:白血球減少 21,好中球減少 26,貧血 3,FN:3,悪心・嘔吐 3

≡ ワンポイントアドバイス
- 患者に対しては,以下の内容について指導
  ① DXR により 1~2 日の間,尿や汗が赤色に着色する。
  ② CPA による出血性膀胱炎予防のため,1~2 日の間は多めの水分摂取と排尿を促す。
  ③ 治療開始 2~3 週間後より脱毛が起こるが,一時的な症状であり治療終了後は回復する。
- DXR の血管外漏出により,注射部位に硬結・壊死を起こすことがあるので注意。
- CPA は揮発性抗悪性腫瘍薬であるため,閉鎖式薬物混合機器(クローズドシステム)を用いて調製。

適応患者　●進行・再発乳がん

1	〜	8	〜	15	〜	21	
○							制吐薬
○							抗悪性腫瘍薬
○							抗悪性腫瘍薬

3週を1コースとして6コース繰り返す。

Modify & Advance
DXRによる嘔気が強い場合，day 1, 8にDXRを20 mg/m^{2}ずつ分割投与する場合がある。

乳がん

CEF(CPA＋EPI＋5-FU)100 療法(外来)

投与順	薬剤名	投与量	投与経路	点滴時間	備考
1	アプレピタント	day 1：125 mg day 2～3：80 mg	p.o.	day 1：抗悪性腫瘍薬投与1時間以上前 day 2～3:朝食後	
2	5-FU (p. 280)	500 mg/m^2	iv	ワンショット	
3	グラニセトロンバッグ デキサメタゾン(p. 300)	1 mg/50 mL 9.9 mg	div(末梢メイン)	15 min	
4	EPI(p. 290) 生理食塩液	100 mg/m^2 100 mL	div(末梢メイン)	12 min	
5	CPA(p. 270) 生理食塩液	500 mg/m^2 100 mL	div(末梢メイン)	30 min	

レジメン施行にあたって

- 乳がんにおけるアントラサイクリン系薬剤を含むレジメンの1つ。
- アントラサイクリン系レジメン全てを含めたメタアナリシスでは，CEF(or FEC or FAC)療法がCMF療法よりも再発抑制効果が優れていた[1]。
- 手術可能な565症例の乳がんを対象とした術後化学療法において，CEF療法のEPI 1回投与量50 mg/m^{2}と100 mg/m^{2}の比較試験は，観察期間中央値67ヵ月において，5-yrs DFS(54.8% vs 66.3%，p＝0.03)，OS(65.3% vs 77.4%)のいずれもCEF 100(EPI 100 mg/m^2)療法群が優れていた[2]。

レジメン施行中・施行後の注意点

- 減量・休止・中止等の目安[2]：21日目に確認し，下記のいずれかにあてはまったとき，少なくとも1週間は延期。3週間以上継続した場合は中止。
  ①好中球：500/μL 以下
  ②血小板：100,000/μL 以下
- 主な副作用は以下の通り(数字は%)[2]
  ①血液毒性：好中球減少症(Grade 3/4)25.2，貧血(Grade 3)0.8
  ②悪心・嘔吐(Grade 3/4)34.7，口内炎(Grade 3/4)3.8，脱毛(Grade 3)78.8，感染症(Grade3)3.4

ワンポイントアドバイス

- 患者に対しては，以下の内容について指導
  ①EPIを投与してから1～2日の間，尿や汗が赤・桃・橙色に着色することがあるが，その後は元に戻る。
  ②点滴後に成分が分解し膀胱内に長時間たまると，時に炎症を起こすことがある。1～2日の間は普段より多めに水分摂取と排尿を促す。
  ③薬を注射してから2～3週間過ぎた頃より，髪の毛が抜けてくる。抜け始める頃に頭皮がピリピリと痛むこともある。ほとんどの髪が抜けるが，この脱毛は一時的なもので，注射を終了してから2～3ヵ月で回復し始める。
  ④脱水を防ぐため，悪心・嘔吐時に食事がとれないときは，なるべく水分をとるよう心がける。また，下痢等の症状が合併すると重篤となる可能性があるため，そのような場合も医療

適応患者 ・術前・術後乳がん

1	2	3	~	8	~	15	~	21	
125	80	80							制吐薬
○									抗悪性腫瘍薬
○									制吐薬
○									抗悪性腫瘍薬
○									抗悪性腫瘍薬

3週を1コースとして4あるいは6コース繰り返す。

　　機関に連絡。
⑤口内炎の予防のため，口の中の清潔を保つことが重要。刺激の強いものや熱すぎる食べ物は避ける。やわらかい歯ブラシで歯と歯茎をブラッシングする。
⑥色素沈着：主に手足の皮膚にしみができたり，爪が黒くなることがある。一時的なものが多く，注射が終了すれば次第に回復する。
⑦点滴中に痛みが生じる場合は連絡。
⑧併用禁忌の薬剤(TS-1：内服の抗悪性腫瘍薬)があるため，他の医療機関を受診する際には，CEF 100療法を受けていることを伝えるように指導。
・5-FU 投与中に TS-1 を投与した場合，ギメラシルがフルオロウラシルの異化代謝を阻害し，血中フルオロウラシル濃度が著しく上昇することが予測されるため，本療法が施行される場合は TS-1 が投与および投与中止後少なくとも7日以内は本剤を投与していないことを確認。

乳がん

CMF(CPA＋MTX＋5-FU)療法(外来)

投与順	薬剤名	投与量	投与経路	点滴時間	備考
1	グラニセトロン 生理食塩液	1 mg 50 mL	div(末梢メイン)	15 min	
2	MTX(p. 279) 生理食塩液	40 mg/m^2 50 mL	div(末梢メイン)	15 min	
3	5-FU(p. 280) 生理食塩液	600 mg/m^2 50 mL	div(末梢メイン)	15 min	
4	CPA(p. 270)	100 mg/m^2	p.o.		

■ レジメン施行にあたって

- 1973年より開始されたランダム化第Ⅲ相試験で,手術のみを対照として本レジメンが比較検討され,20年の観察期間を経て,全生存期間で有意に延長した[1]。以下に結果を示す。

	n	RFS(月)	MST(月)	EFS(5ys)(%)	EFS(10ys)(%)	EFS(15ys)(%)	EFS(20ys)(%)
手術＋CMF	207	36	78	53	40	29	23
手術のみ	179	7	27	45	29	23	18

- 本試験では,同時に至適用量の85%以上にて治療を完遂できた症例において全生存期間が有意に延長することも報告された。

■ レジメン施行中・施行後の注意点

- 減量・休止・中止等の目安
  ①年齢によって初回投与量から抗悪性腫瘍薬の減量を行う[1]。

	MTX(初回投与量)	5-FU(初回投与量)
60歳以下	40 mg/m^2	600 mg/m^2
61歳以上	30 mg/m^2	400 mg/m^2

  ②day 1の白血球数が2,500/μL未満または,血小板数が75,000/μL未満の場合,白血球数2,500/μL以上および血小板数75,000/μL以上に回復するまで延期し投与量を75%に減量するか,白血球数3,500/μL以上および血小板数100,000/μL以上に回復するまで延期し,減量せず投与。
  ③day 8の白血球数が2,500/μL未満または,血小板数が75,000/μL未満の場合,day 8の投与はスキップする[2]。

- 主な副作用は以下の通り(数字は%)[2]
  ①悪心・嘔吐:Grade 3以上1.6,悪心のみ42.8,12時間以内の嘔吐25.2,12時間以降の嘔吐12(※予防的な制吐薬の使用なし)
  ②脱毛:Grade 1 30.8,Grade 2 40.6

■ ワンポイントアドバイス

- 患者に対しては,以下の内容について指導
  ①CPAによる出血性膀胱炎予防のため,多めの水分摂取と排尿を促す。
  ②MTX,5-FUは口内炎のリスクが高く,口腔内の衛生管理に注意。
- アントラサイクリン系・タキサン系抗悪性腫瘍薬の導入により使用機会はほとんどないが,心

適応患者
- 乳がん術後化学療法，75歳以下，1個以上の腋窩リンパ節転移あり
- 進行・再発乳がん

1	2	~	8	~	14	15	~	21	~	28	
○			○								制吐薬
○			○								抗悪性腫瘍薬
○			○								抗悪性腫瘍薬
○	○	○	○	○	○						抗悪性腫瘍薬

4週を1コースとして6コース繰り返す．

毒性が懸念される症例や，トリプルネガティブ乳がんに対しての使用が注目されている．
- アントラサイクリン系薬剤よりも脱毛，吐気が弱いため，再発リスクが低く高齢や脱毛を強く拒否する場合等にCMF療法を考慮．
- 5-FUのアンプル製剤を使用する場合は，ガラス片混入予防のためフィルター($0.8\,\mu m$ 程度)を通して調製．

乳がん

TC(DTX＋CPA)療法

投与順	薬剤名	投与量	投与経路	点滴時間	備考
1	グラニセトロン デキサメタゾン(p. 300) 生理食塩液	1 mg 6.6 mg 50 mL	div(末梢メイン)	15 min	
2	DTX(p. 297) 5％ブドウ糖液	75 mg/m^2 250 mL	div(末梢メイン)	3 h	
3	CPA(p. 270) 生理食塩液	600 mg/m^2 100 mL	div(末梢メイン)	30 min	
4	デキサメタゾン(p. 300)	1 回 4 mg(計 16 mg)	p. o.	朝・夕食後	DTX 投与当日夕から3日目の朝まで

■レジメン施行にあたって

- アントラサイクリンによる有害事象を避け，RR を下げない目的で検討されるレジメン。但し，血液毒性等の有害事象には注意が必要。
- 完全切除された Stage Ⅰ～Ⅲ の浸潤性乳がん 1,016 症例に対する術後化学療法として TC 療法 4 コースと AC 療法 4 コースの open label ランダム化第Ⅲ試験(US Oncology 9735)の結果を以下に示す[1]。※7 年間の追跡調査時点

	n	5ys DFS(％)	5ys OS(％)
TC	506	81	87
AC	510	75	82

- サブグループ解析ではホルモン受容体，HER 2 発現と治療との相関関係は認めなかった[1]。

■レジメン施行中・施行後の注意点

- 次コース開始基準：好中球数 1,500/μL 以上，血小板数 100,000/μL 以上
- 治療中止基準[1]
  ①非血液毒性(悪心・嘔吐を除く)：Grade 3 以上
  ②嘔吐(制吐薬使用のうえでの)：Grade 4
  ③血液毒性：Grade 4
  ④FN(38.5 ℃ 以上，または 24 時間で 38 ℃ を超えることが 3 回あった場合)を伴う Grade 4 の好中球減少症が 7 日間以上続く。
- 主な副作用は以下の通り(数字は％)[2]
  ①Grade 3 以上の血液毒性：好中球減少 98.1，FN 28.3，Grade 4 の貧血 1.9
  ②浮腫 24.5(全て Grade 1)
  ③Grade 2 以上の非血液毒性：関節痛 3.8，筋肉痛 5.7，下痢 1.9，口内炎 3.8，倦怠感 37.7

■ワンポイントアドバイス

- 患者に対しては，以下の内容について指導
  ①アルコール過敏の有無について確認し溶解液の変更も検討〔DTX にはアルコール含有製剤と，溶解液付(13％ エタノール含有)の製剤がある〕。車の運転等危険を伴う機械の操作に従事させない。
  ②アレルギー症状：皮膚の異常，顔面紅潮，息苦しさ，動悸等が出現した場合はすぐに連絡。原因は DTX の溶解補助剤のポリソルベート 80 による過敏症およびショック。

適応患者 ・術後乳がん

1	2	3	～	8	～	15	～	21	
○									制吐薬
○									抗悪性腫瘍薬
○									抗悪性腫瘍薬
― ○	○ ○	○ ―							浮腫予防薬

3週を1コースとして4コース繰り返す。

③脱毛：高頻度で発現し，治療後1～3週間で抜け始め，全治療後は回復する。
④出血性膀胱炎の予防として水分の摂取を心がける。また，血尿が出た場合はすぐに連絡。
⑤下痢等の症状が合併すると重篤となる可能性があるため医療機関に連絡。下痢が出現したら，脱水を防ぐため水分の摂取を心がける。水様便，熱や腹痛を伴うひどい下痢が続く場合には医療機関に連絡。
⑥口内炎の予防のため，口の中を清潔に保つことが重要。刺激の強いものや熱すぎる食べ物は避ける。やわらかい歯ブラシで歯と歯茎をブラッシングする。爪が変色したり，時にははがれる等の変化がみられることある。治療が終了すれば多くの場合回復するが，爪がはがれる，滲出液がでる，爪周囲がはれて痛みがでる等の場合には連絡。

・骨髄抑制が強く，FN の頻度が高いので注意。

乳がん

PTX（80 mg/m²）週1回療法

（①術前，術後乳がん）

投与順	薬剤名	投与量	投与経路	点滴時間	備考
1	ラニチジン デキサメタゾン(p.300) 生理食塩液	50 mg 6.6 mg 50 mL	div（末梢メイン）	15 min	PTX 投与 30 分前
2	$d\ell$-クロルフェニラミンマレイン酸塩 生理食塩液	10 mg 50 mL	div（末梢メイン）	15 min	PTX 投与 15 分前
3	PTX 5%ブドウ糖液	80 mg/m² 250 mL	div（末梢メイン）	1 h	

（②進行・再発乳がん）

投与順	薬剤名	投与量	投与経路	点滴時間	備考
1	ラニチジン デキサメタゾン(p.300) 生理食塩液	50 mg 6.6 mg 50 mL	div（末梢メイン）	15 min	PTX 投与 30 分前
2	$d\ell$-クロルフェニラミンマレイン酸塩 生理食塩液	10 mg 50 mL	div（末梢メイン）	15 min	PTX 投与 15 分前
3	PTX(p.295) 5%ブドウ糖液	80 mg/m² 250 mL	div（末梢メイン）	1 h	

≡ レジメン施行にあたって

- 乳がんの手術前後の補助あるいは進行・再発に対する標準的治療法の1つ。
- 術前・術後化学療法の場合，AC療法施行後に投与される。DTXのweekly，PTX，DTXの3週1回レジメンに対し，disease free survivalが有意に延長し，腋窩リンパ節転移ありあるいは，ハイリスクの患者に対する標準的な治療と位置づけられた。右に詳細を示す[1]。

	n	5yDFS(%)	5yOS(%)
wPTX	1,231	81.5	89.7
PTX	1,253	76.9	86.5
DTX	1,236	81.2	87.3
wDTX	1,230	77.6	86.2

- 局所進行または転移を有する乳がんに対するランダム化第Ⅲ相試験（CALGB9840）において，それまでの標準的治療 PTX 175 mg/m²，3週間隔投与に対し，有意に生存期間を延長した[2]。

≡ レジメン施行中・施行後の注意点

- 減量・休止・中止等の目安
  ①用量規制因子：骨髄抑制，末梢神経毒性
  ②白血球 4,000/μL 未満または好中球 2,000/μL 未満の場合，投与を延期。
  ③白血球 1,000/μL 未満の場合，また Grade 2 以上の末梢神経毒性が発生した場合，次回の投与量を減量または休薬。
- 主な副作用は以下の通り（数字は%）[2]
  Grade 3 以上：白血球減少 8，貧血 5，末梢知覚神経障害 24，末梢運動神経障害 9

≡ ワンポイントアドバイス

- 患者に対しては，次の内容について指導

適応患者
- ①術前,術後乳がん
- ②進行・再発乳がん

1	2	3	4	5	6	7	
○							抗アレルギー薬 制吐薬
○							抗アレルギー薬
○							抗悪性腫瘍薬

1週を1コースとして12コース繰り返す。

1	~	8	~	15	~	22	~	28	
○		○		○					抗アレルギー薬 制吐薬
○		○		○					抗アレルギー薬
○		○		○					抗悪性腫瘍薬

day1,8,15投与の4週毎を1コースとして6コース繰り返す〔毎週投与を継続した場合,末梢神経毒性が強く現れるため,当院では3週間投与1週間休薬を汎用している[3)]。〕

- ①アルコール過敏の有無について確認:PTXは添加物(溶剤)として無水エタノールを含有するため。外来で化学療法施行中の患者には車の運転等危険を伴う機械の操作に従事させない。
- ②PTXと溶解補助剤のポリオキシエチレンヒマシ油による過敏症およびショックが発現。
- ③爪のケアを指導:爪の変色やはがれる等の変化,爪囲炎がみられるため。
- ④末梢神経毒性が強く発現する場合,年単位で遷延することがある。
- 希釈液は過飽和状態にありPTXが結晶として析出する可能性があるため,0.22 μm以下のメンブランフィルターを通して投与する。
- PTXに含まれる溶剤の影響で,ポリ塩化ビニル製輸液装置から可塑剤DEHP〔di-(2-ethylhexyl)phthalate〕が溶出されるため,可塑剤としてDEHPを含有している輸液装置の使用は避ける。
- PTXの代謝酵素がCYP2C8,CYP3A4であるため,併用薬により血中濃度が上昇する。
- 粘性が強いため,細い注射針での調製は難しい。調製時泡立ちやすい。

Modify & Advance

当院ではpremedicationのジフェンヒドラミン塩酸塩錠を dl-クロルフェニラミンマレイン酸塩注に変更し,投与時間を15分に短縮したshort premedicationを実施している。

乳がん

PTX(175 mg/m^2)3週1回療法

投与順	薬剤名	投与量	投与経路	点滴時間	備考
1	ラニチジン デキサメタゾン(p.300) 生理食塩液	50 mg 9.9 mg 50 mL	div(末梢メイン)	15 min	PTX投与30分前
2	dl-クロルフェニラミンマレイン酸塩 生理食塩液	10 mg 50 mL	div(末梢メイン)	15 min	PTX投与15分前
3	PTX(p.295) 5%ブドウ糖液	175 mg/m^2 250 mL	div(末梢メイン)	3 h	

■レジメン施行にあたって

- 乳がんの標準的治療法の1つ。
- 乳がん患者474例を対象としたPTXの用量は175 mg/m^2,210 mg/m^2,250 mg/m^{2}を比較した臨床試験(CALGB9342)の結果を以下に示す。本試験では,用量の違いによるRR,生存の延長は認められず,血液毒性は用量が多いほど重篤であり,QOLは3用量とも同等であった[1]。

	n	RR(%)	TTP(月)	MST(月)	FLIC	SDS
175 mg/m^2	158	23	3.9	11	108.1	27.0
210 mg/m^2	156	26	4.1	12	109.6	26.1
250 mg/m^2	156	21	4.9	14	108.1	26.2

FLIC:functional living index-cancer,SDS:symptom distress scale

- 日本の承認用量は210 mg/m^{2}であるが,海外のいくつかの臨床試験において,高用量による毒性の増加を認めるものの,効果に差がないことから175 mg/m^{2}が広く用いられている[1〜3]。

■レジメン施行中・施行後の注意点

- 減量・休止・中止等の目安
  ①用量規制因子:骨髄抑制,末梢神経障害。
  ②白血球4,000/μL未満または好中球2,000/μL未満の場合,投与を延期。
  ③白血球1,000/μL未満の場合,また末梢神経毒性が発生した場合には次回の投与量を減量。
  ※日本の承認用量は210 mg/m^2
  ※文献1ではGrade 2以上の毒性で最大2週間の延期。末梢神経障害Grade 0〜2は治療継続。Grade 3以上の非血液毒性およびGrade 4以上の好中球減少または血小板減少時は減量。G-CSFを用いながら7日間以上継続する好中球減少またはFN時は15%の減量。
- 主な副作用は以下の通り(数字は%)[1]
  ①Grade 3以上:末梢知覚神経障害7,関節痛・筋肉痛3,白血球減少32,好中球減少60,リンパ球減少72

■ワンポイントアドバイス

- 患者に対しては,以下の内容について指導
  ①アルコール過敏の有無について確認:PTXは添加物(溶剤)として無水エタノールを含有するため。外来で化学療法施行中の患者には車の運転等危険を伴う機械の操作に従事させない。
  ②PTXと溶解補助剤のポリオキシエチレンヒマシ油による過敏症およびショックが発現。
  ③爪のケアを指導:爪の変色やはがれる等の変化,周囲炎がみられるため。

適応患者 ・術後乳がん(アントラサイクリン含有レジメンによる治療後)

1	～	8	～	15	～	21	
○							抗アレルギー薬 制吐薬
○							抗アレルギー薬
○							抗悪性腫瘍薬

3週を1コースとして4コース繰り返す。

④末梢神経毒性が強く発現する場合,年単位で遷延することがある。
- 希釈液は過飽和状態にありPTXが結晶として析出する可能性があるため,0.22 μm以下のメンブランフィルターを通して投与する。
- PTXに含まれる溶剤の影響で,ポリ塩化ビニル製輸液装置から可塑剤DEHP〔di-(2-ethylhexyl) phthalate〕が溶出されるため,可塑剤としてDEHPを含有している輸液装置の使用は避ける。
- PTXの代謝酵素がCYP2C8,CYP3A4であるため,併用薬により血中濃度が上昇する。
- 粘性が強いため,細い注射針での調製は難しい。調製時泡立ちやすい。

Modify & Advance
当院ではプレメディケーションのジフェンヒドラミン塩酸塩錠を $d\ell$-クロルフェニラミンマレイン酸塩注に変更し,投与時間を15分に短縮したshort premedicationを実施している。

乳がん

nab-PTX（nanoparticle albumin-bound paclitaxel）療法

投与順	薬剤名	投与量	投与経路	点滴時間	備考
1	nab-PTX（p. 296） 生理食塩液	260 mg/m² 必要量※	div（末梢メイン）	30 min	

※nab-PTX 100 mg あたり，生理食塩液 20 mL で懸濁。

■レジメン施行にあたって

- 進行・再発乳がん患者 454 例を対象とした，nab-PTX（260 mg/m²，q3w）と PTX（175 mg/m²，q3w）のランダム化比較試験の結果を以下に示す[1]。有害事象では nab-PTX 群において Grade 3 以上の末梢神経障害を認めた。一方で Grade 4 以上の好中球減少症は PTX 群のほうが多かった。

	n	RR（%）	PFS（週）	MST（週）
nab-PTX	229	33.0	23.0	65.0
PTX	225	19.0	16.9	55.7

- nab-PTX（300 mg/m²，q3w），nab-PTX（100 mg/m²，q1w），nab-PTX（150 mg/m²，q1w），DTX（100 mg/m²，q3w）の 4 群で行われたランダム化比較試験の結果を以下に示す[2]。DTX 群と比較して全身倦怠感，好中球減少症，FN は nab-PTX 群でより少なかった。末梢神経障害は 4 群で有意差は認めなかった。

	n	ORR（%）	PFS（月）
nab-PTX（300 mg/m²，q3w）	76	37	11.0
nab-PTX（100 mg/m²，q1w）	76	45	12.8
nab-PTX（150 mg/m²，q1w）	74	49	12.9
DTX（100 mg/m²，q3w）	74	35	7.5

independent radiologist assessment

■レジメン施行中・施行後の注意点

- 減量・休止・中止等の目安

標準投与量	減量段階 1	減量段階 2
260 mg/m²	220 mg/m²	180 mg/m²

- 好中球数および血小板数の変動に十分留意し，次コース投与前の臨床検査で好中球数が 1,500/μL 未満または血小板数が 100,000/μL 未満であれば，骨髄機能が回復するまでは投与を延期。投与後，好中球数が 7 日間以上にわたって 500/μL 未満となった場合，血小板数が 50,000/μL 未満になった場合，FN が発現した場合は次回の投与量を減量。また，Grade 3 以上の末梢神経障害が発現した場合には，軽快または回復（Grade 1 以下）するまで投与を延期し，次回の投与量を減量して投与。
- 主な副作用とその対策は以下の通り
  ①末梢神経障害：nab-PTX では従来の PTX よりも高頻度に認められる。長期使用により末梢神経障害が発現するため，患者の状態を十分観察する必要がある。末梢神経障害の回復傾向は従来の PTX に比べ早い。

適応患者 ・進行・再発乳がん

1	～	8	～	15	～	21	
○							抗悪性腫瘍薬

3週を1コースとして4コース繰り返す。

②脳神経麻痺:長期使用により顔面神経麻痺等が発現。患者の状態を十分観察する必要がある。
③間質性肺炎:患者の状態を十分観察し,発熱,咳嗽,呼吸困難等の間質性肺炎が疑われる症状を認めた場合には投与を中止。また,胸部X線,胸部CT等の画像検査を行い,パルス療法を含むステロイドの投与等適切な処置を行う。

ワンポイントアドバイス
- アルブミン懸濁型パクリタキセル(nab-PTX)は従来のPTXとは異なり溶媒にポリオキシエチレンヒマシ油や無水アルコールを使用していない。したがって,ステロイドを含む前投薬は必須ではない。
- 患者に対しては,以下の内容について指導
  ①末梢神経障害が高頻度で発現。しびれ等の症状が認められた場合には連絡。
  ②顔面麻痺等が発現することがある。症状が認められた場合には連絡。
- 投与時の注意点
  ①インラインフィルターは使用しない。他の薬剤等との配合または同じ静注ラインで同時注入しない。
  ②特定生物由来製品であるため,少なくとも20年間は記録を保存。

> **Modify & Advance**
> 添加物として無水エタノールを含まないため,アルコールに過敏な患者にも投与が可能である。

乳がん

DTX療法（外来）

投与順	薬剤名	投与量	投与経路	点滴時間	備考
1	デキサメタゾン(p.300) 生理食塩液	13.2 mg 50 mL	div（末梢メイン）	15 min	
3	DTX(p.297) 5%ブドウ糖液	75 mg/m² 250 mL	div（末梢メイン）	1 h	
4	デキサメタゾン(p.300)	1回4mg（計16mg）	p.o.	朝・夕食後	DTX投与当日夕から3日目の朝まで

レジメン施行にあたって

- 術後のエビデンスは『乳がん　PTX($80\,mg/m^2$)週1回療法』(p.74)を参照．
- PTX群($175\,mg/m^2$ q3w)とDTX群($100\,mg/m^2$ q3w)の直接比較試験では，DTX群のほうがTTP，OSともに優れていた．しかし，DTX群の有害事象は血液毒性，非血液毒性ともにPTX群より多かった[1]．
- MMC＋VLB併用群とDTX群($100\,mg/m^2$ q3w)の比較試験では，DTX群が有意にOS，TTPで優れていた．しかし，Grade 3以上の好中球減少，血小板減少がともにDTX群に多く認められた[2]．
- PTX耐性後のDTX投与においても効果が認められており，タキサン系薬剤としての二次治療も許容される[3]．
- 日本における承認用量である$60\,mg/m^2$での，アントラサイクリン含有レジメン耐性後の効果が報告された（RR：35.4%）[4]．その後，75，$100\,mg/m^2$とのランダム化第Ⅲ相試験が行われた結果，効果・毒性の両面において$60\,mg/m^2$が有意に劣るということはない[5]．以下に60，75，$100\,mg/m^2$の比較試験の結果を示す．

	n	RDI	RR(%)	TTP(週)	MST(月)
60 mg/m²	151	0.99	19.9	12.7	10.6
75 mg/m²	188	0.98	22.3	15.0	10.3
100 mg/m²	188	0.97	29.8	16.6	12.3

RDI：relative dose intensity

レジメン施行中・施行後の注意点

- DTXの減量（N-SAS BC 02 protocol version 0.91）

標準投与量	減量段階1	減量段階2
75 mg/m²	60 mg/m²	45 mg/m²

- 投与当日の好中球数が$2,000/\mu L$未満であれば，投与を延期[IF]．
- 主な副作用は以下の通り（数字は99例中の人数）[4]
  　Grade 3以上の好中球減少56，Grade 2の好中球減少を伴う発熱15，FNによる治療関連死2(DTX $45\,mg/m^2$)，浮腫48（総投与量$300\,mg/m^2$以上）

ワンポイントアドバイス

- 患者に対しては，以下の内容について指導
  ①アルコール過敏の有無について確認し溶解液の変更も検討〔DTXにはアルコール含有製剤

適応患者
- 術後乳がん(アントラサイクリン含有レジメン治療後)
- 進行・再発乳がん

1	2	3	～	8	～	15	～	21	
○									制吐・抗アレルギー・浮腫予防薬
○									抗悪性腫瘍薬
— ○	○	○ —							浮腫予防薬

3週を1コースとして6コース繰り返す.

と,溶解液付(13% エタノール含有)の製剤がある〕.車の運転等危険を伴う機械の操作に従事させない.
② アレルギー症状:皮膚の異常(蕁麻疹),顔面紅潮,息苦しさ,動悸等が出現した場合はすぐに連絡.
③ 脱毛:高頻度で発現し,治療後1～3週間で抜け始め,全治療終了後は回復する.
④ 浮腫:浮腫等の体液貯留が高頻度にみられ,総投与量が350～400 mg/m^2〔489.7 mg^{IF}〕を超えると発現頻度が上がるため,足がむくむ等の症状が出れば連絡.浮腫の発症は毛細血管漏出症候群によるもので,発症後はデキサメタゾン等を投与.浮腫に対する利尿薬の投与については明確なエビデンスはない.
⑤ 末梢神経障害:頻度はあまり高くはないが,副作用として末梢神経障害がある.総投与量が370 mg/m^{2}を超えると発現頻度が上がるため,痛みやしびれを感じた場合には連絡.
- アルコール過敏患者への調製(調製時の注意点).
- 析出の可能性があるため,混和から点滴終了までの時間を4時間程度とする.
- 相互作用:アゾール系抗真菌薬,エリスロマイシン,クラリスロマイシン,シクロスポリン,ミダゾラムの併用によりCYP3A4を阻害,またはDTXとの競合によりDTXの血中濃度が上昇し,副作用が強く現れることが考えられる.

乳がん

トラスツズマブ療法

A法：
（weekly）

投与順	薬剤名	投与量	投与経路	点滴時間	備考
1	トラスツズマブ (p. 307) 生理食塩液	初回：4 mg/kg 2回目以降：2 mg/kg 250 mL	div（末梢メイン）	初回：1.5 h 2回目以降：30 min	各回とも生理食塩液 250 mL で希釈
2	アセトアミノフェン	400 mg/回	p.o.	infusion reaction 出現時	

B法：
（3週1回）

投与順	薬剤名	投与量	投与経路	点滴時間	備考
1	トラスツズマブ (p. 307) 生理食塩液	初回：8 mg/kg 2回目以降：6 mg/kg 250 mL	div（末梢メイン）	初回：1.5 h 2回目以降：30 min	各回とも生理食塩液 250 mL で希釈
2	アセトアミノフェン	400 mg/回	p.o.	infusion reaction 出現時	

≡ レジメン施行にあたって
- HER 2 陽性乳がんに対する抗 HER 2 抗体の代表的レジメン。
- HER 2 陽性の早期乳がんに対する術後補助療法としてトラスツズマブ1年投与群，2年投与群，経過観察群の3群で比較した HERA study[1)2)] では，経過観察群と比較して1年投与群のほうが DFS を延ばすことが示された（HR 0.64）。
- HER 2 陽性の転移性乳がんに対するトラスツズマブ毎週投与での RR は 26%，MST は 24 ヵ月であった[3)]。

≡ レジメン施行中・施行後の注意点
- 治療中止基準：左室駆出率（LVEF）45% 以下や，通常より 10% の減少がみられた場合。
- 主な副作用は以下の通り
  ① 心毒性：0.6〜4%
  ② infusion reaction：初回投与約 40%，2回目投与以降 5% 以下。
- 投与予定日より1週間を超えた後に投与する際は，改めて初回投与量から開始。

≡ ワンポイントアドバイス
- 患者に対しては以下の内容を指導
   呼吸困難等の症状が出たらすぐに連絡。
- 心機能障害のモニタリングとして，3〜6ヵ月に1回程度，心臓超音波検査による LVEF 評価が必要。
- 心機能障害は可逆的であるため，投与中止により症状の改善が期待できる。
- 初回は 90 分かけて投与し，投与2回目以降 infusion reaction 等のアレルギー反応がなければ 30 分まで短縮可能。infusion reaction は本剤投与中（特に投与終了直後）および 24 時間以内に

適応患者	• HER2陽性の術前または転移性乳がん：AまたはB法
	• HER2陰性の術後または治癒切除不能進行・再発乳がん：B法

1	～	8	～	15	～	22	～	
○		○		○		○		抗悪性腫瘍薬
(infusion reaction 出現時)								infusion reaction 対策

1	～	8	～	15	～	22	～	
○		―		―		○		抗悪性腫瘍薬
(infusion reaction 出現時)								infusion reaction 対策

(術前・術後)1週間隔あるいは3週間隔を1年繰り返す。
(進行・再発)1週間隔あるいは3週間隔をPDになるまで行う。

多く現れ，主に初回投与時に現れやすい。
- 溶解時は転倒混和し，泡がほぼ消えるまで放置する。
- ポリソルベートを含有しているため泡立ちやすい。

VNR 療法(外来)

投与順	薬剤名	投与量	投与経路	点滴時間	備考
1	VNR(p. 294) 生理食塩液	25 mg/m^2	iv	1 min (ワンショット)	生理食塩液で全量 20 mL となるように溶解

≡ レジメン施行にあたって
- 進行・再発乳がんに対する 3rd line 以降のレジメンの1つ。
- 海外における,進行乳がんに対する VNR 単剤のランダム化第Ⅱ相試験での RR は 11～53 %[1)~3)],TTP は 18 週～9 ヵ月,MST は 9.9～19 ヵ月。
- 日本で行われたアントラサイクリンおよびタキサン系薬剤の投与歴のある進行・再発乳がん 50 例に対する VNR のランダム化第Ⅱ相試験では RR は 20%,PFS は 115 日。主な毒性は血液毒性と好中球減少に伴う感染症[4)]。

≡ レジメン施行中・施行後の注意点
- 1 コース目(day 1, 8)の投与において,好中球数が 1,000/μL 未満である場合,次コースには VNR の投与量を 20 mg/m^2 に減量(臨床試験での減量基準)。
- 投与前の白血球数が 2,000/μL 未満であった場合には投与を延期し,2,000/μL 以上に回復するまで延期して投与[IF)]。
- 主な副作用は以下の通り(数字は%)[4)]
  Grade 3 以上:好中球減少 74,白血球減少 62,ヘモグロビン減少 10,FN 12

≡ ワンポイントアドバイス
- 患者に対しては,以下の内容について指導
  ①投与中に血管痛や刺入部の異常がない場合でも,遅発性に静脈炎が発現する可能性がある。血管痛や発赤,腫脹,熱感等の異常がみられた場合には,保冷剤による冷湿布を行い,直ちに主治医に連絡。
  ②FN も比較的高頻度に発生するため,感染予防等に関する生活指導が重要。
  ③アゾール系抗真菌薬,マクロライド系抗菌薬,Ca 拮抗薬,ベンゾジアゼピン系薬剤等,CYP3A4 阻害薬の併用により副作用が強く現れることがある。また CYP3A4 誘導剤および CYP3A4 を基質とする薬剤の併用は,VNR および併用薬の体内動態に対して影響を及ぼす可能性がある。
- VNR 投与による血管痛,静脈炎および薬液の血管外漏出による重篤な組織障害を軽減する目的で,VNR を予め約 20 mL または 50 mL に希釈することが望ましい。
- 血管痛・静脈炎:VNR 投与終了直後に生理食塩液でフラッシュを行う。
- 投与は 10 分以内に終了することが望ましい。
- 静注のみに使用し,髄腔内には投与しないこと(海外で誤ってビンカアルカロイド系薬剤を髄腔内に投与し,死亡したとの報告がある)[IF)]。

適応患者 ・アントラサイクリンおよびタキサンの前投与歴を有する進行・再発乳がんでの化学療法

1	～	8	～	15	～	21	
○		○					抗悪性腫瘍薬

3週を1コースとして繰り返す。

Modify & Advance
VNRの副作用の1つである静脈炎・血管痛は，6～10分の静注時間で，約30％の患者に出現するといわれている。投与時間に相関するという報告をもとに，1分間のbolus投与と6分間の点滴静注投与による比較試験が行われた。結果は，投与時間の短縮がリスクの軽減にはつながらなかった[5]。

乳がん

GEM療法（外来）

投与順	薬剤名	投与量	投与経路	点滴時間	備考
1	デキサメタゾン(p. 300) 生理食塩液	6.6 mg 50 mL	div（末梢メイン）	15 min	
2	GEM (p. 284) 生理食塩液	1,250 mg/m^2 100 mL	div（末梢メイン）	30 min	

≡ レジメン施行にあたって
- 進行・再発乳がんに対する 3rd line 以降のレジメンの1つ。
- DXR，タキサンの化学療法で増悪した38人の転移・再発乳がんを対象としたGEMのランダム化第Ⅱ相試験では RR 20%，奏効期間9ヵ月，生存期間11ヵ月。3rd line で使用した場合の MST は 12ヵ月，4th line では7ヵ月であった[1)~4)]。

≡ レジメン施行中・施行後の注意点[1)~4)]
- 減量・休止・中止等の目安：骨髄抑制が用量制限因子。投与当日の白血球数が 2,000/μL 未満または血小板数が 70,000/μL 未満であれば，骨髄機能が回復するまで投与を延期
- 第Ⅱ相試験で用いられた減量基準：day 8 までの間に下記基準を満たせば，day 8 の投与は省略。
  ① FN
  ② 血小板<25,000/μL もしくは血小板減少に伴う出血のため血小板輸血を実施した場合。
  ③ 非血液毒性≧Grade 3（悪心・嘔吐，食欲不振を除く）
- 減量の目安

標準投与量	減量段階1	減量段階2
1,250 mg/m^2	1,000 mg/m^2	800 mg/m^2

- 主な副作用とその対策は以下の通り（数字は%）
  ① 好中球減少：Grade 3 以上 58.1
  ② 肝酵素異常：Grade 3 以上 12.9
  ③ 血管炎：同じ場所に刺すとリスクが上がる。
  ④ 間質性肺炎：間質性肺炎が現れることがあるので，胸部 X 線検査等を定期的に行うとともに症状（空咳，発熱等）に注意。

≡ ワンポイントアドバイス
- 患者に対しては，以下の内容について指導
  ① 血管痛が認められた場合に，患部を温める等指導。
  ② 間質性肺炎：咳・息切れ等の呼吸器症状が出たら連絡。
- GEM は 40 mg/mL 以上の生理食塩液に溶解し，30分間で点滴静注（海外の臨床試験で点滴速度を60分以上かけて行う，あるいは週2回以上の投与で，副作用が増強した例が報告されている）。

適応患者
- 進行・再発乳がん：アントラサイクリンおよびタキサンの前投与歴を有する症例

1	～	8	～	15	～	21	
○		○					制吐薬
○		○					抗悪性腫瘍薬

3週を1コースとしてPDになるまで行う。

乳がん

エリブリン療法(外来)

投与順	薬剤名	投与量	投与経路	点滴時間	備考
1	エリブリン(p.298) 生理食塩液	1.4 mg/m² 備考参照	iv	2〜5 min (ワンショット)	生理食塩液で全量 20 mL となるように溶解

■ レジメン施行にあたって

- 進行・再発乳がんに対するレジメンの1つ。3rd line 以降の治療歴によって RR が異なる。
- ランダム化第Ⅲ相試験(EMBRACE 試験)の結果を以下に示す[1]。

	n	ORR(%)	PFS(月)	OS(月)
エリブリン	508	12	3.7	13.1
TPC	254	5	3.2	10.6

TPC：treatment of physician's choice

- 局所進行または転移性乳がんでアントラサイクリン、タキサン、カペシタビン治療歴のある患者にエリブリン単剤を投与したランダム化第Ⅱ相試験では、RR は 9.3%、PFS 中央値は 2.6 ヵ月、MST は 10.4 ヵ月であった[2]。
- アントラサイクリンおよびタキサンの投与歴があり、進行再発例に対して少なくとも3レジメン以上の治療歴を有する進行・再発乳がん 80 例に対するエリブリンのランダム化第Ⅱ相試験では、RR は 21.3%、MST は 11.1 ヵ月、PFS 中央値 3.7 ヵ月であった[3]。

■ レジメン施行中・施行後の注意点

- 減量・休止・中止等の目安

【各コース1週目】
- 投与開始基準：下記の基準を満たさない場合は、投与を延期。
  ①好中球数：1,000/μL 以上
  ②血小板数：75,000/μL 以上
  ③非血液毒性：Grade 2 以下
- 減量基準：前コースにおいて以下の副作用等が発現した場合、減量したうえで投与。
  ①7 日間を超えて継続する好中球減少(500/μL 未満)
  ②発熱または感染を伴う好中球減少(1,000/μL 未満)
  ③血小板数減少(25,000/μL 未満)
  ④輸血を要する血小板数減少(50,000/μL 未満)
  ⑤Grade 3 以上の非血液毒性。
  ⑥副作用等により 2 週目に休薬した場合。

【各コース2週目】
- 投与開始基準：下記の基準を満たさない場合、投与を延期。
  ①好中球数：1,000/μL 以上
  ②血小板数：75,000 μL 以上
  ③非血液毒性：Grade 2 以下
- 投与再開基準：投与延期後 1 週間以内に、①〜③の投与開始基準を満たした場合、減量して投与。
- 休薬基準：投与延期後 1 週間以内に上記の投与開始基準を満たさない場合は休薬。

| 適応患者 | ・アントラサイクリンおよびタキサンの前投与歴を有する進行・再発乳がんでの化学療法 |

1	~	8	~	15	~	21	
○		○					抗悪性腫瘍薬

3週を1コースとして繰り返す。

- 減量を行う際，次の用量を参考にする。

減量前の投与量	→	減量後の投与量
1.4 mg/m^2	→	1.1 mg/m^2
1.1 mg/m^2	→	0.7 mg/m^2
0.7 mg/m^2	→	投与中止を考慮

- 主な副作用(Grade 3/4)は以下の通り(数字は％)[3]
  好中球減少(95.1)，白血球減少(74.1)，リンパ球減少(12.3)，AST 上昇(7.4)

ワンポイントアドバイス
- 患者に対しては，以下の内容について指導
  ①FN：比較的高頻度に発生するため，感染予防等に関する生活指導が重要。
  ②間質性肺炎：咳・息切れ等の呼吸器症状が出たら連絡。
- エリブリンを5％ブドウ糖液で希釈した場合，反応生成物が検出されるため，希釈する場合は生理食塩液を用いる。

乳がん(pp. 64~89)の文献

乳がん　AC(DXR+CPA)療法(60/600 mg/m^2)
あるいは EC(EPI+CPA)療法(90/600 mg/m^2)(外来)
1) Fisher B, et al: J Clin Oncol 8: 1483-1496, 1990
2) Bear HD, et al: J Clin Oncol 21: 4165-4174, 2003
3) Bear HD, et al: J Clin Oncol 24: 2019-2027, 2006

乳がん　AC(DXR+CPA)療法(40/500 mg/m^2)
あるいは EC(EPI+CPA)療法(60/500 mg/m^2)(外来)
1) Katsumata N, et al: Ann Oncol 20: 1210-1215, 2009

乳がん　CEF(CPA+EPI+5-FU)100 療法(外来)
1) Early Breast Cancer Trialists' Collaborative Group (EBCTCG): Lancet 365: 1687-1717, 2005
2) French Adjuvant Study Group: J Clin Oncol 19: 602-611, 2001

乳がん　CMF(CPA+MTX+5-FU)療法(外来)
1) Bonadonna G, et al: N Engl J Med 332: 901-906, 1995
2) Fisher B, et al: J Clin Oncol 8: 1483-1496, 1990

乳がん　TC(DTX＋CPA)療法
1) Jones S, et al: J Clin Oncol 27: 1177-1183, 2009
2) Takabatake D, et al: Jpn J Clin Oncol 39: 478-483, 2009

乳がん　PTX(80 mg/m^2)週1回療法
1) Sparano JA, et al: N Engl J Med 358: 1663-1671, 2008
2) Seidman AD, et al: J Clin Oncol 26: 1642-1649, 2008
3) Sato K, et al: Jpn J Clin Oncol 33: 371-376, 2003

乳がん　PTX(175 mg/m^2)3週1回療法
1) Winer EP, et al: J Clin Oncol 22: 2061-2068, 2004
2) Seidman AD, et al: J Clin Oncol 13: 2575-2581, 1995
3) Gianni L, et al: J Natl Cancer Inst 87: 1169-1175, 1995

乳がん　nab-PTX(nanoparticle albumin-bound paclitaxel)療法
1) Gradishar WJ, et al: J Clin Oncol 23: 7794-7803, 2005
2) Gradishar WJ, et al: J Clin Oncol 27: 3611-3619, 2009

乳がん　DTX療法(外来)
1) Jones SE, et al: J Clin Oncol 23: 5542-5551, 2005
2) Nabholtz JM, et al: J Clin Oncol 17: 1413-1424, 1999
3) Valero V, et al: J Clin Oncol 16: 3362-3368, 1998
4) Ando M, et al: J Clin Oncol 19: 336-342, 2001
5) Harvey V, et al: J Clin Oncol 24: 4963-4970, 2006

乳がん　トラスツズマブ療法
1) Piccart-Gebhart MJ, et al: N Engl J Med 353: 1659-1672, 2005
2) Smith I, et al: Lancet 369: 29-36, 2007
3) Vogel CL, et all: J Clin Oncol 20: 719-726, 2002

乳がん　VNR療法(外来)
1) Brunello A, et al: Clinical Medicine Insights Therapeutics 1: 1715-1726, 2009
2) Gasparini G, et a: J Clin Oncol 12: 2094-2101, 1994
3) Nisticò C, et al: Breast Cancer Res Treat 59: 223-229, 2000
4) Toi M, et al: Jpn J Clin Oncol 35: 310-315, 2005
5) Yoh K, et al: Lung Cancer 55: 337-341, 2007

乳がん　GEM療法(外来)
1) Rha SY, et al: Breast Cancer Res Treat 90: 215-221, 2005
2) Carmichael J, et al: J Clin Oncol 13: 2731-2736, 1995
3) Smorenburg CH, et al: Breast Cancer Res Treat 66: 83-87, 2001
4) Spielmann M, et al: Oncology 60: 303-307, 2001

乳がん　エリブリン療法(外来)
1) Cortes J, et al: Lancet 377: 914-923, 2011
2) Cortes J, et al: J Clin Oncol 28: 3922-3928, 2010
3) Aogi K, et al: Ann Oncol 23: 1441-1448, 2012

胃がん

- ■ 胃がん　S-1＋CDDP療法 ･････････････････････････････　92
  - CPT-11＋CDDP療法 ･････････････････････････････　94
  - CPT-11療法 ･････････････････････････････････････　96
  - weekly PTX療法(外来) ･･･････････････････････････　98
  - MF(MTX＋5-FU)療法 ････････････････････････････ 100
  - XP(カペシタビン＋CDDP)＋トラスツズマブ療法 ･･･････ 102
- ■ 文献 ･･ 105

胃がん

S-1＋CDDP 療法

投与順	薬剤名	投与量	投与経路	点滴時間	備考
1	S-1 (p. 282)	欄外の用量を1日2回[※1]	p.o.	朝・夕食後	
2	アプレピタント	day 8：125 mg day 9〜10：80 mg	p.o.	day 8：投与順3開始時 day 9〜10：朝食後	
3	補正用塩化カリウム液 補正用硫酸マグネシウム液 生理食塩液	20 mEq 20 mEq 1,000 mL	div（末梢メイン）	2 h	
4	グラニセトロン デキサメタゾン (p. 300) 生理食塩液	1 mg 9.9 mg 50 mL	div（末梢メイン）	15 min	day 9〜10：6.6 mg
5	D-マンニトール注射液20%	200 mL	div（末梢メイン）	30 min	
6	CDDP[※2] (p. 273) 生理食塩液	60 mg/m^2 500 mL	div（末梢メイン）	2 h	
7	生理食塩液	1,000 mL	div（末梢メイン）	total で24 h となるように調整	
8	ブドウ糖-電解質液（維持液） 生理食塩液	1,000 mL 1,000 mL	div（末梢メイン）	total で24 h となるように調整	

[※1] (S-1 初回投与量) BSA＜1.25 m^2 時：40 mg/回，1.25 m^2≦BSA＜1.5 m^2 時：50 mg/回，1.5 m^2≦BSA 時：60 mg/回
[※2] 点滴中は遮光する。

■ レジメン施行にあたって

- 日本では，JCOG9912 試験[1] (5-FU vs CPT-11＋CDDP vs S-1) および SPIRITS 試験[2] (S-1 vs S-1＋CDDP) の結果より，切除不能進行・再発胃がんに対する標準治療は S-1＋CDDP 療法と考えられるに至った。
- 切除不能もしくは再発胃がんと証明され，高度の癌性腹膜炎を伴わず，経口摂取可能な症例 704 例を対象とした JCOG9912 試験[1]では，S-1 の 5-FU に対する非劣性が示された。
- 切除不能進行・再発胃がんを対象とした SPRITS 試験[2]では，S-1＋CDDP 群の RR は 54%，PFS は 6.0 ヵ月，OS は 13.0 ヵ月であり，S-1 群は RR は 31%，PFS は 4.0 ヵ月，OS は 11.0 ヵ月であった。S-1 に対する S-1＋CDDP の優越性が示された。

■ レジメン施行中・施行後の注意点

- S-1 の減量・中止基準：Grade 3 以上の血液毒性，または Grade 2 以上の非血液毒性が発現した場合は休薬。毒性回復後は1段階減量して再開。
- S-1 休薬・再開基準

観察／検査項目	休薬基準	投与再開基準
好中球数	1,000/μL 未満（≧Grade 3）	1,500/μL 以上（≦Grade 1）
血小板数	50,000/μL 未満（≧Grade 3）	50,000/μL 以上（≦Grade 2）
AST/ALT	基準値上限の 2.5 倍を超える（≧Grade 2）	基準値上限の 2.5 倍以下（≦Grade 1）
SCr	基準値上限の 2.5 倍を超える（≧Grade 2）	基準値上限の 1.2 倍以下
下痢，口内炎，HFS	≧Grade 2	≦Grade 1

- S-1/CDDP 減量後の投与量（3段階目は投与中止）
  ① S-1：初回投与量 60 or 50 or 40 mg/回 → 1段階減量 50 or 40 or 25 mg/回 → 2段階減量 40 or

胃がん

適応患者 ・切除不能進行・再発胃がん（PS 0〜2）

1	〜	8	9	10	〜	21	〜	28	〜	35	
○ ○	○ ○	○ ○	○	○	○	○					抗悪性腫瘍薬
		125	80	80							制吐薬
		○									ハイドレーション（腎障害予防）
		○	― 6.6 ○	― 6.6 ○							制吐薬
		○									利尿薬 ※フロセミドも適宜
		○									抗悪性腫瘍薬
		○									ハイドレーション
			○	○							ハイドレーション

5週を1コースとしてPDになるまで繰り返す。

25 or 20 mg/回
②CDDP：初回投与量 60 mg/m²→1段階減量 50 mg/m²→2段階減量 40 mg/m²
- 主な副作用（数字は％）[1]：Grade 3以上の好中球減少 40，食欲不振 30，貧血 26，悪心 12 等
- 副作用への対策は以下の通り
  ①下痢：整腸剤（ビオフェルミン）や止痢薬（ロペラミド）の使用。
  ②色素沈着：S-1内服に伴う副作用。直射日光に注意するよう指導。
  ※悪心・嘔吐，腎機能障害，口腔粘膜障害，神経症状，吃逆については『胃がん CPT-11＋CDDP療法』（p.94）を参照。

ワンポイントアドバイス
- 患者に対しては，以下の内容について指導
  ①CDDPによる腎機能障害の予防として，飲水の励行。
  ②腎機能障害時S-1を適宜減量：ギメラシルが腎排泄であり，5-FUの代謝が遅延するため。

Modify & Advance

Okazakiら[3]は，本レジメンで治療する進行胃がん患者36例のうち32例が1〜7日目まで1.5 L/日以上の経口水分摂取が可能で，9, 10日目のハイドレーションを経口水分摂取で行った（4例は入院のうえ点滴）とき，2コースの完遂割合は78％，治療コース数の中央値は5コース，PFSは10.6ヵ月であり，全身状態が良好で十分な経口水分摂取が可能な患者は本レジメンを外来で安全かつ効果的に行うことが可能であることを報告した。

胃がん
CPT-11＋CDDP 療法

投与順	薬剤名	投与量	投与経路	点滴時間	備考
1	アプレピタント	day 1：125 mg day 2〜3：80 mg	p.o.	day 1：開始時 day 2〜3：朝食後	
2	グラニセトロン デキサメタゾン(p. 300) 生理食塩液	1 mg 9.9 mg 50 mL	div(末梢メイン)	15 min	day 2, 3, 15：6.6 mg
3	CPT-11(p. 286) 5％ブドウ糖液	70 mg/m² 250 mL	div(末梢メイン)	1.5 h	
4	補正用塩化カリウム液 補正用硫酸マグネシウム液 生理食塩液	20 mEq 20 mEq 1,000 mL	div(末梢メイン)	2 h	
5	D-マンニトール注射液 20％	200 mL	div(末梢メイン)	30 min	
6	CDDP(p. 273) 生理食塩液	80 mg/m² 500 mL	div(末梢メイン)	2 h	
7	生理食塩液	1,000 mL	div(末梢メイン)	total で 24 h となるように調整	
8	ブドウ糖-電解質液(維持液) 生理食塩液	1,000 mL 1,000 mL	div(末梢メイン)	total で 24 h となるように調整	

■レジミン施行にあたって

- 切除不能進行・再発胃がんの化学療法未施行例を対象とした，5-FU 療法をリファレンスアームとした S-1 の非劣性と CPT-11＋CDDP 療法の優越性を検討したランダム化第Ⅲ相試験（JCOG9912)[1]の結果，primary endpoint である OS は，MST が 5-FU 療法の 10.8 ヵ月に対して，CPT-11＋CDDP 療法群は 12.3 ヵ月でわずかに上回ったが，統計学的にその優越性は示されなかった(p=0.055)。
  ⇒切除不能・進行再発胃がんに対する CPT-11＋CDDP 療法群の RR は 38％，PFS は 4.8 ヵ月，MST は 12.3 ヵ月[1]
- しかし標的病変を有する症例に限ると，5-FU 療法に比し，CPT-11＋CDDP 療法群は有意に生存期間の延長を示していた(p=0.015)。

■レジミン施行中・施行後の注意点

- 減量・休止・中止等の目安
  ①Grade 4 の白血球・血小板減少，または Grade 3/4 の非血液毒性を生じた場合：CPT-11(70 mg/m²→60 mg/m²)，CDDP(80 mg/m²→70 mg/m²)に減量。
  ②減量後，再度同様の有害事象が確認された場合には治療を中止[2]。
- Grade 3 以上の副作用(数字は％)[1]：好中球減少 65，食欲不振 32.9，悪心 20.5，下痢 9.0
- 副作用への対策は以下の通り
  ①悪心・嘔吐：コントロール不良時は，1)追加の制吐薬として，プロクロルペラジンやメトクロプラミド等の D_2 受容体遮断薬やアルプラゾラムの使用，2)次コース時の前投与で使用する制吐薬の変更（グラニセトロンからパロノセトロン）を検討。
  ②腎機能障害：NSAIDs 等腎機能に影響を及ぼす薬剤の使用状況の確認。
  ※CDDP 投与時に尿量の確保が十分でない場合〔尿量が 2,000 mL/日未満(day 1)または 1,500 mL/日以下(day 2 以降)の場合〕や，治療開始時より体重が 3.0 kg 以上(day 1)or 2.0 kg 以上

適応患者 ・切除不能進行・再発胃がんの二次治療以降の患者(S-1不応例)

	1	2	3	4	5	6	7	8	～	15	～	28	
	125	80	80										制吐薬
	○	— 6.6 ○	— 6.6 ○							○ 6.6 ○			制吐薬
	○									○			抗悪性腫瘍薬
	○												ハイドレーション (腎障害予防)
	○												利尿薬 ※フロセミドも適宜
	○												抗悪性腫瘍薬
	○												ハイドレーション
		○	○										ハイドレーション

4週を1コースとしてPDになるまで繰り返す。

(day 2以降)増加した場合には利尿薬(フロセミド)を追加投与。
③口腔粘膜障害:口内炎の予防として,口腔内の清潔・保湿の指導。対症療法として含嗽剤(アズレン製剤)やステロイド軟膏の使用。
④下痢:早発性下痢に抗コリン薬(アトロピンやブチルスコポラミン)を投与。発現時以降の治療では抗コリン薬の前投与を検討。遅発性下痢には収斂薬(タンニン酸アルブミン)や吸着薬(天然ケイ酸アルミニウム),止痢薬(ロペラミド)の使用。脱水対策として十分な補液による調節を検討。
⑤神経症状:CDDPによる聴覚障害(総投与量300 mg/m² 以上で顕著に。高音域の聴力低下)。
⑥吃逆:D_2受容体遮断薬(クロルプロマジン,メトクロプラミド)やバクロフェンを使用。

ワンポイントアドバイス
- CDDP腎機能障害の予防を目的として,CDDP投与前のハイドレーション時にMgを投与[3)4)]
- *UGT1A1*28*, **6*遺伝子多型解析については『胃がん　CPT-11療法』(p.96)を参照。

Modify & Advance
日本ではACTS-GC試験の結果からD2郭清胃切除後 Stage Ⅱ/Ⅲ胃がん患者に対してS-1補助化学療法が推奨されているが,約30%の患者が再発をきたす。再発に対してS-1を含む化学療法(S-1+CDDP療法)の再導入について検討した多施設 retrospective study の報告がある[5)]。S-1の最終投与日から再発までの期間が6ヵ月以上ではS-1+CDDP療法が選択肢と考えられる。一方,6ヵ月未満では,全身状態が比較的良好であればCPT-11+CDDP療法が選択肢として挙げられる。
本レジメンは消化管原発神経内分泌がんに対する全身化学療法としても使用されている[6)]。但し,消化管原発神経内分泌がんではCPT-11,CDDPの投与量は共に60 mg/m² と異なる。

胃がん

CPT-11療法

投与順	薬剤名	投与量	投与経路	点滴時間	備考
1	グラニセトロン デキサメタゾン(p.300) 生理食塩液	1 mg 6.6 mg 50 mL	div(末梢メイン)	15 min	
2	CPT-11(p.286) 5%ブドウ糖液	150 mg/m² 250 mL	div(末梢メイン)	1.5 h	

■ レジメン施行にあたって

- 日本における後期第Ⅱ相試験[1]では奏効率23.3%(14/60)と報告されている。
- 一方、海外で行われたAIO試験[2]は、転移性または局所進行の胃食道接合部がんまたは胃腺癌を対象とした二次治療としてのCPT-11とBSC(best supportive care)の多施設共同ランダム化第Ⅲ相試験であり、BSCに対してCPT-11の優越性を検証した。
  ⇒症例数40例。MSTはCPT-11群が4ヵ月、BSC群が2.4ヵ月で、CPT-11群において有意な延長を認めた〔p=0.012、ハザード比：0.48(95%CI：0.25〜0.92)〕。主要評価項目であるOSは、CPT-11群で4ヵ月であり、BSC群の2.4ヵ月に対し有意な延長を示した。
- しかし、AIO試験は症例集積が悪く途中中止となったため、確証的な結論とはいえない。

■ レジメン施行中・施行後の注意点

- Grade 4の白血球減少、好中球減少、血小板減少や、Grade 3 or 4のその他の毒性を呈した場合に、CPT-11を50 mg/m²まで減少(但しCPT-11の初期投与量は250 mg/m²)[2]
  ※当院の初期投与量は150 mg/m²
- Grade 3以上の主な副作用(数字は%)[2]：悪心5、嘔吐5、下痢26、FN 16
- 副作用への対策は以下の通り
  ①下痢：早発性下痢に対して、抗コリン薬(アトロピンやブチルスコポラミン)による治療。発現時以降の治療では抗コリン薬の予防投与を検討。遅発性下痢に対しては、収斂薬(タンニン酸アルブミン)や吸着薬(天然ケイ酸アルミニウム)、止痢薬(ロペラミド)の使用。脱水対策として十分な補液による調節を検討。
  ②骨髄抑制：退院後の38℃以上の発熱。
  ③悪心・嘔吐：コントロール不良時は、1)追加の制吐薬として、プロクロルペラジンやメトクロプラミド等のD₂受容体遮断薬の使用、2)次コース時の前投与で使用する制吐薬の変更(グラニセトロンからパロノセトロン)を検討。

■ ワンポイントアドバイス

- 患者に対しては、以下の内容について指導
  ①下痢(CPT-11による下痢)：治療前に排便状況を確認。便秘傾向にある場合には、大腸刺激性下剤(センノシド)を治療の当日に内服し、排便コントロールを図ることを検討・説明(CPT-11が腸内に滞留することで副作用を惹起する可能性があるため)。
  抗悪性腫瘍薬投与後、水様便の場合にはロペラミドを内服。1回1 mgから内服開始し、改善しない場合には1回2 mgに増量。2時間おきに追加投与可能。脱水予防のため、飲水を促す。
  ②発熱時：発熱時に使用する抗菌薬(CPFX)の使用方法として、1)服用方法(内服開始後、CPFXは1週間内服を継続し飲みきること)、2)抗菌薬使用時における下剤(Mg製剤)との

適応患者
- 転移性または局所進行の胃食道接合部がんまたは胃腺癌（PS 0～2）
- （既治療の）切除不能進行・再発胃がん[1]

1	～	8	～	15	～	21	
○							制吐薬
○							抗悪性腫瘍薬

3週を1コースとしPDになるまで繰り返す。

内服タイミングにおける指導。
③感染予防として手洗い・うがいの励行等。
④脱毛：治療開始後2～3週間後から症状が現れること，また治療継続中は症状が継続する。
- UGT1A1*28，*6遺伝子多型解析：CPT-11の添付文書に「UGT1A1における2つの遺伝子多型（UGT1A1*6，UGT1A1*28）をホモ接合体またはいずれもヘテロ接合体としてもつ患者では代謝が遅延することにより，重篤な副作用発現の可能性が高くなることが報告されているため，十分注意すること」と追記されている。

Modify & Advance
日本では初回化学療法としてS-1+CDDP療法が多く選択されるため，二次治療の選択肢はタキサン系薬剤かCPT-11となる。国内で二次治療として汎用されているPTX毎週投与法（weekly PTX）とCPT-11のどちらの治療がより適切かは，WJOGで検証試験（WJOG4007試験）が実施され，追跡中である。

胃がん

Weekly PTX療法(外来)

投与順	薬剤名	投与量	投与経路	点滴時間	備考
1	ラニチジン塩酸塩 デキサメタゾン(p. 300) 生理食塩液	50 mg 6.6 mg 50 mL	div(末梢メイン)	15 min	添付文書では「PTX投与30分前までに終了」との記載
2	dl-クロルフェニラミンマレイン酸塩 生理食塩液	10 mg 50 mL	div(末梢メイン)	15 min	添付文書では「PTX投与30分前までに終了」との記載
3	PTX(p. 295) 5%ブドウ糖液	80 mg/m^2 250 mL	div(末梢メイン)	1 h	

[※2] 添付文書で胃がんは「A法」。weeklyでは「B法」に準じた使用方法(希釈液量,投与時間,投与量)。

レジメン施行にあたって

- PTXの毎週投与は,従来の3週間毎の投与よりも効果は同等ながら毒性はより低く,安全性の面から優れていると報告されている。毒性が他の薬剤より軽微であることから,経口摂取や胸腹水の状況に比較的左右されず,二次治療以降の選択肢として挙げられる薬剤である。
- 45例の切除不能・進行再発胃がんの二次治療を対象としたweekly PTXのランダム化第Ⅱ相試験[1]の結果を以下に示す。
  ⇒RRは16%,PFSは2.6ヵ月,MSTは7.8ヵ月であった。

レジメン施行中・施行後の注意点

- 減量・休止・中止等の目安
  Grade 4の血液毒性またはGrade 3以上の非血液毒性が確認された場合には,次コースから1段階減量(80 mg/m^2→70 mg/m^2 or 70 mg/m^2→60 mg/m^2)。減量は60 mg/m^{2}まで。減量後も前コース時と同様の副作用が確認された場合には投与を延期[1]。
- Grade 3以上の毒性(数字は%)[1]
  白血球減少18,好中球減少16,貧血11,食欲不振11
- 副作用への対策は以下の通り
  ① 末梢神経障害:症状は累積投与量に依存して出現する可能性があることを患者に説明。症状発現時の対策として,漢方薬(牛車腎気丸,芍薬甘草湯)や抗痙攣薬(ガバペンチン),ビタミンB$_{12}$製剤等の処方や投与量の減量,休薬を検討。
  ② アレルギー・過敏性反応:初回投与時等に症状の発現が多く,瘙痒感や紅斑,発熱,悪心,呼吸困難,血圧低下等の症状には注意するよう説明。対策として,ラニチジンやクロルフェニラミンの前投与,症状発現時にはステロイドの追加投与を行い,経過観察。
  ③ 関節痛・筋肉痛:治療後2~3日で症状が発現する可能性がある。症状は経過観察で消失することもあるが,症状によっては鎮痛薬(NSAIDsやアセトアミノフェン)を使用。

ワンポイントアドバイス

- 患者に対しては,以下の内容について指導
  ① アルコール過敏の有無について確認:PTXは添加物(溶剤)として無水エタノールを含有するため。外来で化学療法施行中の患者には車の運転等危険を伴う機械の操作に従事させない。
  ② 末梢神経症状:ボタンのかけづらさやペンが上手く持てない等の自覚症状の出現に注意し,症状が悪化する場合には担当医に連絡。

適応患者　・(二次治療以降の)切除不能・再発胃がん(PS 0〜2)

1	〜	8	〜	15	〜	22	〜	29	
○		○		○					抗アレルギー薬
○		○		○					抗アレルギー薬
○		○		○					抗悪性腫瘍薬

4週を1コースとする。PDになるまで繰り返す。

③脱毛:治療開始後2〜3週間後から症状が現れること,また治療継続中は症状が継続することを説明。

・PTXのアレルギーに対する前投薬の時間について,添付文書E法では「本剤投与約30分前までに投与を終了するように,デキサメタゾンおよびラニチジンまたはファモチジンを静脈内投与,ジフェンヒドラミン錠を経口投与すること」と記載されている。当院のレジメンでは,ラニチジンやクロルフェニラミンの前投与終了直後にPTXの投与を行うことで,対策として問題なく実施されている[2]。

Modify & Advance

切除不能進行・再発胃がんの二次治療における weekly PTX 施行中の好中球減少は生存期間の延長と関連があるとの報告がある。現在この結果に基づいて,standard dose である PTX 80 mg/m^2 と試験治療である escalated dose PTX(80 mg/m^2→100 mg/m^2→120 mg/m^2)を比較する第Ⅱ相試験[3]が進行中である。

胃がん

MF(MTX＋5-FU)療法

投与順	薬剤名	投与量	投与経路	点滴時間	備考
1	MTX(p. 279) 生理食塩液	100 mg/m^2 備考参照	iv	ワンショット	生理食塩液で溶解し全量が20 mLになるよう希釈
2	アセタゾラミド 生理食塩液	250 mg 20 mL	iv	ワンショット	
3	炭酸水素ナトリウム注7% ヘパリンナトリウム注 5%ブドウ糖液	10 mL 2,500 単位 500 mL	div(末梢メイン)	3 h	MTXと5-FUの投与間隔(3時間)の間に持続静注
4	グラニセトロン デキサメタゾン(p. 300) 生理食塩液	1 mg 6.6 mg 50 mL	div(末梢側管)	15 min	
5	5-FU(p. 280) 生理食塩液	600 mg/m^2 10 mL	div(末梢側管)	5 min	MTXの投与3時間後に投与

■ レジメン施行にあたって

- 切除不能・再発胃がん患者の約半数が腹膜転移を有し、腸管閉塞、腹水貯留、水腎症等の合併症を生じることが多いため、化学療法のリスクは高く、使用できる薬剤も制限される。
- JCOG0106[1]は、経口摂取の可否は問わず、中等度腹水までの腹膜転移を有する進行胃がんを対象として行われたランダム化第Ⅲ相試験である。標準治療を5-FU持続静注療法(800 mg/m^2/day, civ day 1〜5, q4w)とし、試験治療をMTX＋5-FU時間差療法(MF)とした優越性デザインだが、5-FU持続静注療法に対するMF療法の優越性を示すことはできなかった。
  ⇒切除不能・進行再発胃がん237例。MF療法群のMST 10.6ヵ月(HR＝0.94, p＝0.31)、1年生存率40.7%
- またMF療法は、臨床試験は行われていないものの、DICを合併した進行胃がんに対して報告例が最も多く、再現性のある有効性が示されている。

■ レジメン施行中・施行後の注意点

- 減量・休止・中止等の目安
  ①4週以内に原病の進行(PD)、または8週以内にCR, PRまたはMRに達しない場合には治療中止[2]。
  ②Grade 4の血液毒性、またはGrade 3以上の非血液毒性の発現時には、MTX, 5-FUともに投与量を80%に減量[3]。
- 主な副作用は以下の通り(数字は%)[1]
  ①Grade 4以上の好中球減少 9
  ②Grade 3以上の食欲不振 34, 貧血 16, 下痢 10, 腹痛 10, FN 3
- 副作用への対策は以下の通り
  ①口腔粘膜障害:口内炎の予防として、口腔内の清潔・保湿の指導。対症療法として含嗽剤(アズレン製剤)やステロイド軟膏の使用。
  ②下痢:整腸剤(ビオフェルミン)や止痢薬(ロペラミド)の使用。

■ ワンポイントアドバイス

- ヘパリン:DICを併発する胃がんに対する標準的な治療はないが、MTX＋5-FU療法が行わ

適応患者 ・(消化管狭窄，中等量までの腹水貯留を認める)切除不能・進行再発胃がん(PS 0〜2)

1	2	3	4	5	6	7	
○							抗悪性腫瘍薬
○							腎障害予防薬
○							腎障害予防薬
○							制吐薬
○							抗悪性腫瘍薬

1週毎。PDになるまで繰り返す。

れる症例が報告されている[4]。DIC併発の症例に対し，ヘパリンを使用。
- ロイコボリンレスキュー：本レジメンはbiochemical modulationを利用した治療である。MTXのプリン合成阻害作用により増強した細胞内のPRPP(phosphoribosyl pyrophosphate)が5-FUの代謝を促進し，5-FUのRNAへの取り込みを促進させることで抗腫瘍効果を増強する。ロイコボリンはMTXの毒性を軽減させる抗葉酸代謝拮抗薬として使用される。外来時にはロイコボリン錠を処方。腎機能低下によるMTXの排泄遅延が考慮される場合は，ロイコボリンの投与回数の増量も検討。
- 患者にはロイコボリンの処方理由，服用時間に関して十分な指導が必要。MTX投与実施終了24時間後からロイコボリンの内服を開始。内服は6時間おきに6回内服するよう指導。
- NSAIDsやシプロフロキサシン等の併用はMTXの排泄に影響を及ぼし副作用が増強される可能性が考えられるため，使用状況の確認を行い代替薬への変更が必要である。

胃がん

XP（カペシタビン＋CDDP）＋トラスツズマブ療法

投与順	薬剤名	投与量	投与経路	点滴時間	備考
1	カペシタビン（p. 283）	2,000 mg/m^2（1回 1,000 mg/m^2 1日2回）[※1]	p.o.	朝・夕食後	
2	アプレピタント	day 1：125 mg day 2～3：80 mg	p.o.	day 1：投与順3開始時 day 2～3：朝食後	
3	補正用塩化カリウム液 補正用硫酸マグネシウム液 生理食塩液	20 mEq 20 mEq 1,000 mL	div（末梢メイン）	2 h	
4	トラスツズマブ（p. 307） 生理食塩液	8 mg/kg[※2] 250 mL	div（末梢メイン）	1.5 h	注 2回目以降は6 mg/kg，投与時間30 minで実施
5	グラニセトロン デキサメタゾン（p. 300） 生理食塩液	1 mg 9.9 mg 50 mL	div（末梢メイン）	15 min	注 day 2～3：6.6 mg
6	D-マンニトール注射液20%	200 mL	div（末梢メイン）	30 min	
7	CDDP[※3]（p. 273） 生理食塩液	80 mg/m^2 500 mL	div（末梢メイン）	2 h	
8	生理食塩液	1,000 mL	div（末梢メイン）	totalで24 hとなるように調整	
9	ブドウ糖-電解質液（維持液）	1,000 mL 1,000 mL	div（末梢メイン）	totalで24 hとなるように調整	

[※1] カペシタビンの投与量は添付文書のC法を参照．
[※2] 本剤を21 mg/mLの濃度になるように注射用水で溶解し，生理食塩液250 mLで希釈する．
[※3] 投与中は遮光する．

レジメン施行にあたって

- HER 2阻害薬の代表薬剤であるトラスツズマブはIgG1型ヒト化抗HER 2抗体であり，細胞膜上のHER 2蛋白に直接結合するとともに，免疫を介したantibody-dependent cellular cytotoxicity（ADCC）による細胞破壊も作用メカニズムの大きな要素と考えられている．
- ToGA試験[1]は，国際共同試験として日本を含むアジアと欧米を中心に実施された5-FU or カペシタビン＋CDDP（FC）vs. FC＋トラスツズマブ（T）の比較試験である．
  ⇒症例数594例．FC＋トラスツズマブ群のPFSは6.7ヵ月（HR＝0.71，p＝0.0002），主要評価項目であるOSは13.8ヵ月（HR＝0.74，p＝0.0046）であった．対照群（FC群）のPFSは5.5ヵ月，OSは11.1ヵ月であり，トラスツズマブの上乗せ効果が検証された．
- この結果より，HER 2陽性の切除不能進行・再発胃がんに対する初回化学療法は，フッ化ピリミジン系薬剤とCDDPにトラスツズマブの併用療法と考えられる．
- ToGA試験の第一の意義は，胃がんで初めて分子標的薬の有効性を示した点である．

レジメン施行中・施行後の注意点

- カペシタビンの減量・中止基準（添付文書のC法における減量基準）
  ①（減量段階1）BSA＜1.41 m^{2}時：900 mg/回，1.41 m^2≦BSA＜1.81 m^{2}時：1,200 mg/回，1.81

適応患者 ・HER 2 陽性の切除不能進行・再発胃がんおよび食道胃接合部がん(PS 0～2)[1]
〔HER 2 陽性：IHC(2+)かつ FISH(+)，または IHC(3+)〕

1	2	3	～	7	～	14	～	21	
○ ○	○ ○	○ ○	○ ○	○ ○	○	○			抗悪性腫瘍薬
125	80	80							制吐薬
○									ハイドレーション (腎障害予防)
○									抗悪性腫瘍薬
○	— 6.6 ○	— 6.6 ○							制吐薬
○									利尿薬　※フロセミドも適宜
○									抗悪性腫瘍薬
○									ハイドレーション
	○	○							ハイドレーション

(カペシタビン投与量) BSA<1.36 m² 時：1,200 mg/回，1.36 m²≦BSA<1.66 m² 時：1,500 mg/回，1.66 m²≦BSA<1.96 m² 時：1,800 mg/回，1.96 m²≦BSA 時：2,100 mg/回
初回投与時：3 週を 1 コースとして PD になるまで繰り返す。

m²≦BSA 時：1,500 mg/回
②(減量段階 2) BSA<1.51 m² 時：600 mg/回，1.51 m²≦BSA<2.11 m² 時：900 mg/回，2.11 m²≦BSA 時：1,200 mg/回

- カペシタビン休薬・再開基準：各コースの投与開始前に副作用の Grade を確認し，いずれかの事象が Grade 3 以上であれば休薬。Grade 1 以下に軽快後に投与基準に従って投与再開
  ※Grade 判定：治療期間中の処置→治療再開時の投与量(CTCAEv3.0 による Grade 判定)
  Grade 1：治療期間中，再開時とも休薬・減量不要
  Grade 2：初～3 回目の発現→Grade 0～1 に軽快するまで休薬，再開時は初回は減量不要，2 回目は段階 1，3 回目は段階 2 の減量，4 回目の発現時は投与中止・再開不可。
  Grade 3：初，2 回目の発現→Grade 0～1 に軽快するまで休薬，再開時は初回は段階 1，2 回目は段階 2 の減量，3 回目の発現は投与中止・再開不可。
  Grade 4：投与中止・再開不可あるいは治療継続が患者にとって望ましいと判断された場合は，Grade 0～1 に軽快するまで休薬，再開時は段階 2 の減量。
- 主な副作用(数字は%)[1]：悪心 67，嘔吐 50，好中球減少 53，食欲不振 46，下痢 37
- 副作用への対策は次の通り

①HFS：カペシタビンの用量規制因子であり，治療開始時からの保湿が症状の発現を遅らせ，重症化を減らすという報告があり，保清・保湿を心がける。
②下痢：整腸剤(ビオフェルミン)や止瀉薬(ロペラミド)の使用。
③心機能障害：心エコーにて左室駆出率(EF)の確認。
④infusion reaction：発熱，悪寒，悪心・嘔吐，頭痛，発疹等の症状が発現した際に解熱鎮痛薬(アセトアミノフェン)や抗ヒスタミン薬(クロルフェニラミン)の投薬。現状ではこれらの薬剤に関する前投薬は行っていない。
※悪心・嘔吐，腎機能障害，口腔粘膜障害については『胃がん　CPT-11＋CDDP療法』(p.94)を参照。

ワンポイントアドバイス

- 患者に対しては，以下の内容について指導
  ①HFSに対する患者教育：日常生活で注意すべき事項(物理的・熱刺激の回避，皮膚の保護，二次感染予防，直射日光の回避等)や局所療法として保湿剤(ヘパリン類似物質含有軟膏)の使用法に関する指導(症状の発現で保湿剤を開始。痛みを伴う場合にはステロイド軟膏を使用)。また症状によって，減量・休薬による用量調節・選択肢もあることについて情報提供する[2)3)]。
  ②CDDPによる腎機能障害予防：1日1～2Lを目安に飲水の励行。
- CDDPによる腎機能障害の予防を目的として，CDDP投与前のハイドレーション時にMgを投与[4)5)]。
- 抗悪性腫瘍薬治療による副作用である吃逆については『胃がん　CPT-11＋CDDP療法』(p.94)を参照。

Modify & Advance

HER2陽性胃がんの一次治療を対象として乳がんで有効性が示されているラパチニブ(HER1/2チロシンキナーゼ阻害薬)の上乗せ効果を評価する第Ⅲ相試験や，二次治療を対象としてPTXとの併用での上乗せ効果を評価する比較試験が進行中である。

胃がん(pp. 92〜104)の文献

胃がん S-1＋CDDP 療法
1) Boku N, et al: Lancet Oncol 10: 1063-1069, 2009
2) Koizumi W, et al: Lancet Oncol 9: 215-221, 2008
3) Okazaki S, et al: Gastric Cancer 16: 41-47, 2013

胃がん CPT-11＋CDDP 療法
1) Boku N, et al: Lancet Oncol 10: 1063-1069, 2009
2) Takahari D, et al: Gastric Cancer 13: 186-190, 2010
3) Bodnar L, et al: Eur J Cancer 44: 2608-2614, 2008
4) Willox JC, et al: Br J Cancer 54: 19-23, 1986
5) Shitara K, et al: Gastric Cancer, 2011 Oct 13（Epub ahead of print）
6) Okita, et al: Gastric Cancer, 2011

胃がん CPT-11 療法
1) Futatsuki K, et al: Gan To Kagaku Ryoho 21: 1033-1038, 1994
2) Thuss-Patience PC, et al: Eur J Cancer 47: 2306-2314, 2011

胃がん weekly PTX 療法(外来)
1) Kodera, et al: Anticancer Res 27: 2667-2671, 2007
2) Emi Y, et al: Surg Today 38: 1013-1020, 2008
3) Shitara K, et al: Jpn J Clin Oncol 41: 287-290, 2011

胃がん MF(MTX＋5-FU)療法
1) Shirao K, et al: Proc Am Soci Clin Oncol 27: abstract 4545, 2009
2) Hamaguchi T, et al: Jpn J Clin Oncol: 38 432-437, 2008
3) Imazawa M, et al: Gastric Cancer 12: 153-157, 2009
4) Takashima A, et al: J Cancer Res Clin Oncol 136: 243-248, 2010

胃がん XP(カペシタビン＋CDDP)＋トラスツズマブ療法
1) Bang YJ, et al: Lancet 376: 687-697, 2010
2) Leonard R, et al: Ann Oncol 17: 1379-1385, 2006
3) Cassidy J, et al: Gastrointestinal Cancer Symposium proceedings, abstract 497, 2011
4) Bodnar L, et al: Eur J Cancer 44: 2608-2614, 2008
5) Willox JC, et al: Br J Cancer 54: 19-23, 1986

食道がん

- 食道がん　ネダプラチン＋5-FU 療法 ・・・・・・・・・・・・・・・・・・・・・・・・・・・・ 108
　　　　　　FP(5-FU＋CDDP)療法(入院) ・・・・・・・・・・・・・・・・・・・・・ 110
　　　　　　FP radiation(60 Gy)療法(JCOG レジメン)(入院) ・・・・・・・ 114
　　　　　　FP radiation(50.4 Gy)療法(RTOG レジメン)(入院) ・・・・・ 118
- 文献 ・・ 121

食道がん

ネダプラチン+5-FU 療法

投与順	薬剤名	投与量	投与経路	点滴時間	備考
1	グラニセトロン デキサメタゾン(p.300) 生理食塩液	1 mg 6.6 mg 50 mL	div(末梢側管)	15 min	
2	5-FU(p.280) 生理食塩液	800 mg/m^2 250 mL	div(末梢メイン)	24 h	
3	ネダプラチン(p.277) 生理食塩液	90 mg/m^2 250 mL	div(末梢側管)	1.5 h	
4	ブドウ糖-電解質液(維持液)	1,500 mL	div(末梢側管)	day 1:22 h day 2〜5:24 h	

レジメン施行にあたって

- ネダプラチンは日本で創薬された薬剤である。1986年より第Ⅰ相試験が開始され,1995年には食道がんに対して承認された。
- 42例の進行および切除後再発食道がん患者(食道扁平上皮癌転移症例)を対象としたネダプラチン+5-FU併用療法のランダム化第Ⅱ相試験が行われており,奏効率は39.5%(95%CI:24〜55%),MSTは8.9ヵ月,1年生存割合29%と良好な結果であった。
- しかしながら,食道がんに対して5-FU+CDDPと5-FU+ネダプラチンの効果・安全性を比較したランダム化第Ⅲ相試験は行われていない。

レジメン施行中・施行後の注意点

- 減量・休止・中止等の目安
  ①ネダプラチン:骨髄抑制(特に血小板減少)が用量規制因子。異常が認められた場合には,投与間隔の延長,減量,休薬等の適切な処置を行う。
  ②5-FU:肝障害時の投与量例 T-Bil>5.0 mg/dLの場合,投与中止。
- 主な副作用(数字は%)[1)]
  ①Grade 3の副作用発現率は悪心12,下痢2,口内炎2
  ②Grade 4の副作用発現率は好中球減少7,血小板減2
- 副作用への対策
  ①下痢:整腸剤・止瀉薬の事前処方と,飲水量を確保することでの脱水予防。
  ②口腔粘膜障害:口腔内の保湿,清潔保持,うがいの励行。うがい薬の事前処方。
  ③悪心・嘔吐:5-HT$_3$受容体拮抗薬+DEXの予防投与を行う。効果不十分な場合はメトクロプラミドやプロクロルペラジン等のD$_2$受容体遮断薬やアルプラゾラム等の追加投与を検討し,次コースの制吐療法を再検討。
  ④腎機能障害:ハイドレーション,利尿薬の投与を行う。1日尿量が2,000 mL未満(day 1)または1,500 mL以下(day 2以降)の場合は利尿薬を追加投与。また,治療開始時より体重が1.5 kg以上増加した場合も利尿薬を追加投与。NSAIDs等の腎機能に影響を及ぼす薬剤の使用を控える。

ワンポイントアドバイス

- 患者に対しては,以下の内容について指導
  ①骨髄抑制:感染対策として手洗い・うがいの励行。

適応患者 ・食道がん Stage Ⅳ（PS 0〜2）

1	2	3	4	5	6	7	〜	14	〜	21	〜	28	
○	ー○												制吐薬
○	○	○	○	○									抗悪性腫瘍薬
○													抗悪性腫瘍薬
○	○	○	○	○									ハイドレーション

4週を1コースとしてPDになるまで繰り返す。

　②下痢：水様便の場合には，ロペラミドを内服。1回1 mgから内服開始し，改善しない場合には1回2 mgに増量。2時間おきに追加投与可能。脱水予防のため，飲水を促す。
　③口腔粘膜炎：予防として，口腔内の保湿，清潔保持，うがいを行う。治療では，うがいや適宜ステロイド口腔用軟膏の塗布等を行い，痛みが強い場合にはアズレンスルホン酸・グリセリン・リドカイン等を用いたうがいを行う。
・ネダプラチン＋5-FU療法は，軽度腎機能障害症例，高齢者，ハイドレーションの施行が難しい循環器疾患症例等，CDDP＋5-FU併用療法が適さない場合に施行する。
・ネダプラチンはCDDPよりも腎毒性が軽度であるが，骨髄抑制（特に血小板減少）が強い。前治療（特にCDDP）投与を受け，骨髄機能や腎機能が低下している患者では，副作用が強く出ることがあるので，注意が必要。

Modify & Advance

ネダプラチンはCDDPに比べて消化器毒性と全身倦怠感は少ない。腎毒性はCDDPより軽減しているが水分負荷は必要で，投与後にのみ1 L以上の補液を行う。しかしながら，血液毒性はCDDPより発現頻度が高いため，十分な注意が必要である。

食道がん

FP(5-FU＋CDDP)療法(入院)

投与順	薬剤名	投与量	投与経路	点滴時間	備考
1	アプレピタント	day 1：125 mg day 2～3：80 mg	p.o.		day 1：投与順2, 3 開始時 day 2～3：朝食後
2	グラニセトロン デキサメタゾン(p. 300) 生理食塩液	1 mg 9.9 mg 50 mL	div(末梢側管)	15 min	day 2～5：6.6 mg
3	5-FU(p. 280) 生理食塩液	800 mg/m^2 250 mL	div(末梢メイン)	24 h	
4	補正用塩化カリウム液 補正用硫酸マグネシウム液 生理食塩液	20 mEq 20 mEq 1,000 mL	div(末梢側管)	2 h	
5	D-マンニトール注射液20%	200 mL	div(末梢側管)	30 min	
6	CDDP(p. 273) 生理食塩液	80 mg/m^2 500 mL	div(末梢側管)	2 h	
7	生理食塩液	1,000 mL	div(末梢側管)	total で24 hとな るように調整	
8	ブドウ糖-電解質液(維持液) 生理食塩液	1,000 mL 1,000 mL	div(末梢側管)	total で24 hとな るように調整	

▓ レジメン施行にあたって

- FP療法の至適投与量、投与方法に関する検証的な試験は十分に行われていない。JCOG9204, JCOG9907ではCDDP 80 mg/m^2 day 1, 5-FU 800 mg/m^2 day 1～5が用いられ、現在日本ではこの投与方法が標準的な投与方法とみなされている。
- 330例のStage Ⅱ, Ⅲ(T4を除く)胸部食道扁平上皮癌を対象とした術前FP群と術後FP群のランダム化比較試験の中間解析結果では、OSにおいて術前FP群が優位に良好(HR：0.64, 95%CI：0.45～0.91, p＝0.01)であり、この試験は途中中止された。最終解析結果を以下に示す。主要評価項目であるPFSは試験が途中中止されたため到達しておらず、5年時点のPFSは術前FPが44％、術後FPが39％(HR：0.84, 95％CI：34.6～50.5, p＝0.22)であった。5yOSは術前FPが55％、術後FPが43％(HR：0.73, 95％CI：0.59～0.99, p＝0.04)であった[1]。

▓ レジメン施行中・施行後の注意点

- 術前FP(適応①)における第2コース開始基準：第2コースの投与予定日(day 22)もしくはその直近の検査値が以下の全てを満たすことを確認のうえ開始。満たさない場合は1週間単位で延期。

	2コース目開始基準	減量基準
白血球数	≧3,000/μL	Grade 3以上の白血球減少(＜2,000/μL)
血小板数	≧100,000/μL	Grade 3以上の血小板減少(＜50,000/μL)
SCr	＜1.3 mg/dL	≧1.3 mg/dL

- 術前FP(適応①)における用量変更基準
  ①血液毒性：第1コース開始から第2コースの投与予定日の間にGrade 3以上の白血球減少、

適応患者
- 適応①食道がん Stage Ⅱ，Ⅲ（nonT4）（PS 0〜2）
- 適応②食道がん Stage Ⅳb，再発症例

1	2	3	4	5	〜	14	〜	21[※1]	〜	28[※2]	
125	80	80									制吐薬
○	— 6.6 ○	— 6.6 ○	— 6.6 ○	— 6.6 ○							制吐薬
	○	○	○	○							抗悪性腫瘍薬
○											ハイドレーション （腎障害予防）
○											利尿薬 ※フロセミドも適宜
○											抗悪性腫瘍薬
○											ハイドレーション
	○	○	○	○							ハイドレーション

適応①　術前 FP：3週を1コース[※1]として2コース繰り返し，その後手術施行
適応②　4週を1コース[※2]として PD になるまで繰り返す．

もしくは血小板減少がみられた場合，第2コースの 5-FU，CDDP ともに半量（レベル-1：CDDP 40 mg/m^2，5-FU 400 mg/m^2）で投与．
②腎毒性：第1コース開始から第2コースの投与予定日の間に，SCr 値≧1.3 mg/dL となった場合，第2コースの CDDP はレベル-1で投与．

- 術前 FP（適応①）における主な副作用は以下の通り（数字は％）[1]：Grade 3，4の副作用発現率：白血球減少3，血小板減少1，下痢1，粘膜障害3
    ①悪心・嘔吐：ガイドラインの高度催吐リスクに準じた予防処置を行い，悪心・嘔吐がみられた場合はメトクロプラミドやプロクロルペラジン等の D$_2$ 受容体遮断薬やアルプラゾラム等の追加投与を検討し，次コースの制吐療法（グラニセトロン→パロノセトロン等）を再検討．
    ※骨髄抑制，下痢，口腔粘膜障害，腎機能障害への対策については『食道がん　ネダプラチン＋5-FU 療法』（p.108）を参照．

≡ワンポイントアドバイス
- 患者に対しては，以下の内容について指導
    腎機能障害：こまめな排尿を促す．
    ※骨髄抑制，下痢，口腔粘膜炎については『食道がん　ネダプラチン＋5-FU 療法』（p.108）を参照．
- 1コース目において口内炎が重度の場合には，次コース目にアロプリノール CMC（カルメロース）含嗽水の使用を検討．
    アロプリノール CMC 含嗽水は口内炎の予防目的に使用し，5-FU 投与期間中のみ使用．

Modify & Advance
JCOG9907では,術前化療が有効であったsubsetは臨床病期Ⅱのみであり,臨床病期Ⅲに対する有効性に関して有意差がなかった。このため,より進行期の対象に対しても有効な補助療法としてDCF(DTX+CDDP+5-FU)療法のfeasibility試験が施行され2011年ASCOで報告された[2]。毒性は許容範囲内であり,プロトコール治療関連死は認められず,治療完遂率は90.5%であり98%で手術が施行された。RRは64%,pCRは22%,追跡期間中央値15ヵ月での1年PFSは83%であった。この結果を受けてJCOGでは,術前治療としてのCF療法 vs. DCF療法 vs. CF療法+放射線療法(RT)の第Ⅲ相試験が計画されている。

COLUMN

発熱性好中球減少症

　抗悪性腫瘍薬を投与した際に，好中球数減少に伴って生じる発熱性疾患で，発熱性好中球減少症（febrile neutropenia：FN）とよぶ。抗悪性腫瘍薬の種類や投与時期・期間によって発熱時期は異なるが，38.3 ℃以上の発熱または 38 ℃以上の 1 時間以上継続する口腔内温で，好中球数 500/μL 未満または 1,000/μL 未満で 500/μL 未満になることが予測される場合と定義される。経験的な抗菌薬投与で対応する場合が多いが個々の患者状態や背景を考慮する。患者に感染予防の指導を行うとともに，シプロフロキサシン等の経口抗菌薬を使用することもあるが，その場合でも十分に観察できる体制を整備し，3 日経っても症状が改善しない場合や症状が悪化する場合等は医療機関に連絡を徹底するよう患者に伝える等，安易な使用は避けるべきである。菌の同定が最優先であるが，経験的な治療を施す際には，治療施設のアンチバイオグラム等もふまえ，適切に対処することが重要である。

食道がん

FP radiation（60 Gy）療法（JCOG レジメン）（入院）

投与順	薬剤名	投与量	投与経路	点滴時間	備考
1	アプレピタント	day 1：125 mg day 2～3：80 mg	p.o.	day 1：投与順2, 3開始時 day 2～3：朝食後	
2	グラニセトロン デキサメタゾン (p.300) 生理食塩液	1 mg 9.9 mg 50 mL	div（末梢側管）	15 min	day 2～4： 6.6 mg
3	5-FU (p.280) 生理食塩液	700 mg/m² 250 mL	div（末梢メイン）	24 h	
4	補正用塩化カリウム液 補正用硫酸マグネシウム液 生理食塩液	20 mEq 20 mEq 1,000 mL	div（末梢側管）	2 h	
5	D-マンニトール注射液20%	200 mL	div（末梢側管）	30 min	
6	CDDP (p.273) 生理食塩液	70 mg/m² 500 mL	div（末梢側管）	2 h	
7	生理食塩液	1,000 mL	div（末梢側管）	total で 24 h となるように調整	
8	ブドウ糖-電解質液（維持液） 生理食塩液	1,000 mL 1,000 mL	div（末梢側管）	total で 24 h となるように調整	
(—)	RT	2 Gy/Fr (計 60 Gy)			

投与順	薬剤名	投与量	投与経路	点滴時間	備考
1	アプレピタント	day 29：125 mg day 30～31：80 mg	p.o.	day 29：投与順2, 3開始時 day 30～31：朝食後	
2	グラニセトロン デキサメタゾン (p.300) 生理食塩液	1 mg 9.9 mg 50 mL	div（末梢側管）	15 min	day 30～32： 6.6 mg
3	5-FU (p.280) 生理食塩液	700 mg/m² 250 mL	div（末梢メイン）	24 h	
4	補正用塩化カリウム液 補正用硫酸マグネシウム液 生理食塩液	20 mEq 20 mEq 1,000 mL	div（末梢側管）	2 h	
5	D-マンニトール注射液20%	200 mL	div（末梢側管）	30 min	
6	CDDP (p.273) 生理食塩液	70 mg/m² 500 mL	div（末梢側管）	2 h	
7	生理食塩液	1,000 mL	div（末梢側管）	total で 24 h となるように調整	
8	ブドウ糖-電解質液（維持液） 生理食塩液	1,000 mL 1,000 mL	div（末梢側管）	total で 24 h となるように調整	
(—)	RT	2 Gy/Fr (計 60 Gy)			

適応患者
- 適応①食道がん Stage I（PS 0〜2）
- 適応②食道がん T4 or M1（Lym）（PS 0〜2）

（化学療法1コース目：day 1〜28）

1	2	3	4	5	〜	8-12	〜	15-19	〜	22-26	〜
125	80	80									
○	—6.6○	—6.6○	—6.6○								
○	○	○	○								
○											
○											
○											
○											
	○	○	○								
○	○	○	○			○		○		○	

（化学療法2コース目：day 29〜56）

29	30	31	32	33	〜	36-40	〜	56	
125	80	80							制吐薬
○	—6.6○	—6.6○	—6.6○						制吐薬
○	○	○	○						抗悪性腫瘍薬
○									ハイドレーション（腎障害予防）
○									利尿薬 ※フロセミドも適宜
○									抗悪性腫瘍薬
○									ハイドレーション
	○	○	○						ハイドレーション
○	○	○	○	○		○			放射線照射

【化学療法】
- 適応①：4週を1コースとして2コース繰り返す。
- 適応②：4週を1コースとして2コース繰り返す。化学放射線療法(CRT)終了後，FP療法(5-FU 800 mg/m²/日＋CDDP 80 mg/m²/日)(p.110)を2コース追加。

【放射線療法】
- 適応①，適応②：2Gy/Fr/日を day 1～5, 8～12, 15～19, 22～26, 29～33, 36～40 に照射(計60 Gy)

レジメン施行にあたって

- Stage I食道がんに対するCRTは，JCOG9708の結果から標準治療である手術と遜色のない結果であった。T4あるいはM1(Lym)食道がん症例に対しては，JCOG9516の結果よりCRTが標準治療である。
- 適応①の治療成績：72例のStage I (T1N0M0)食道扁平上皮癌を対象とした，FP療法と放射線の併用療法について有効性・安全性を評価したランダム化第Ⅱ相試験(JCOG9708)では，primary endpointである完全奏効割合は87.5％，4年生存率は80.5％，4年無病生存率は68％であった。Grade 4の毒性はみられなかった[1]。
- 適応②の治療成績：60例のT4またはM1(Lym)食道扁平上皮癌を対象とした，FP療法と放射線の併用療法について有効性・安全性を評価したランダム化第Ⅱ相試験(JCOG9516)において，overall RRは68.3％，MSTは305.5日，2年生存率は31.5％であった[2]。

レジメン施行中・施行後の注意点

- 適応①における減量・休止・中止等の目安

①減量・中止基準[1]

	検査値	減量・中止
CDDP	SCr値≧1.3 mg/dL	50％に減量
	SCr値≧2.0 mg/dL	中止
放射線療法	白血球数＜2,000/μL 血小板数＜50,000/μL Hb＜8.0 mg/μL	延期

①再開基準[1]

	検査値	再開
放射線療法	白血球数≧3,000/μL 血小板数≧75,000/μL Hb≧8.0 mg/μL	3週以内に基準値を満たせば再開

- 適応②における減量・休止・中止等の目安

②減量・中止基準[2]

	検査値	減量・中止
CDDP	SCr値≧1.3 mg/dL または CCr＜60 mL/min	50％に減量
	SCr値≧2.5 mg/dL または CCr＜40 mL/min	中止
放射線療法	白血球数≦2,000/μL 血小板数≦5,000/μL	延期

②再開基準[2]

	検査値	再開
放射線療法	白血球数≧3,000/μL	3週以内に基準値を満たせば再開
	血小板数≧75,000/μL	

- 食道がんStage I(適応①)における主な副作用は以下の通り(数字は％)[1]
  ①治療関連死・Grade 4の副作用はみられなかった。
  ②Grade 3の副作用発現率は白血球減少8，好中球減少2，血小板減少1，虚血性心疾患1，呼吸困難2.8

- 食道がん T4，M1(Lym)(適応②)における主な副作用は以下の通り(数字は％)[2]
  ①治療関連死3.3
  ②Grade 4以上の副作用発現率は血小板減少3.3，呼吸困難1.7，感染1.7

- 急性毒性への対策は以下の通り
  ①悪心・嘔吐：ガイドラインの高度催吐リスクに準じた予防処置を行い，悪心・嘔吐がみられ

た場合はメトクロプラミドやプロクロルペラジン等のD₂受容体遮断薬やアルプラゾラム等の追加投与を検討し，次コースの制吐療法(グラニセトロン→パロノセトロン等)を再検討
②食道炎：疼痛に対し，スクラルファート，メフェナム酸，アルギン酸ナトリウムの内服液や，オピオイド(経口・注射)の使用を検討。NSAIDs使用による腎機能障害に注意
※骨髄抑制，下痢，口腔粘膜障害，腎機能障害への対策は『食道がん　ネダプラチン＋5-FU療法』(p.108)を参照
- 遅発性有害事象への対策は以下の通り
  ①胸水，心嚢液貯留：呼吸苦や浮腫等の症状に注意し，長期的に経過を観察。
  ②肺臓炎：重篤化しやすい。咳嗽等の症状に注意し，長期的に経過を観察。ステロイドパルス療法等。

ワンポイントアドバイス

- 患者に対しては，以下の内容について指導
  ①腎機能障害：こまめな排尿を促す。
  ②食道炎：嚥下時痛には鎮痛薬の食前服用で対応。オピオイドの使用に際しては，便秘・悪心・眠気等の副作用に注意。
  ※下痢，口腔粘膜炎については『食道がん　ネダプラチン＋5-FU療法』(p.108)を参照。
- 放射線療法の副作用として，胸水・心嚢液の貯留や肺臓炎があり，重篤化しやすい。治療終了後も長期の注意深い経過観察が必要である。

> **Modify & Advance**
>
> StageⅠ食道がんに対して，現在，手術とCRTを比較する第Ⅲ相試験(JCOG0502)が進行中である。T4あるいはM1(Lym)食道がん症例に対して低用量CDDP併用の化学放射線療法(LDPF-RT)と標準量CDDP併用の化学放射線療法(SDPF-RT)とを比較した第Ⅱ/Ⅲ相試験(JCOG0303)[3]が行われたが，primary endpointであるOSでは有意差が認められず，有害事象においても両群間で差は認められなかった。この結果より，SDPF-RTが依然として標準治療と考えられる。

食道がん

FP radiation（50.4 Gy）療法（RTOG レジメン）（入院）

投与順	薬剤名	投与量	投与経路	点滴時間	備考
1	アプレピタント	day 1：125 mg day 2〜3：80 mg	p.o.	day 1：投与順2, 3開始時 day 2〜3：朝食後	
2	グラニセトロン デキサメタゾン（p.300） 生理食塩液	1 mg 9.9 mg 50 mL	div（末梢側管）	15 min	day 2〜4：6.6 mg
3	5-FU（p.280） 生理食塩液	1,000 mg/m² 250 mL	div（末梢メイン）	24 h	
4	補正用塩化カリウム液 補正用硫酸マグネシウム液 生理食塩液	20 mEq 20 mEq 1,000 mL	div（末梢側管）	2 h	
5	D-マンニトール注射液20%	200 mL	div（末梢側管）	30 min	
6	CDDP（p.273） 生理食塩液	75 mg/m² 500 mL	div（末梢側管）	2 h	
7	生理食塩液	1,000 mL	div（末梢側管）	totalで24hとなるように調整	
8	ブドウ糖-電解質液（維持液） 生理食塩液	1,000 mL 1,000 mL	div（末梢側管）	totalで24hとなるように調整	
（―）	RT	1.8 Gy/Fr （計50.4 Gy）			

投与順	薬剤名	投与量	投与経路	点滴時間	備考
1	アプレピタント	day 29：125 mg day 30〜31：80 mg	p.o.	day 29：投与順2, 3開始時 day 30〜31：朝食後	
2	グラニセトロン デキサメタゾン（p.300） 生理食塩液	1 mg 9.9 mg 50 mL	div（末梢側管）	15 min	day 30〜32：6.6 mg
3	5-FU（p.280） 生理食塩液	1,000 mg/m² 250 mL	div（末梢メイン）	24 h	
4	補正用塩化カリウム液 補正用硫酸マグネシウム液 生理食塩液	20 mEq 20 mEq 1,000 mL	div（末梢側管）	2 h	
5	D-マンニトール注射液20%	200 mL	div（末梢側管）	30 min	
6	CDDP（p.273） 生理食塩液	75 mg/m² 500 mL	div（末梢側管）	2 h	
7	生理食塩液	1,000 mL	div（末梢側管）	totalで24hとなるように調整	
8	ブドウ糖-電解質液（維持液） 生理食塩液	1,000 mL 1,000 mL	div（末梢側管）	totalで24hとなるように調整	
（―）	RT	1.8 Gy/Fr （計50.4 Gy）			

食道がん　119

適応患者
- 食道がん Stage Ⅱ，Ⅲ（PS 0〜2）

Ⅱ-4 食道がん

(化学療法1コース目：day 1〜28)

	1	2	3	4	5	〜	8-12	〜	15-19	〜	22-26	〜
	125	80	80									
	○	—6.6 ○	—6.6 ○	—6.6 ○								
	○	○	○	○								
	○											
	○											
	○											
	○											
		○	○	○								
	○	○	○	○	○		○		○		○	

(化学療法2コース目：day 29〜56)

	29	30	31	32	33	〜	36	37	38	〜	56	
	125	80	80									制吐薬
	○	—6.6 ○	—6.6 ○	—6.6 ○								制吐薬
	○	○	○	○								抗悪性腫瘍薬
	○											ハイドレーション（腎障害予防）
	○											利尿薬　※フロセミドも適宜
	○											抗悪性腫瘍薬
	○											ハイドレーション
		○	○	○								ハイドレーション
	○	○	○	○	○		○	○	○			放射線療法

（化学療法）4週を1コースとし4コース繰り返す。
（放射線療法）1.8 Gy/Fr/日を day 1〜5，8〜12，15〜19，22〜26，29〜33，36〜38 に照射（計50.4 Gy）。

レジメン施行にあたって

- 欧米では手術拒否患者を対象として化学放射線療法（CRT）が行われてきた。RTOG で根治的 CRT と放射線療法（RT）単独のランダム化比較試験（RTOG85-01）[1]が行われ，CRT 群の 5 年生存率は 26％，RT 単独群では 0％ で，非手術療法としては CRT が標準治療と考えられるようになった。
- その後，standard-dose（50.4 Gy）と high-dose（64.8 Gy）の CRT の比較試験（RTOG94-05）[2]が行われ，high-dose 群の成績が悪い傾向を示したことから，化学療法に 50.4 Gy を併用する CRT（RTOG レジメン）が標準と考えられている。
- T1-4，N0-1，M0 の食道扁平上皮癌または腺癌を対象とした CRT において，high-dose（64.8 Gy）と standard-dose（50.4 Gy）を比較したランダム化比較試験[2]（RTOG94-05）の結果を以下に示す。
  ⇒standard-dose 群の MST は 18.1 ヵ月，2 年 OS は 40％[2]，high-dose 群の MST は 13.0 ヵ月，2 年 OS は 31％。MST と 2 年 OS において両群間に有意差は認められず，治療関連死は high-dose 群で 11 人（10％），standard-dose 群で 2 人（2％）であり，high-dose 群で多く認められた。

レジメン施行中・施行後の注意点

- 減量・休止・中止等の目安
- 化学療法において，Grade 3 以上の毒性が観察された場合，開始を 1 週間延期。または，以下のように減量・延期。

【血液毒性】

day 1 における 白血球・血小板数	減量・延期
2,000/μL≦白血球数<3,000/μL または 75,000/μL≦血小板数<100,000/μL	5-FU と CDDP ともに 50％ 減量 放射線は継続
白血球数<2,000/μL または 血小板数<75,000/μL	回復まで化学療法と放射線ともに延期

インターバル期間中における 白血球・血小板数	減量・延期
白血球数<1,000/μL または 血小板数≦75,000/μL	5-FU と CDDP ともに 25％ 減量

【腎毒性】

CCr・SCr 値	減量・延期
55 mL/min≦CCr≦65 mL/min または 1.6 mg/100 mL≦SCr 値≦2 mg/100 mL	CDDP を 50％ 減量 放射線は継続
CCr<55 mL/min	回復まで CDDP と 5-FU ともに延期 放射線は継続

【口内炎】

口内炎	減量・延期
化学療法中 Grade 3 以上の口内炎	当該コースの 5-FU は投与中止 次コースから持続的に 5-FU 減量
インターバル中において Grade 3 以上の口内炎	持続的に 5-FU を 25％ 減量

- 放射線療法の急性毒性においては，Grade 3 以上の毒性発現で休止し，回復後再開。放射線療法と無関係な Grade 3 以上の毒性（口内炎，腎毒性，HFS）の場合は，化学療法は休止するが放射線療法は継続。
- 主な副作用は以下の通り（数字は％）[2]
  ①Grade 3 以上の急性毒性：71
  ②Grade 3 以上の遅発性有害事象：37
- 急性毒性，遅発性有害事象への対策は『食道がん　FP radiation（60 Gy）療法（JCOG レジメン）（入院）』（p.114）を参照。

■ ワンポイントアドバイス

- 患者に対しては，以下の内容について指導
  ① 腎機能障害：こまめな排尿を促す。
  ② 食道炎：嚥下時痛には鎮痛薬の食前服用で対応。オピオイドの使用に際しては，便秘・悪心・眠気等の副作用に注意。
  ※下痢，口腔粘膜炎については『食道がん　ネダプラチン＋5-FU 療法』(p.108)を参照。
- 放射線療法の副作用として，胸水・心囊液の貯留や肺臓炎があり，重篤化しやすい。治療終了後も長期の注意深い経過観察が必要である。

> **Modify & Advance**
> 臨床病期Ⅱ/Ⅲ(T4 を除く)食道がん患者を対象に，50.4 Gy，5-FU＋CDDP(1,000/75)併用化学放射線療法±救済治療(内視鏡的治療，外科切除術)の有効性と安全性を評価する第Ⅱ相試験(JCOG0909)が現在進行中である。

食道がん(pp.108～121)の文献

食道がん　ネダプラチン＋5-FU 療法
1) Muro K, et al: Proc Am Soc Clin Oncol 22: abstract 1112, 2003

食道がん　FP(5-FU＋CDDP)療法(入院)
1) Ando N, et al: Ann Surg Oncol 19: 68-74, 2012
2) Hara H, et al: J Clin Oncol 29: abstract 4060, 2011

食道がん　FP radiation(60 Gy)療法(JCOG レジメン)(入院)
1) Kato H, et al: Jpn J Clin Oncol 39: 638-643, 2009
2) Ishida K, et al: Jpn J Clin Oncol 34: 615-619, 2004
3) Shinoda M, et al: J Clin Oncol 28: abstract 4053, 2010

食道がん　FP radiation(50.4 Gy)療法(RTOG レジメン)(入院)
1) al-Sarraf M, et al: J Clin Oncol 15: 277-284, 1997
2) Minsky BD, et al: J Clin Oncol 20: 1167-1174, 2002

大腸がん

- 大腸がん　FOLFIRI（ℓ-LV＋5-FU＋CPT-11）療法 …………… 124
　　　　　　mFOLFOX6（ℓ-LV＋5-FU＋L-OHP）療法 …………… 126
　　　　　　mFOLFOX6（ℓ-LV＋5-FU＋L-OHP）＋BV 療法 ……… 130
　　　　　　5-FU＋ℓ-LV 療法（RPMI レジメン） ………………… 132
　　　　　　XELOX（CapeOX：カペシタビン＋L-OHP）療法 …… 134
　　　　　　XELOX（CapeOX：カペシタビン＋L-OHP）＋BV 療法 … 138
　　　　　　セツキシマブ療法 …………………………………… 140
　　　　　　CPT-11＋セツキシマブ療法 ………………………… 142
　　　　　　パニツムマブ療法 …………………………………… 144
- 文献 …………………………………………………………… 145

大腸がん

FOLFIRI（ℓ-LV＋5-FU＋CPT-11）療法

投与順	薬剤名	投与量	投与経路	点滴時間	備考
1	パロノセトロンパック デキサメタゾン (p.300)	0.75 mg/50 mL 6.6 mg	div（中心メイン）	15 min	
2	ℓ-LV (p.313) 生理食塩液	200 mg/m² 250 mL	div（中心側管）	2 h	
3	CPT-11 (p.286) 5％ブドウ糖液	180 mg/m²[※1] 250 mL	div（中心メイン）	2 h	
4	5-FU (p.280)	400 mg/m²	iv（急速静注）	ワンショット	
5	5-FU (p.280) 生理食塩液	2,400 mg/m² 150 mL	div（中心メイン）	46 h[※2]	

[※1] CPT-11 の保険承認用量は $150\,mg/m^2$
[※2] バクスターインフューザー LV5 を使用し，46 時間を目安に投与．

■ レジメン施行にあたって

- mFOLFOX6 療法と同様に在宅での持続点滴を可能にするため CV ポートの留置が必要．
- FOLFIRI 療法では CPT-11 を使用しているため，腸管麻痺，腸閉塞がある患者への投与は禁忌
- 一次治療に mFOLFOX6 療法と FOLFIRI 療法のどちらを選択するかは患者の状態を見極め，治療における患者の希望を十分考慮する必要がある．
- 化学療法前治療歴のない手術不能進行・再発大腸がん患者を対象に，FOLFIRI→FOLFOX6 と FOLFOX6→FOLFIRI の治療効果を比較した V308 試験[1]の結果を以下に示す．
  ⇒症例数 226 例．FOLFIRI 先行群の RR は 56％，PFS は 8.5 ヵ月，MST は 21.5 ヵ月であった[1]．

■ レジメン施行中・施行後の注意点

- 治療延期の目安：好中球が $1,500/\mu L$・血小板が $75,000/\mu L$ 以下または非血液毒性が持続→回復するまで延期．
- 減量の目安：下記の減量基準を参照

単位は mg/m²	5-FU（急速静注）[※①]	5-FU（持続静注）[※①]	CPT-11[※②]
初回投与量	400	2,400	180
レベル-1	300	2,000	150
レベル-2	200	1,600	120

[※①] 急速静注と持続静注投与量は，Grade 3 以上の毒性が発現した場合 1 レベルずつ減量．
[※②] Grade 2 以上の好中球減少，血小板減少症，下痢が発現した場合 $150\,mg/m^2$ へ投与量を減量[1]．Grade 4 の好中球減少，Grade 3 の下痢，Grade 3 から 4 の血小板減少症が発現した場合，上記の表に従い 1 レベルずつ減量（但し，減量は 2 段階まで可能）．

- 主な副作用は以下の通り[1]：Grade 3 以上の好中球減少症 22％ 以上，Grade 3 以上の下痢 13％ 以上
- 副作用への対策は以下の通り
  ①下痢：早発性下痢に対して，抗コリン薬（アトロピン）を投与．発症例では，次コースでの前投薬の検討．遅発性下痢では，止瀉薬（ロペラミド）の投与と脱水予防対策を行う．
  ②悪心・嘔吐：コントロール不良時は，1）追加の制吐薬（プロクロルペラジンやメトクロプラミド等の D_2 受容体遮断薬の使用）の使用[2]．
  ③口腔粘膜障害：口内炎予防として，口腔ケアやアズレンスルホン酸 Na の含嗽剤，対症療法

適応患者
- 治癒切除不能な進行・再発大腸がん。原則として PS 2 まで

1	~	7	8	~	14	
○						制吐薬
○						5-FU の効果増強
○						抗悪性腫瘍薬
○						抗悪性腫瘍薬
○						抗悪性腫瘍薬

2 週を 1 コースとして PD になるまで繰り返す。

としてステロイド軟膏の使用。

■ ワンポイントアドバイス

- 患者に対しては,以下の内容について指導
  ①骨髄抑制:抗悪性腫瘍薬を投与してから 7~10 日目は白血球が最低値(nadir)となるため,感染予防対策としてうがいや手洗いを励行。
  ②下痢:水様便の場合にはロペラミドを内服。1 回 1 mg から開始し,改善しない場合には 1 回 2 mg に増量。2 時間おきに追加投与可能。脱水予防のため飲水を促す。
- CPT-11 の活性代謝物である SN-38 は,肝臓で UGT1A1 によってグルクロン酸抱合を受け SN-38G に変換され胆汁中に排泄され,解毒される。UGT1A1 の 2 つの遺伝子多型(UGT1A1 *6, UGT1A1*28)について,いずれかをホモ接合体(UGT1A1*6/*6, UGT1A1*28/*28)またはいずれもヘテロ接合体(UGT1A1*6/*28)としてもつ患者では,UGT1A1 のグルクロン酸抱合能が低下し,SN-38 の代謝が遅延することにより,好中球減少の発現の可能性が高くなることも報告されているため,十分注意する[IF]。本邦でも 2008 年 11 月に UGT1A1 の遺伝子多型判定検査が保険適用となっており(インベーダー UGT1A1 アッセイ),骨髄抑制発現時の減量または投与間隔の調節の参考にすることができる[3]。
- CPT-11 の下痢は,早発性および遅発性の下痢が知られている。早発性の下痢では,消化管の副交感神経が刺激され,蠕動運動が亢進し下痢が起こる(コリン作動性)。遅発性の下痢では,化学療法剤投与後数日から 2 週間経ってから発症し,主に本剤の活性代謝物(SN-38)による腸管粘膜障害に基づくものと考えられている。

> **Modify & Advance**
> FOLFIRI 療法の国際標準量(CPT-11 180 mg/m^2)に準拠した第Ⅰ/Ⅱ相試験が日本でも行われ,UGT1A1 遺伝子の多型のない患者では安全に投与できることが確認された[IF]。この結果より,UGT1A1 遺伝子多型のない患者においては初回より CPT-11 180 mg/m^2 での投与が薦められる。一方,ホモ接合体あるいは UGT1A1*6 と UGT1A1*28 の変異をもつ患者では投与レベルを 2 段階下げた CPT-11 120 mg/m^2 での投与開始が望ましい。

大腸がん

mFOLFOX6(ℓ-LV＋5-FU＋L-OHP)療法

投与順	薬剤名	投与量	投与経路	点滴時間	備考
1	パロノセトロンバッグ デキサメタゾン(p. 300)	0.75 mg/50 mL 6.6 mg	div(中心メイン)	15 min	
2	ℓ-LV(p. 313) 生理食塩液	200 mg/m^2 250 mL	div(中心側管)	2 h	
2	L-OHP(p. 276) 5％ブドウ糖液※1	85 mg/m^2 250 mL	div(中心メイン)	2 h	
3	5-FU(p. 280)	400 mg/m^2	iv(急速静注)	ワンショット	
4	5-FU(p. 280) 生理食塩液	2,400 mg/m^2 150 mL	div(中心メイン)	46 h※2	

※1 塩化物含有溶液により分解するため，生理食塩液等の塩化物を含む輸液との配合を避ける[IF]。
※2 バクスターインフューザーLV5を使用し，46時間を目安に投与。

■ レジメン施行にあたって

- FOLFOX4療法でのde Gramont療法を簡略化したFOLFOX6療法は，L-OHPが100 mg/m^{2}であった。臨床では，2週間間隔の投与を維持しやすくL-OHPが保険承認用量の85 mg/m^{2}でもあるmFOLFOX6が定着した。
- StageⅡ/Ⅲ結腸がんの術後化学療法として5-FU＋LV療法とFOLFOX療法との治療効果を比較した結果[1]を以下に示す。
  ⇒5-FU＋LV療法の6年OSは76％，5年DFS 67.4％であり，FOLFOX療法の6年OSは78.5％，5年DFSは73.3％であった。
- 化学療法前治療歴のない手術不能進行・再発大腸がん患者226例を対象に，FOLFOX6→FOLFIRIとFOLFIRI→FOLFOX6の治療効果を比較したV308試験[2]の結果を以下に示す。
  ⇒FOLFOX6先行群のRRは54％，PFSは8ヵ月，MSTは20.6ヵ月であった。

■ レジメン施行中・施行後の注意点

- 治療延期の目安：Grade 1以上の好中球減少・血小板が75,000/μL以下または非血液毒性が持続→回復するまで延期。
- 治療中止の目安：有痛性の神経毒性またはGrade 3の神経毒性が発症した場合，L-OHPを中止[1]。
- 減量の目安：下記の減量基準を参照。

単位は mg/m^2	5-FU(急速静注)※①	5-FU(持続静注)※①	L-OHP※②
初回投与量	400	2,400	85
レベル-1	300	2,000	65
レベル-2	200	1,600	50

※① 急速静注と持続静注投与量は，Grade 3以上の毒性が発現した場合1レベルずつ減量。
※② Grade 4の好中球減少，Grade 3の下痢，Grade 3から4の血小板減少症，Grade 2の神経障害が発現した場合，1レベルずつ投与量を減量[2](但し，減量は2段階まで可能)。

- 主な副作用は以下の通り[1]
  ① Grade 3の神経毒性 30％以上。
  ② Grade 3以上の好中球減少と血小板減少 40％以上。
  ③ Grade 3以上の過敏性反応 7％以上。
  ④ 7～10日目は白血球が最低値(nadir)となる。

適応患者
- 術後化学療法(Stage Ⅲ)
- 治癒切除不能な進行・再発大腸がん
※いずれも原則としてPS 2まで

	1	~	7	8	~	14	
	○						制吐薬
	○						5-FUの効果増強
	○						抗悪性腫瘍薬
	○						抗悪性腫瘍薬
	○						抗悪性腫瘍薬

(術後化学療法)術後8週間以内に開始。2週を1コースとして12コースを繰り返す。
(治癒切除不能な進行・再発大腸がん)2週を1コースとしてPDになるまで繰り返す。

- 副作用への対策は以下の通り
  ①神経障害：神経障害がGrade 2に達したらL-OHPを休止。その後はsimplified de Gramont療法を維持治療として継続し，神経障害がGrade 1以下に回復したところで病状を確認のうえL-OHPの再開を検討(Stop & Go Strategy)[3]。
  ②過敏性反応：L-OHPによる影響が考えられる。L-OHPの前投与としてステロイド(速効性のステロイド)，抗ヒスタミン薬，アドレナリン(皮下投与)を予防投与[4]。またはL-OHPの点滴時間を6時間に延長。
  ※悪心・嘔吐，口腔粘膜障害への対策は『大腸がん　FOLFIRI(ℓ-LV＋5-FU＋CPT-11)療法』(p.124)を参照。

ワンポイントアドバイス
- 患者に対しては，以下の内容について指導
  ①神経障害：寒冷刺激を避ける。
  ②骨髄抑制：感染予防対策として，うがいや手洗いを励行。
  ③過敏性反応：投与中に発疹や瘙痒感，咽頭喉頭感覚異常の症状が発現する可能性があることを予め情報伝達し，症状出現時はすぐに医療スタッフへ連絡。
- L-OHP注射液：生理食塩液とL-OHPの接触によるL-OHPの分解は短時間(3時間後でも10％の低下)であれば起こらない[5]という報告がある。
- 神経障害：末梢神経症状の悪化や回復遅延が認められると，手や足等がしびれて文字を書きにくい，ボタンをかけにくい等の感覚性の機能障害〔海外ではL-OHPの累積投与量850 mg/m^{2}で10％(うちGrade 3以上は2.3％)，1,020 mg/m^{2}で20％に認められたと報告されている〕が現れることがある。

Modify & Advance
Stop & Go Strategy：FOLFOX7を6コース投与した後L-OHPをいったん休薬し，その後12コース経過するか増悪した際に再導入する方法によって，効果を落とさず神経毒性を有意に軽減することが示された(OPTIMOX1試験)。その後維持療法の必要性についても検討され，L-OHPの休薬期間中もそれ以外の薬剤による維持療法は必要とされている(OPTIMOX2試験)。計画的にL-OHPを休薬することにより，副作用を軽減し治療効果が得られると考えられる。

COLUMN

抗悪性腫瘍薬による末梢神経障害

　微小管に作用を及ぼすビンカアルカロイド，タキサン系，エリブリンメシル酸塩，ボルテゾミブや，白金製剤等により，指先の感覚や刺激感，筋肉痛，力が入りにくい等の末梢神経障害を生じる。神経細胞や末梢神経細胞中に存在する微小管に抗悪性腫瘍薬が作用することによると考えられている。軸索障害とされるタキサン系薬剤やビンカアルカロイドによる末梢神経障害は回復が見込めるが，神経細胞体障害である白金系薬剤によるものは回復が悪いとされている。

　薬剤によって発現する状況が異なり，また個人差が大きい。圧力のかかる履物，靴下の着用を回避するほか，手足を保温することによって冷感やしびれ感を緩和することができる。冷たいものに触れることで誘発される場合もあるので，患者指導を行う。

　症状緩和等の目的で用いられる薬剤にはプレガバリン，オピオイドなどがあるが，有効性についての十分な検証はされていない。デュロキセチンは，白金系薬剤に対する効果が示されたが，タキサン系薬剤に対する効果を示すことができなかった。

大腸がん

mFOLFOX6（ℓ-LV＋5-FU＋L-OHP）＋BV療法

投与順	薬剤名	投与量	投与経路	点滴時間	備考
1	BV（p. 308） 生理食塩液	5 mg/kg 50 mL	div（中心メイン）	10 min[※1]	
2	パロノセトロンバッグ デキサメタゾン（p. 300）	0.75 mg/50 mL 6.6 mg	div（中心メイン）	15 min	
3	ℓ-LV（p. 313） 生理食塩液	200 mg/m² 250 mL	div（中心側管）	2 h	
3	L-OHP（p. 276） 5％ブドウ糖液	85 mg/m² 250 mL	div（中心メイン）	2 h	
4	5-FU（p. 280）	400 mg/m²	iv（急速静注）	ワンショット	
5	5-FU（p. 280） 生理食塩液	2,400 mg/m² 150 mL	div（中心メイン）	46 h[※2]	

[※1] 添付文書での投与時間は「ベバシズマブの初回投与は90分で行い，infusion reactionがなければ以後60分→30分とする」。
[※2] バクスターインフューザーLV5を使用し，46時間を目安に投与。

■ レジメン施行にあたって

- 当初，切除不能進行・再発大腸がんに対する一次治療としてFOLFOX4とL-OHP＋カペシタビン（XELOX）のランダム化比較試験（NO16966試験）が行われていたが，試験実施中にBVが使用可能になったため，2×2 factorial designに変更された[1]。
  ⇒FOLFOX4/XELOX群とFOLFOX4/XELOX＋BV群の比較では，PFSは各々8.0ヵ月，9.4ヵ月であり，L-OHPベースの化学療法へのBVの併用効果が証明された。
- また，FOLFOX＋BVの二次治療としての効果を検証するために，CPT-11および5-FUによる前治療歴がある患者を対象としてFOLFOX 4群，FOLFOX 4＋BV 10 mg/kg群，およびBV単独群を設定したランダム化比較試験（E3200試験）が実施された。BV単独群には有効性が認められなかったため登録は中止され，FOLFOX 4とFOLFOX 4＋BV群が比較された。
  ⇒両群のMSTは各々10.8ヵ月，12.9ヵ月であり，二次治療においてもFOLFOXへのBVの上乗せ効果が認められた[2]。

■ レジメン施行中・施行後の注意点

- BV：直近の大手術から4週経過していない場合や過去6ヵ月以内の動脈性血栓塞栓症の既往のある65歳以上の高齢者では，それぞれの創傷治癒遅延や動脈性血栓塞栓症再発のリスクのため併用を控えることが望ましい。
- Grade 1以上の好中球減少，血小板が75,000/μL以下または非血液毒性が持続→回復するまで延期。
- 有痛性の神経毒性またはGrade 3の神経毒性が発症した場合，L-OHPを中止。
- 減量の目安：『大腸がん　mFOLFOX6（ℓ-LV＋5-FU＋L-OHP）療法』（p. 126）に記載の減量基準を参照。
- 主な副作用は以下の通り[3]
  ①Grade 3以上の好中球減少 40％以上
  ②Grade 3以上の高血圧 7％
  ③Grade 3以上の過敏性反応 1％
- 副作用への対策は以下の通り
  ①infusion reaction：過敏症状が認められた場合は本剤の投与を中断し，薬物治療（アドレナリン）。

適応患者 ・切除不能進行・再発大腸がん。原則としてPS 2まで

1	~	7	8	~	14	
○						抗悪性腫瘍薬
○						制吐薬
○						5-FUの効果増強
○						抗悪性腫瘍薬
○						抗悪性腫瘍薬
○						抗悪性腫瘍薬

2週を1コースとしてPDになるまで繰り返す。

②高血圧：定期的に血圧を測定し，Grade 2の血圧上昇を認めたときは，経口降圧薬を開始[4]。
③蛋白尿：BVを使用している患者30~40%に出現し，コース毎に尿定性検査を行う必要がある。Grade 3以上になることはまれ（約1%）であり，BVを休止することで改善。
④創傷治癒遅延：手術前後4週間はBVの投与を避ける。ポート挿入等の小手術は可能。
※悪心・嘔吐への対策は『大腸がん FOLFIRI（ℓ-LV＋5-FU＋CPT-11）療法』(p.124)を参照。

ワンポイントアドバイス

・患者に対しては，以下の内容について指導
　①高血圧：定期的に血圧を測定し，血圧上昇時は経口降圧薬による治療を行う。BV投与開始後どの時期でも出現しうるため，頭痛，吐き気等の自覚症状が発現した場合，主治医に連絡
　②出血：BVにより鼻血や歯肉，腟等の粘膜から軽度の出血がみられることがある。10~15分経っても止まらない場合は主治医に連絡。
　③過敏性反応：投与中に発疹や瘙痒感，咽頭喉頭感覚異常の症状が発現する可能性があることを予め情報伝達し，症状出現時はすぐに医療スタッフへ連絡。
※骨髄抑制に関しては『大腸がん FOLFIRI（ℓ-LV＋5-FU＋CPT-11）療法』(p.124)を参照。

Modify & Advance

Memorial Sloan-Kettering Cancer Centerからは，初回からBVを0.5 mg/kg/minの速度で投与していく方法と投与時間を回数毎に短くしていく方法と比較してもinfusion reactionが発生する頻度は変わらなかったとの報告がある[4]。
この結果に基づき，当院（外来）においてもBVを0.5 mg/kg/min（5 mg/kgの場合，10分）の投与速度で行っている。

大腸がん

5-FU＋ℓ-LV療法（RPMIレジメン）

投与順	薬剤名	投与量	投与経路	点滴時間	備考
1	ℓ-LV（p.313） 生理食塩液	250 mg/m² 250 mL	div（末梢メイン）	2 h	
2	グラニセトロン デキサメタゾン（p.300） 生理食塩液	1 mg 6.6 mg 50 mL	div（末梢側管）	15 min	
3	5-FU（p.280） 生理食塩液	600 mg/m²※1 10 mL	div（末梢側管）	5 min	ℓ-LV開始1 h後

※1 Stage Ⅲ大腸がん術後化学療法として用いる場合は，5-FUの用量を500 mg/m²とする[1]。

■ レジメン施行にあたって

- 5-FU＋LV療法にはいくつかの投与方法があるが，日本ではRPMI（Roswell Park Memorial Institute）法の週1回投与方法が保険の承認用法であったことから，de Gramont法が承認されるまで汎用されていた。
- 術後化学療法における，5-FU＋LV（RPMI）と経口抗悪性腫瘍薬（UFT＋LV，カペシタビン）の同等性が報告されている。
- Stage Ⅱ/Ⅲ大腸がん患者に対して，UFT＋LVと5-FU＋LV（RPMI）を比較した試験[2]の結果を以下に示す。
  ⇒全体の5年生存率はUFT＋LV群で78.5％，5-FU＋LV群では78.7％と同等であった。Stage ⅡではUFT＋LV群が88.4％，5-FU＋LV群では87.0％，Stage ⅢでもUFT＋LV群が69.6％，5-FU＋LV群では71.5％であった。5-FU＋LV群のDFSは3年で74.5％，5年で68.2％であった[2]。対照群（UFT＋LV群）のDFSは3年で74.5％，5年で67％であった。

■ レジメン施行中・施行後の注意点

- 減量・休止・中止等の目安：白血球＞4,500/μL，血小板＞150,000/μL，BUN≦25 mg/dL，SCr＞1.5 mg/dL，T-Bil＜2 mg/dLを適格患者とし，T-Bil 5.0 mg/dL以下の場合は投与中止[3]IF)
- 主な副作用は以下の通り（数字は％）[2]
  ① Grade 3以上の下痢 28.5
  ② Grade 3以上の悪心 7.4
  ③ 嘔吐 6.7
- 副作用への対策は以下の通り
  ① 下痢：5-FUの用量規制因子。整腸剤（ビオフェルミンR）や止瀉薬（ロペラミド）を使用。
  ② 口腔粘膜障害：5-FUの用量規制因子。口内炎予防として，口腔ケアやアズレンスルホン酸Naの含嗽剤，対症療法としてステロイド軟膏の使用。
  ③ HFS：手掌や足底の紅斑，腫脹，ほてり，知覚過敏等がみられ，重症化すると水疱やびらんを形成し，日常生活に支障をきたす。保湿剤（ヘパリン類似物質含有軟膏等）の塗布方法を指導し，治療開始から積極的に使用することを推奨[4]。
  ※悪心・嘔吐への対策は『大腸がん FOLFIRI（ℓ-LV＋5-FU＋CPT-11）療法』（p.124）を参照。

■ ワンポイントアドバイス

- 患者に対しては，以下の内容について指導
  ① HFS：予防的に用いる保湿剤の使用方法や，日常生活で注意すべき事項（日焼けの予防，石

適応患者 ・大腸がんの術後化学療法

1	~	8	~	15	~	22	~	29	~	36	~	43	~	50	~	56	
○		○		○		○		○		○							5-FUの効果増強
○		○		○		○		○		○							制吐薬
○		○		○		○		○		○							抗悪性腫瘍薬

6週連続, 2週間休薬を1コースとして3コース繰り返す[2]。

鹼を用いるときは皮膚に刺激のないもの等)を説明し, 患者の生活様式に応じた指導を行う。
②色素沈着：手足あるいは全身の皮膚, 爪等にみられる。直射日光でさらに強まる傾向があるため紫外線対策等を指導。
※骨髄抑制, 下痢に関しては『大腸がん　FOLFIRI(ℓ-LV＋5-FU＋CPT-11)療法』(p.124)を参照。

Modify & Advance
欧米での臨床試験の結果からStage Ⅲの大腸がんに対する術後補助化学療法はFOLFOX療法あるいはXELOX(CapeOX)療法が標準的と考えられている。しかし, L-OHPには神経毒性があるため, 希望されない場合や国内外の手術成績の差を考慮し, 5-FU＋LV, UFT＋LV, カペシタビンを検討する。Stage Ⅱに対しては一般的に推奨されていないが, high risk群に対しては考慮される場合がある。CPT-11や分子標的薬は臨床試験の結果から術後化学療法には用いられない。

大腸がん

XELOX(CapeOX：カペシタビン＋L-OHP)療法

投与順	薬剤名	投与量	投与経路	点滴時間	備考
1	パロノセトロンバッグ デキサメタゾン (p. 300)	0.75 mg/50 mL 6.6 mg	div(末梢メイン)	15 min	
2	L-OHP (p. 276) 5％ブドウ糖液	130 mg/m² 500 mL	div(末梢メイン)	2 h	
3	カペシタビン※ (p. 283)	2,000 mg/m² (1回 1,000 mg/m²，1日2回)	p.o.		朝・夕食後

※ワンポイントアドバイス参照。

■ レジメン施行にあたって

- カペシタビンはフッ化ピリミジン系の経口抗悪性腫瘍薬であり，体内で5-FUに変換され抗腫瘍効果を発揮する。このカペシタビンとL-OHPの併用療法をXELOX療法，あるいはCapeOX療法とよんでいる。FOLFOX療法と異なり，XELOX療法ではHFS，下痢と末梢神経障害が特徴的な毒性として問題となる。
- Stage Ⅲ結腸がん患者1,886人を対象に，XELOXとbolus 5-FU＋LVを比較した結果，5年DFSがXELOX群66.1％，5-FU＋LV群59.8％であり，DFSはXELOX群において有意に優れていた(HR＝0.80, 95％CI：0.69～0.93，p＝0.0045)。また，5年OSはXELOX群77.6％，5-FU＋LV群74.2％で，XELOX群において良好な傾向にあった[1]。
- 切除不能進行・再発大腸がん患者を対象に，FOLFOX4/XELOX群とFOLFOX4/XELOX＋ベバシズマブ(BV)群を比較した結果，PFSは，FOLFOX4/XELOX群8.0ヵ月，FOLFOX4/XELOX＋BV群9.4ヵ月とFOLFOX4/XELOX＋BV群が有意に良好であった。またOSは，FOLFOX4/XELOX群19.9ヵ月，FOLFOX4/XELOX＋BV群は，21.3ヵ月(HR＝0.89, 95％CI：0.76～1.03，p＝0.0769)であった[2]。

■ レジメン施行中・施行後の注意点

- カペシタビンの減量・休薬の目安：以下の表に準じ減量または投与中止の検討を行う[IF]。

CTCAE v3.0 または v4.03 による毒性のGrade判定		治療期間中の処置	治療再開時の投与量
Grade 1		休薬・減量不要	減量不要
Grade 2	初回発現	Grade 0～1 に軽快するまで休薬	減量不要
	2回目発現	Grade 0～1 に軽快するまで休薬	減量段階1
	3回目発現	Grade 0～1 に軽快するまで休薬	減量段階2
	4回目発現	投与中止・再投与不可	—
Grade 3	初回発現	Grade 0～1 に軽快するまで休薬	減量段階1
	2回目発現	Grade 0～1 に軽快するまで休薬	減量段階2
	3回目発現	投与中止・再投与不可	—
Grade 4	初回発現	投与中止・再投与不可あるいは治療継続が患者にとって望ましいと判定された場合は，Grade 0～1 に軽快するまで投与中断	減量段階2

減量時の投与量(1回用量)

体表面積	1回用量	
	減量段階1	減量段階2
BSA＜1.41 m²	900 mg	600 mg
1.41 m²≦BSA＜1.51 m²	1,200 mg	
1.51 m²≦BSA＜1.81 m²		900 mg
1.81 m²≦BSA＜2.11 m²	1,500 mg	
2.11 m²≦BSA		1,200 mg

適応患者
- 大腸がんの術後化学療法
- 治癒切除不能進行・再発大腸がん

1	～	7	8	～	14	15	～	21	
○									制吐薬
○									抗悪性腫瘍薬
1,000 1,000	1,000 1,000	1,000 1,000	1,000 1,000	1,000 1,000	1,000 1,000				抗悪性腫瘍薬

(術後化学療法)3週を1コースとして8コース繰り返す。
(治癒切除不能な進行・再発大腸がん)3週を1コースとしてPDになるまで繰り返す。

- L-OHPの減量・治療延期の目安：末梢神経障害の重篤度に準じて投与中止または減量を行う[IF]。
  ① Grade 2以上：減量または休薬。
  ② Grade 3以上：中止。
- 主な副作用は以下の通り（数字は％）[3]：神経障害 100（Grade 3：17），HFS 67（Grade 3：17），下痢 67
- 副作用への対策は以下の通り
  ① 神経障害：冷たいものに触れることを避ける。神経障害がGrade 2に達したらL-OHPを減量または休止，Grade 3の神経障害が発現した場合はL-OHPを休止。休止後は，simplified de Gramont療法を維持治療として継続し神経障害がGrade 1以下に回復したところで病状を確認のうえL-OHPの再開を検討[4]。
  ② HFS：カペシタビンの用量規制因子であり，治療開始時からの保湿が症状の発現を遅らせ，重症化を減らすという報告があり，保清・保湿を心がける。
  ③ 下痢：症状の発現時，整腸剤（ビオフェルミンR）の服用を開始。水様性の下痢が続くときには，止瀉薬（ロペラミド）を1回1～2mg服用する。

ワンポイントアドバイス

- 患者に対しては，以下の内容について指導
  ① HFS：重症化すると水疱やびらんを形成し，日常生活に支障をきたす。保湿剤で予防し，手掌や足底の紅斑，腫脹，ほてり，知覚過敏等がみられた場合はステロイド含有軟膏を塗布[5]。
  ② 骨髄抑制：抗悪性腫瘍薬を投与してから7～10日目は白血球が最低値(nadir)となる。感染予防対策。
- 神経毒性：末梢神経症状の悪化や回復遅延が認められると，感覚性の機能障害（外国ではL-OHPの累積投与量 850 mg/m² で10%（うちGrade 3以上は2.3%），1,020 mg/m² で20%に認められたと報告されている）が現れることがあるので，減量，休薬，中止等の適切な処置を行う[IF]。
- カペシタビン：TS-1投与中および投与中止後7日以内の服用は，早期に重篤な血液障害や下痢，口内炎等の消化管障害等が発現するおそれがある[IF]。
- カペシタビン：添付文書では体表面積あたりでの投与量（術後化学療法および治癒切除不能進行・再発大腸がん）が異なる（海外の臨床試験では同じ量）（添付文書の投与量は次の表を参照）[IF]。

術後化学療法

体表面積	1回用量
BSA<1.33 m²	1,500 mg
1.33 m²≦BSA<1.57 m²	1,800 mg
1.57 m²≦BSA<1.81 m²	2,100 mg
1.81 m²≦BSA	2,400 mg

治癒切除不能な進行・再発大腸がん

体表面積	1回用量
BSA<1.36 m²	1,200 mg
1.36 m²≦BSA<1.66 m²	1,500 mg
1.66 m²≦BSA<1.96 m²	1,800 mg
1.96 m²≦BSA	2,100 mg

Modify & Advance

L-OHP末梢静脈投与に伴う血管痛に対して，希釈液である5%ブドウ糖液注を250 mL→500 mLに増量し対応している。

COLUMN

抗悪性腫瘍薬による皮膚症状

　ある種の殺細胞性の抗悪性腫瘍薬，分子標的薬により，皮疹・発疹・紅斑，色素沈着，乾燥，瘙痒感，爪囲炎，手足症候群といった幅広い皮膚症状を生じる。皮膚症状の機序は解明されていないが，脱毛や血液障害と同様に，皮膚は細胞分裂が活発な組織であるために，角質層が薄くなってバリア機能が低下することが一因と考えられている。

　発疹や皮疹ではステロイド外用剤，乾燥では保湿剤といった対症療法を行う。手足症候群では刺激部位に異常感覚，炎症，乾燥等多彩な症状を伴う。予め刺激を避け，手足を冷却することで一定の症状を抑えることができることがわかってきている。

　STEPP 試験および J-STEPP 試験では，パニツムマブ治療患者において，保湿剤およびステロイド，日焼け止めといった外用剤に加え，ミノサイクリンを予防投与した群で，対症療法群に対して皮膚障害発現までに期間が延長し，重篤化が緩和された。

大腸がん

XELOX(CapeOX：カペシタビン＋L-OHP)＋BV 療法

投与順	薬剤名	投与量	投与経路	点滴時間	備考
1	BV(p. 308) 生理食塩液	7.5 mg/kg 50 mL	div(末梢メイン)	15 min[※2]	
2	パロノセトロンバッグ デキサメタゾン(p. 300)	0.75 mg/50 mL 6.6 mg	div(末梢メイン)	15 min	
3	L-OHP(p. 276) 5％ ブドウ糖液	130 mg/m^2 500 mL	div(末梢メイン)	2 h	
4	カペシタビン[※1](p. 283)	2,000 mg/m^2 (1 回 1,000 mg/m^2，1 日 2 回)	p. o.		朝・夕食後

[※1] 1 回量は以下に準ずる(治癒切除不能な進行・再発大腸がん)。
BSA＜1.36 m^2：1,200 mg，1.36 m^2≦BSA＜1.66 m^2：1,500 mg，1.66 m^2≦BSA＜1.96 m^2：1,800 mg，1.96 m^2≦BSA：2,100 mg
[※2] BV の投与速度については『大腸がん mFOLFOX6(ℓ-LV＋5-FU＋L-OHP)＋BV 療法』(p. 130)を参照。

■ レジメン施行にあたって

- 切除不能進行大腸がん患者を対象に，FOLFOX4/XELOX 群と FOLFOX4/XELOX＋BV 群を比較した NO16966 試験[1]の結果を以下に示す。
  ⇒primary endpoint である PFS は，FOLFOX4/XELOX 群 8.0 ヵ月，FOLFOX4/XELOX＋BV 群 9.4 ヵ月（HR＝0.83，p＝0.0023）であり，BV 併用群の優越性が示された。
  また，secondary endpoint である OS は，FOLFOX4/XELOX 群 19.9 ヵ月，FOLFOX4/XELOX＋BV 群は，21.3 ヵ月（HR＝0.89，95％ CI：0.76－1.03，p＝0.0769）であった[1]。

■ レジメン施行中・施行後の注意点

- BV 併用の可否：直近の大手術から 4 週経過していない場合や過去 6 ヵ月以内の動脈性血栓塞栓症の既往のある 65 歳以上の高齢者では，それぞれの創傷治癒遅延や動脈性血栓塞栓症再発のリスクのため併用を控えることが望ましい[2]。
- カペシタビンの減量・休薬の目安：『大腸がん XELOX(CapeOX：カペシタビン＋L-OHP)療法』(p. 134)を参照。
- L-OHP の減量・治療延期の目安：『大腸がん XELOX(CapeOX：カペシタビン＋L-OHP)療法』(p. 134)を参照。
- 主な副作用は以下の通り(数字は％)[3]：神経障害 93(Grade 3 以上 17)，HFS 78(Grade 3 以上 2)，下痢 55(Grade 3 以上 3)
- 副作用への対策は以下の通り
  ①高血圧：定期的に血圧を測定し，Grade 2 の血圧上昇を認めたときは，経口降圧薬を開始[1]。
  ②蛋白尿：BV 療法を使用している患者の 30〜40％ に出現し，コース毎に尿定性検査を行う必要がある。尿蛋白定性 2＋ で休薬，1＋ 以下に回復したら再開。Grade 3 以上になることはまれ(約 1％)である。
  ※神経障害，HFS については『大腸がん XELOX(CapeOX：カペシタビン＋L-OHP)療法』(p. 134)を参照。

■ ワンポイントアドバイス

- 患者に対しては，以下の内容について指導
  ①HFS：重症化すると水疱やびらんを形成し，日常生活に支障をきたす。保湿剤での予防，手

適応患者
- 治癒切除不能進行・再発大腸がん

1	~	7	8	~	14	15	~	21	
○									抗悪性腫瘍薬
○									制吐薬
○									抗悪性腫瘍薬
1,000 1,000	1,000 1,000	1,000 1,000	1,000 1,000	1,000 1,000	1,000 1,000				抗悪性腫瘍薬

3週を1コースとしてPDになるまで繰り返す。

掌や足底の紅斑, 腫脹, ほてり, 知覚過敏等がみられた場合はステロイド含有軟膏塗布[3]。
②高血圧：BV投与開始後どの時期でも出現しうる。普段の血圧より20 mmHg上昇で連絡。
③出血：鼻血や歯肉, 腟等の粘膜から軽度の出血で10~15分経っても止まらない場合は連絡。
※神経毒性に関しては『大腸がん　XELOX(CapeOX：カペシタビン+L-OHP)療法』(p.134)を参照。

Modify & Advance

ドイツを中心とした臨床試験グループで, BVを使用した一次治療に抵抗性となった後に二次治療でもBVを継続投与し続ける有効性について検討するランダム化第Ⅲ相試験(ML18147)が実施されている。

大腸がん

セツキシマブ療法

投与順	薬剤名	投与量	投与経路	点滴時間	備考
1	デキサメタゾン(p. 300) 生理食塩液	6.6 mg 50 mL	div (末梢メイン)	15 min	
2	$d\ell$-クロルフェニラミンマレイン酸塩 生理食塩液	10 mg 50 mL	div (末梢メイン)	15 min	
3	セツキシマブ(p. 307) 生理食塩液	400 mg/m² 500 mL	div (末梢メイン)	初回:2 h 2回目以降:1 h	2回目以降: 250 mg/m² 2回目以降: 250 mL

■ レジメン施行にあたって

- フッ化ピリミジン系,CPT-11,L-OHP の全てに抵抗性の転移性大腸がんを対象としたセツキシマブ(Cetu)療法群と BSC 群との第Ⅲ相比較試験(NCIC-CTG CO.17)では OS,PFS,RR において Cetu 療法群が有意に優れた結果であり,三次治療での Cetu の有用性が示された[1]。NCIC-CTG CO.17[1]の結果を以下に示す。
  ⇒572 人を対象に,Cetu+BSC と BSC 単独を無作為に割り付け比較。OS 中央値は Cetu+BSC 群で 6.1 ヵ月,BSC 単独群で 4.6 ヵ月(HR:0.77,p=0.005)であり,Cetu 投与群で有意に良好であった。PFS においても,Cetu 投与群は PFS 中央値は 1.9 ヵ月であり,腫瘍増大,または死亡に対する HR は Cetu 投与群で有意に良好(HR:0.68,p<0.001)であった[1]。

■ レジメン施行中・施行後の注意点

- infusion reaction に伴う治療中止・減量基準:症状出現時は一時中断し,Grade 3 以上では再投与しない。Grade 1〜2 では減速して投与再開する。投与速度を減速した後,再度 infusion reaction が発現した場合には直ちに投与中止,再投与しない[IF]。
- 皮膚症状に伴う治療中止・減量基準:Grade 3 以上の症状が発現したら下表に従い調節[IF]。

Grade 3 以上の皮膚症状の発現回数	投与延期または中止	投与延期後の状態	用量
初回発現時	投与延期	Grade 2 以下に回復	250 mg/m² で投与継続
		回復せず	投与中止
2 回目の発現時	投与延期	Grade 2 以下に回復	200 mg/m² で投与継続
		回復せず	投与中止
3 回目の発現時	投与延期	Grade 2 以下に回復	150 mg/m² で投与継続
		回復せず	投与中止
4 回目の発現時	投与中止		

- 主な副作用は以下の通り(数字は%)[1]
  BSC 群に比べて有意に多くみられた Grade 3 以上の主な副作用:infusion reaction 4.5,皮膚障害(Rash)11.8,低 Mg 血症 5.8 等
- 副作用への対策は以下の通り
  ①infusion reaction:抗ヒスタミン薬の前投薬を行い,Cetu は初回 2 時間,2 回目以降は 1 時間かけて投与。2回目以降に重度の infusion reaction を起こすこともあるので,毎回患者の状態に注意し,投与終了後少なくとも 1 時間は状態を観察。infusion reaction 出現時には,抗ヒスタミン薬やステロイド,必要ならばアドレナリン筋注で対応。
  ②皮膚障害:80% 以上に痤瘡様皮膚炎,皮膚乾燥,爪囲炎等が出現。

適応患者 ・切除不能進行・再発の大腸がん（KRAS 野生型のみ）

	1	2	3	4	5	6	7	
	○							制吐薬
	○							infusion reaction 対策
	○							抗悪性腫瘍薬

1週毎に投与し，PD になるまで繰り返す。

・痤瘡様皮膚炎：第 1 選択薬はステロイド外用剤，併用薬剤としてミノサイクリン内服。
・皮膚乾燥：保湿剤が第 1 選択。炎症を伴う場合は strong 以上のステロイドも同時に使用。
・爪囲炎：ステロイド外用剤やミノサイクリンの内服。
　　※瘙痒が強い場合は，抗ヒスタミン薬や抗アレルギー薬を投与。
　　（当院での治療例）Ⅰ軽度：ステロイド外用剤（頭皮：吉草酸ベタメタゾンローション，顔面：アルクロメタゾンプロピオン酸エステル軟膏，体幹：ベクロメタゾンプロピオン酸エステル軟膏），Ⅱ中等度：Ⅰ＋テトラサイクリン系経口抗菌薬（ミノサイクリン 100〜200 mg/日），Ⅲ高度：Ⅱ＋短期間のステロイド経口薬（抗ヒスタミン薬，抗アレルギー薬併用），皮膚乾燥（顔や塗布範囲が広い場合）：ヘパリン類似物質ローション，無効時は白色ワセリン
③低 Mg 血症・低 K 血症・低 Ca 血症：血中濃度のモニタリング。必要に応じて補充療法。
④間質性肺炎：十分な経過観察。急激な呼吸器症状発現時には投与中止し，検査を行うとともに，ステロイド投与等の処置を行う。

ワンポイントアドバイス

・患者に対しては，以下の内容について指導
①infusion reaction：症状（発熱，発疹，悪寒，呼吸困難等）出現したら早期連絡。
②皮膚障害：高頻度で出現し，症状によって出現時期が異なる（痤瘡様皮膚炎は投与後1〜2週間で出現し，2週程度で軽快。皮膚乾燥は5週目頃から出現。爪囲炎は8週前後から出現）。予防として，肌の清潔保持，低刺激性石鹸の使用，ぬるま湯でのシャワー，シャワーや入浴後の保湿，外出時日焼け止めや帽子等による紫外線対策，爪囲炎対策としてはサイズに余裕があるやわらかい靴の使用等を促す。
③間質性肺炎：症状出現早期に医療スタッフへ連絡がとれるよう，息切れ，空咳，発熱等具体的な症状の情報提供。
・皮膚症状の程度が強いほど，治療効果が良好とされる報告例がある[1]。治療を継続しながらの症状コントロールが必要。

Modify & Advance

KRAS 変異型には，Cetu の有効性が期待できないため，KRAS 野生型に対する投与が推奨される。NCIC-CTG CO.17 試験の retrospective な追加解析において，KRAS 野生型と KRAS 変異型でそれぞれ奏効割合は 12.8％ と 1.2％，PFS 中央値は 3.7 ヵ月と 1.9 ヵ月，OS 中央値は 9.5 ヵ月と 4.8 ヵ月でいずれも KRAS 野生型で治療成績が良好な結果であった[2]。

大腸がん

CPT-11＋セツキシマブ療法

投与順	薬剤名	投与量	投与経路	点滴時間	備考
1	パロノセトロン デキサメタゾン (p.300) 生理食塩液	0.75 mg 6.6 mg 50 mL	div（末梢メイン）	15 min	
2	dl-クロルフェニラミンマレイン酸塩 生理食塩液	10 mg 50 mL	div（末梢メイン）	15 min	
3	セツキシマブ (p.307) 生理食塩液	400 mg/m² 500 mL	div（末梢メイン）	初回：2 h 2回目以降：1 h	2回目以降：250 mg/m² 2回目以降：250 mL
4	CPT-11[※1] (p.286) 生理食塩液[※2]	150 mg/m² 250 mL	div（末梢メイン）	1.5 h	

[※1] 前治療でCTP-11が投与されている場合、最終投与量と同量から開始。
[※2] セツキシマブの安定性を考慮して生理食塩液にて希釈。

■ レジメン施行にあたって

- CPT-11抵抗性の転移性大腸がんを対象としたCPT-11＋セツキシマブ療法（CPT＋Cetu）とセツキシマブ療法（Cetu）とのランダム化第Ⅱ相試験（BOND試験）[1]では、併用群において、RR、PFSが有意に優れていた。これにより、Cetu併用下でのCPT-11再投与による耐性克服の可能性が示された。RR：$p=0.007$、PFS：$HR=0.54$、$p<0.001$、MST：$HR=0.91$、$p=0.48$

	n	RR(%)	PFS中央値	MST
CPT＋Cetu	218	22.9	4.1ヵ月	8.6ヵ月
Cetu	111	10.8	1.5ヵ月	6.9ヵ月

- 5-FU＋LV＋L-OHPによる一次治療に抵抗性のEGFR陽性の転移性大腸がんを対象としたCPT＋CetuとCPT-11療法（CPT）とのランダム化第Ⅲ相試験（EPIC試験）[2]では、PFS、RRはCPT＋Cetuが優れていたが、OSでは差がなかった。RR：$p<0.0001$、PFS：$HR=0.692$、$p<0.0001$、OS：$HR=0.975$、$p=0.71$

	n	RR(%)	PFS中央値	MST
CPT＋Cetu	648	16.4	4.0ヵ月	10.7ヵ月
CPT	650	4.2	2.6ヵ月	10.0ヵ月

- 以上の結果から、実地臨床では、Cetuは皮膚毒性を考慮し、CPT-11不応後にCPT-11＋Cetu療法として使用されることが多い。

■ レジメン施行中・施行後の注意点

- CPT-11の治療中止・延期基準：投与予定日の白血球数が3,000/μL未満または血小板数が100,000/μL未満の場合、投与中止または延期。また投与当日の白血球数・血小板数がともに上記以上であっても急激な減少傾向にある等骨髄抑制が疑われる場合は投与中止または延期。
- Cetuの治療中止・減量基準：①infusion reaction：症状出現時は一時中断し、Grade 3以上では再投与しない。Grade 1～2では減速して投与再開。投与速度を減速した後、再度infusion reactionが発現した場合には直ちに投与中止し、再投与しない。
  ②皮膚症状：Grade 3以上の皮膚症状が発現した場合は、以下に従い用量を調節。
  （初回から3回目の発現時）投与延期、（4回目）投与中止。延期後回復しない場合中止。
  延期後Grade 2以下に回復した場合、（初回後）250 mg/m²、（2回目後）200 mg/m²、（3回目後）150 mg/m²で、それぞれ投与継続。

適応患者 ・切除不能進行・再発の大腸がん（KRAS 野生型のみ）

1	～	7	8	～	14	
○			— ○ ○			制吐薬 infusion reaction 対策
○			○			infusion reaction 対策
○			250 250			抗悪性腫瘍薬
○						抗悪性腫瘍薬

2週を1コースとしてPDになるまで繰り返す。

- 主な副作用は以下の通り（数字は%）[2]
  ① 非血液毒性：下痢 81.2，痤瘡様皮膚炎 76.3，悪心 54.1，疲労 40.3，嘔吐 38.4
  ② 血液毒性：貧血 85.3，好中球減少 62.4，血小板減少 26.8
  ③ Grade 3 以上の主な副作用：好中球減少 31.8，下痢 28.4
- 主な副作用への対策は以下の通り
  ① 早発性下痢（コリン作動性）：多くは投与中一過性に発症。抗コリン薬（アトロピン）を投与。
     遅発性下痢（腸管粘膜障害）：CPT-11 の活性代謝物（SN-38）による腸管粘膜障害。止瀉薬（ロペラミド）の投与と脱水予防対策を行う。
  ② 骨髄抑制：感染対策。
  ※infusion reaction，皮膚障害，低 Mg 血症・低 K 血症・低 Ca 血症，間質性肺炎については『大腸がん　セツキシマブ療法』(p.140) を参照。

ワンポイントアドバイス

- 患者に対しては，以下の内容について指導
  ① 遅発性下痢：SN-38 を腸管内に長く留めておくことがないように，CPT-11 投与後は適切な排便を促し，投与の翌日までに排便を確保することが望ましい。便秘傾向には下剤の使用も考慮。水様便が続く場合には，ASCO ガイドラインの下痢のアルゴリズムに従い対応を開始。
  ② 骨髄抑制：感染対策として，手洗い・うがいの励行。
  ※infusion reaction，皮膚障害，間質性肺炎は『大腸がん　セツキシマブ療法』(p.140) を参照。

Modify & Advance

抗悪性腫瘍薬不応例の大腸がん患者のなかでも KRAS 遺伝子 codon 13 (p.G13D) 変異を有する患者は，他の KRAS 遺伝子変異型患者と比較して良好な Cetu の治療効果が得られる可能性が示された報告がある[3]。当院の retrospective study では，KRAS 遺伝子 codon 13 (p.G13D) 変異を有する患者で抗 EGFR 抗体±CPT-11 投与群と BSC 群を比較したところ，MST はそれぞれ 6.2 ヵ月，3.2 ヵ月であり生存期間が延長する傾向が認められた[4]。

大腸がん
パニツムマブ療法

投与順	薬剤名	投与量	投与経路	点滴時間	備考
1	パニツムマブ(p. 308) 生理食塩液	6 mg/kg 100 mL	div(末梢メイン)	1 h	

▓ レジメン施行にあたって
- パニツムマブは EGFR に対する IgG 2 完全ヒトモノクローナル抗体であり,セツキシマブと比較して infusion reaction やアレルギー反応の出現頻度はまれである。皮疹,下痢等の副作用についてはセツキシマブとほぼ同じ頻度で出現する。
- フッ化ピリミジン系薬剤,CPT-11,L-OHP の全てに治療抵抗性の転移性大腸がんを対象としたパニツムマブ投与群と BSC 群を比較するランダム化第Ⅲ相試験(20020408 試験)[1]の結果を示す。
  ⇒パニツムマブ+BSC 群と BSC 単独群において,PFS 中央値はそれぞれ 8 週と 7.3 週(HR:0.54, p<0.0001),RR は 10% と 0%(p<0.0001)であり,パニツムマブ+BSC 群で有意に良好であった。OS ではパニツムマブ+BSC 群と BSC 単独群で有意差は認められなかった。これは,BSC 単独群の 76% が,PD 後にパニツムマブの投与を受けており,クロスオーバーによって BSC 群もパニツムマブのベネフィットを得たことが一因と考えられた。

▓ レジメン施行中・施行後の注意点
- 減量・休止・中止等の目安[IF]
  ① infusion reaction:症状出現時は一時中断し,Grade 3 以上では再投与しない。Grade 1〜2 では減速して投与再開。投与速度を減速した後,再度 infusion reaction が発現した場合には直ちに投与中止し,再投与しない。
  ② 皮膚症状:Grade 3 以上の皮膚障害が現れた場合は,下表を目安に用量を調節する。

皮膚障害発現時の投与量	投与	投与延期後の状態	用量調節
6 mg/kg	投与延期	6 週間以内に Grade 2 以下に回復※	6 mg/kg または 4.8 mg/kg
4.8 mg/kg	投与延期	6 週間以内に Grade 2 以下に回復※	3.6 mg/kg
3.6 mg/kg	投与中止		

  6 週間以内に Grade 2 以下に回復しなかった場合は投与中止。

- 主な副作用は以下の通り(数字は%)[1]:皮膚障害 90,低 Mg 血症 36,疲労 24,悪心 22,食欲不振 22,下痢 21
- 主な副作用への対策は以下の通り[1]
  ① 下痢:整腸剤・止瀉薬(ロペラミド)の投与と,脱水予防対策。
  ② infusion reaction:2 回目以降の投与時に重度の infusion reaction を起こすこともあるので,患者の状態に注意し,投与終了後少なくとも 1 時間は状態を観察。
  ※皮膚障害,低 Mg 血症・低 K 血症・低 Ca 血症,間質性肺炎については『大腸がん セツキシマブ療法』(p.140)を参照。

▓ ワンポイントアドバイス
- 患者に対しては,以下の内容について指導
  ① infusion reaction:症状出現早期に医療スタッフへ連絡がとれるよう,発熱,発疹,悪寒,呼吸困難等具体的な症状を情報提供。

適応患者 ・KRAS 野生型の切除不能進行・再発の大腸がん

1	~	7	8	~	14	
○						抗悪性腫瘍薬

2 週を 1 コースとして PD になるまで繰り返す。

② 皮膚障害：皮膚障害は高頻度で出現し，症状によって出現時期が異なる（痤瘡様皮膚炎はパニツムマブ投与後 1〜2 週間で出現し，2 週程度で軽快。皮膚乾燥は 5 週目頃から出現。爪囲炎は 8 週前後から出現）ことを説明。予防として，肌の清潔保持，低刺激性石鹸の使用，ぬるま湯でのシャワー，シャワーや入浴後の保湿，外出時日焼け止めや帽子等による紫外線対策，爪囲炎対策としてはサイズに余裕があるやわらかい靴の使用等を促す。
③ 間質性肺炎：症状出現早期に医療スタッフへ連絡がとれるよう，息切れ，空咳，発熱等具体的な症状を情報提供。
・パニツムマブの皮膚障害に対する予防的スキンケアの効果について検証した海外の第 II 相臨床試験[2]では，保湿剤，日焼け止め，外用ステロイド，ドキシサイクリン内服の予防的使用で Grade 2 以上の皮膚障害を減らすことができた（6 週間のスキンケア期間中における Grade 2 以上の皮膚障害発現率：予防的スキンケア群 29％，対症的スキンケア群 62％）と報告されている。当院では，この臨床試験を参考とし，パニツムマブおよびセツキシマブの皮膚障害に対する予防的スキンケアを行っている。

> **Modify & Advance**
> パニツムマブは CPT-11 不応例に対して，CPT-11 併用の有用性に関するエビデンスがないため，現在当院では KRAS 野生型で 5-FU，CPT-11，L-OHP に治療抵抗性の切除不能進行・再発大腸がん患者に対するパニツムマブ＋CPT-11 療法の有効性ならびに安全性を評価する第 II 相試験が進行中である。

大腸がん（pp. 124〜145）の文献

大腸がん　FOLFIRI（ℓ-LV＋5-FU＋CPT-11）療法
1) Tourniqand C, et al: J Clin Oncol 22: 229-237, 2004
2) Yamashita K, et al: Jpn J Clin Oncol 41: 204-209, 2011
3) がん診療レジデントマニュアル　第 5 版．386-389，2010

大腸がん　mFOLFOX6（ℓ-LV＋5-FU＋L-OHP）療法
1) André T, et al: J Clin Oncol 27: 3109-3116, 2009
2) Tourniqand C, et al: J Clin Oncol 22: 229-237, 2004
3) Figer A, et al: Cancer 110: 2666-2671, 2007
4) 島田安博：大腸がん標準化学療法の実際．金原出版，82-83，2009
5) Otsuka T, et al: Jpn J Pharma Health Care Sci 32: 1027-1032, 2006

大腸がん　mFOLFOX6（ℓ-LV＋5-FU＋L-OHP）＋BV 療法
 1) Cassidy J, et al: J Clin Oncol 26: 2006-2012, 2008
 2) Giantonio BJ, et al: J Clin Oncol 25: 1539-1544, 2007
 3) Christophe T, et al: J Clin Oncol 22: 229-237, 2004
 4) Reidy DL, et al: J Clin Oncol 25: 2691-2695, 2007

大腸がん　5-FU＋ℓ-LV 療法（RPMI レジメン）
 1) Wolmark N, et al: J Clin Oncol 11: 1879-1887, 1993
 2) Lembersky BC, et al: J Clin Oncol 24: 2059-2064, 2006
 3) Petrelli N, et al: J Clin Oncol 7: 1419-1426, 1989
 4) 白尾一定：医学のあゆみ 225：117-121，2008

大腸がん　XELOX（CapeOX：カペシタビン＋L-OHP）療法
 1) Haller DG, et al: J Clin Oncol 29: 1465-1471, 2011
 2) Cassidey J, et al: J Clin Oncol 26: 2006-2012, 2008
 3) Doi T, et al: Jpn J Clin Oncol 40: 913-920, 2010
 4) Figer A, et al: Cancer 110: 2666-2671, 2007
 5) 白尾一定：医学のあゆみ 225：117-121，2008

大腸がん　XELOX（CapeOX：カペシタビン＋L-OHP）＋BV 療法
 1) Cassidey J, et al: J Clin Oncol 26: 2013-2019, 2008
 2) Figer A, et al: Cancer 110: 2666-2671, 2007
 3) 白尾一定：医学のあゆみ 225：117-121，2008

大腸がん　セツキシマブ療法
 1) Jonker DJ, et al: N Engl J Med 357: 2040-2048, 2007
 2) Karapetis CS, et al: N Engl J Med 359: 1757-1765, 2008

大腸がん　CPT-11＋セツキシマブ療法
 1) Cunningham D, et al: N Engl J Med 351: 337-345, 2004
 2) Sobrero AF, et al: J Clin Oncol 26: 2311-2319, 2008
 3) De Roock W, et al: JAMA 304: 1812-1820, 2010
 4) Akiyoshi K, et al: J Clin Oncol 30: abstract 527, 2012

大腸がん　パニツムマブ療法
 1) Van Cutsem E, et al: J Clin Oncol 25: 1658-1664, 2007
 2) Lacouture ME, et al: J Clin Oncol 28: 1351-1357, 2010

肛門管がん

- 肛門管がん　5-FU＋MMC＋RT 療法　　148
- 文献　　149

肛門管がん

5-FU＋MMC＋RT 療法

投与順	薬剤名	投与量	投与経路	点滴時間	備考
1	ブドウ糖-電解質液(維持液)	1,000 mL	div(末梢メイン)	24 h	
2	グラニセトロン デキサメタゾン(p. 300) 生理食塩液	1 mg 6.6 mg 50 mL	div(末梢側管)	15 min	
3	MMC(p. 278) 生理食塩液	10 mg/m² 備考参照	div(末梢側管)	5 min	生理食塩液で溶解し全量が20 mLとなるよう希釈
4	5-FU(p. 280) 生理食塩液	1,000 mg/m² 250 mL	div(末梢側管)	24 h	
(―)	RT	1.8 Gy/回を25回 (計 45 Gy)		5週間以上かける	照射は土日を除く

レジメン施行にあたって

- 肛門由来の扁平上皮癌に対しては，局所切除の適応となる肛門辺縁の T1 症例を除き，化学放射線療法の感受性が高く永久人工肛門を回避できる可能性が高いという利点から，手術ではなく根治的化学放射線療法が第1選択となる。
- RTOG8704 試験[1]と RTOG9811 試験の結果より，5-FU＋MMC＋RT が標準治療である。
- RTOG9811 試験は肛門管がん 682 例を対象に，標準治療 5-FU＋MMC 併用放射線療法と試験治療 5-FU＋CDDP 併用放射線療法を比較した多施設共同ランダム化比較試験である。
  ⇒5 年 DFS は 5-FU＋CDDP 群 54％，5-FU＋MMC 群 60％であった($p=0.17$)。5 年 OS は 5-FU＋CDDP 群が 70％，5-FU＋MMC 群で 75％であった($p=0.10$)。また，人工肛門造設割合は 5-FU＋CDDP 群よりも 5-FU＋MMC 群の治療のほうが有意に低い結果であった(10％ vs 19％，$p=0.02$)[2]。

レジメン施行中・施行後の注意点

- 減量基準：Grade 4 の好中球減少症，または FN の症状が確認された場合に 5-FU を 50％に減量[2]。
- 主な副作用は以下の通り(数字は％)[2]
  ①Grade 3 以上：血液毒性 61，非血液毒性 74
  ②Grade 3 以上：下痢 23.4，FN 17.5，悪心 9，粘膜障害 6
- その他の副作用とその対策は以下の通り
  ①骨髄抑制。
  ②下痢：発現時には整腸剤(ビオフェルミン)や止瀉薬(ロペラミド)の使用。
  ③口腔粘膜障害：口内炎の予防として，口腔内の清潔・保湿の指導。対症療法として含嗽剤(アズレン製剤)やステロイド軟膏の使用。
  ④間質性肺炎，肺線維症：薬剤の使用を中止。ステロイドを使用した治療を開始。
  ⑤溶血性尿毒症症候群：貧血，血小板減少，腎機能低下等の検査値上でのモニタリングを行い，症状発現時に MMC の投与が予定されている場合は，その投与を中止[IF]。
  ⑥肛門周囲皮膚炎：肛門周囲を清潔に保つ。対症療法として，痔疾患用外用剤(ネリプロクト

1	2	3	4	~	28	29	30	31	32	~	35	~	
○	○	○	○			○	○	○	○				ハイドレーション
○						○							制吐薬
○						○							抗悪性腫瘍薬
○	○	○	○			○	○	○	○				抗悪性腫瘍薬
	○	○	○	○	○	○	○	○	○	○	○	…	放射線療法

(化学療法)5-FU：day 1〜4, day 29〜32 MMC：day 1, day 29
(放射線療法)1.8 Gy/回を 25 回(計 45 Gy)→5 週間以上かけて照射.

適応患者 ● 肛門管がん(臨床病期 T2〜4 NX M0 の扁平上皮癌)

軟膏)，アズレン製剤軟膏等の軟膏については放射線療法後に塗布．

ワンポイントアドバイス
● 患者に対しては，以下の内容について指導
① 間質性肺炎，肺線維症：発熱，咳嗽など，風邪に類似する症状や呼吸困難といった症状を呈する可能性があるため，同症状の出現時には主治医へ連絡．また検査上で胸部 X 線異常，好酸球増多を伴うこともあるため注意しながらモニタリングする必要がある．
② 骨髄抑制の時期：MMC による影響で血球成分が最低値(nadir)に達するのが 4〜5 週と他の抗悪性腫瘍薬の nadir よりも遅いのが特徴的．そのため骨髄毒性による影響が長く継続する状態になるので，感染予防や発熱時の対応について，骨髄毒性の注意が必要な時期を提示して指導する必要がある．

Modify & Advance
カペシタビン＋L-OHP＋RT や，5-FU＋MMC＋RT に分子標的薬であるパニツムマブを併用する第Ⅱ相試験が進行中である．

肛門管がん(pp. 148〜149)の文献
肛門管がん　5-FU＋MMC＋RT 療法
1) Flam M, et al: J Clin Oncol 14: 2527-2539, 1996
2) Ajani JA, et al: JAMA 299: 1914-1921, 2008

胆道がん・膵がん

- ■ 胆道がん　CDDP＋GEM療法（入院・外来）・・・・・・・・・・・・・・・・・・ 152
- ■ 膵がん　　GEM療法（外来）・・・・・・・・・・・・・・・・・・・・・・・・・・・・・・・ 154
- 　　　　　　FOLFIRINOX療法（入院・外来）・・・・・・・・・・・・・・・・・ 156
- ■ 文献 ・・・ 159

胆道がん

CDDP＋GEM療法（入院・外来）

投与順	薬剤名	投与量	投与経路	点滴時間	備考
1	ブドウ糖-電解質液（維持液） 生理食塩液	500 mL 500 mL	div（末梢メイン）	3 h	
2	硫酸マグネシウム補正液 生理食塩液	8 mEq 50 mL	div（末梢側管）	30 min	
2	パロノセトロンバッグ デキサメタゾン(p. 300)	0.75 mg/50 mL 9.9 mg	div（末梢側管）	15 min	
3	CDDP(p. 273) 生理食塩液	25 mg/m² 10 mL	div（末梢側管）	1 h	
3	GEM[※1](p. 284) 生理食塩液	1,000 mg/m² 100 mL	div（末梢側管）	1 h	

[※1] 添付文書での溶解・希釈液に関する記載は「本剤の200 mgバイアルは5 mL以上，1 gバイアルは25 mL以上の生理食塩液に溶解して用いること」．

▶ レジメン施行にあたって

- 切除不能な進行・再発胆道がんに対する標準的初回化学療法．CDDPは25 mg/m²の分割投与であり，外来でも施行可能なレジメン．
- GEM単独療法とのランダム化第Ⅲ相試験（ABC-02試験）において，PFS中央値8.0ヵ月（HR＝0.63，p＜0.001），MST 11.7ヵ月（HR＝0.64，p＜0.001）と有意に延長した[1]．日本でも同様のデザインでランダム化第Ⅱ相試験（BT-22試験）が行われ，PFS中央値5.8ヵ月（HR＝0.66，p＝0.077），MST 11.2ヵ月（HR＝0.69，p＝0.139）であった[2]．

	ABC-02試験(n=410)		BT-22試験(n=84)	
	CDDP＋GEM	GEM	CDDP＋GEM	GEM
ORR(%)	26.1	15.5	19.5	11.9
PFS(月)	8.0	5.0	5.8	3.7
MST(月)	11.7	8.1	11.2	7.7

▶ レジメン施行中・施行後の注意点

- 減量・休止・中止等の目安：Grade 4の好中球減少，20,000/μL未満の血小板減少または血小板輸血の実施，施設基準値上限の10倍を超えるAST・ALT上昇がみられた場合，次コース以降のGEMを800 mg/m²に減量．施設基準値上限の1.5倍を超えるSCr上昇，Grade 2以上の末梢神経障害および難聴・聴力障害がみられた場合，CDDPを休薬．さらに減量が必要な場合はGEMを600 mg/m²に減量．3段階以上の減量が必要な場合は治療を中止．
- 主な副作用とその対策は以下の通り（数字は％）[1]
  ① 主な血液毒性（Grade 3/4）：好中球減少25.3，白血球減少15.7，血小板減少8.6，ヘモグロビン減少7.2
  ② 主な非血液毒性（Grade 3/4）：倦怠感18.7，FN 10.1，嘔吐5.1，悪心4.0，食欲不振3.0，深部静脈血栓症2.0，腎機能障害1.5，脱毛1.0，肝機能障害16.7
  ③ 消化器毒性に対しては，高度催吐リスクレジメンに対する制吐薬投与を行う．腎障害予防として尿量確保（1～3 mL/kg/h）のための補液を行う．

▶ ワンポイントアドバイス

- 患者に対しては，次の内容について指導

適応患者 • 化学療法未施行の切除不能な進行・再発胆道がん，PS 0〜2

1	〜	8	〜	14	〜	21	
○		○					ハイドレーション
○		○					腎障害予防
○		○					制吐薬
○		○					抗悪性腫瘍薬
○		○					抗悪性腫瘍薬

3週を1コースとして最大16コースまで。

①十分な継続した水分摂取。
②GEM は末梢性浮腫，悪心，嘔吐，インフルエンザ様症状，発熱，倦怠感，皮疹の原因となる薬剤であることを説明。
• CDDP による腎障害を予防する目的での硫酸マグネシウム補充の有効性がランダム化第Ⅱ相試験で報告されている[4]。

膵がん

GEM 療法(外来)

投与順	薬剤名	投与量	投与経路	点滴時間	備考
1	GEM[※1] (p.284) 生理食塩液	1,000 mg/m^2 100 mL	div(末梢メイン)	30 min	

[※1] 添付文書での溶解・希釈液に関する記載は「本剤の 200 mg バイアルは 5 mL 以上，1 g バイアルは 25 mL 以上の生理食塩液に溶解して用いること」。

■ レジメン施行にあたって

- 切除不能局所進行または転移性膵がんに対する標準的初回化学療法の1つ。
- 進行性膵がん 126 例を対象とした GEM 療法と 5-FU 療法のランダム化第Ⅲ相試験[1]と切除不能進行膵がん 834 例を対象とした GEM 療法，S-1 療法と GEM＋S-1 療法のランダム化第Ⅲ相試験(GEST 試験)[2]の結果を以下に示す。

	GEM vs 5-FU(n=126)		GEST 試験(n=834)		
	GEM	5-FU	GEM	S-1	GEM＋S-1
ORR(%)	5.4	0	13	21	29
PFS(月)	2.33	0.92	4.1	3.8	5.7
MST(月)	5.65	4.41	8.8	9.7	10.1

■ レジメン施行中・施行後の注意点

- 減量・休止・中止等の目安
  投与前日または当日のデータで，白血球数 2,000/μL 未満，好中球数 1,000/μL 未満，血小板数 70,000/μL 未満の場合は休薬。白血球数 1,000/μL 未満，好中球数 500/μL 未満，血小板数 25,000/μL 未満の場合，次投与以降は 800 mg/m^2 に減量。
- 主な副作用は以下の通り(数字は%)[1]
  ① 主な血液毒性(Grade 3/4)：好中球減少 19/6.9，白血球減少 9.7/0，血小板減少 9.7/0，ヘモグロビン減少 6.5/3.2
  ② 主な非血液毒性(Grade 3/4)：悪心・嘔吐 9.5/3.2，便秘 3.2/0，下痢 1.6/0

■ ワンポイントアドバイス

- 患者には，GEM が末梢性浮腫，悪心，嘔吐，インフルエンザ様の症状，発熱，倦怠感，皮疹の原因となる薬剤であることを説明[3]。
- 胸部放射線療法との併用は禁忌[3]。
- 発疹が全身にみられる場合，投与中止し抗ヒスタミン薬やステロイドを内服。また GEM 投与前にステロイド(デキサメタゾン 4〜8 mg)の前投薬を行う[3]。

> **Modify & Advance**
>
> Nagai らにより，GEM 投与時における血管痛に対する生理食塩液による希釈と 5% ブドウ糖液による希釈の，90 例の患者での RCT による比較試験の結果が報告された[4]。5% ブドウ糖液は有意に血管痛の発現割合を減少させた(40 vs 63%，p＜0.001)。彼らは，長期的な効果についての検討はしていないが，血管痛を低減させるオプションであるとしている。

適応患者 ・化学療法未施行の切除不能局所進行または転移性膵がん，PS 0~2

1	~	8	~	15	~	22	~	28	
○		○		○					抗悪性腫瘍薬

4週を1コースとしてPDもしくは忍容不能な毒性出現まで繰り返す。

膵がん

FOLFIRINOX療法（入院・外来）

投与順	薬剤名	投与量	投与経路	点滴時間	備考
1	アプレピタント	day 1：125 mg day 2～3：80 mg	p.o.	day 1：抗悪性腫瘍 薬投与1時間以上前 day 2～3：朝食後	
2	グラニセトロンバッグ デキサメタゾン(p. 300)	1 mg/50 mL 9.9 mg	div（中心メイン）	15 min	
3	L-OHP(p. 276) 5%ブドウ糖液	85 mg/m^2 250 mL	div（中心メイン）	2 h	
3	ℓ-LV(p. 313) 生理食塩液	200 mg/m^2 250 mL	div（中心側管）	2 h	
4	CPT-11(p. 286) 5%ブドウ糖液	180 mg/m^2 250 mL	div（中心メイン）	1.5 h	
5	5-FU(p. 280)	400 mg/m^2	iv	ワンショット	
6	5-FU(p. 280) 生理食塩液	2,400 mg/m^2 250 mL※1	div（中心メイン）	46 h	
7	デキサメタゾン(p. 300)	8 mg （1回4 mg, 1日2回）	p.o.	朝・昼食後	

※1 バクスターインフューザー LV 5 を使用し，46時間を目安に投与（当院では生理食塩液 150 mL＋5-FU で調製）．

レジメン施行にあたって
- 膵がんに対する切除治癒不能例の化学療法の標準レジメン．
- 大腸がんにおける mFOLFOX6 療法，FOLFIRI 療法と同様に，在宅での持続点滴を可能にするため CV ポートの留置が必要．
- CPT-11 を使用しているため，腸管麻痺・腸閉塞がある患者への投与は禁忌．
- 化学療法未治療の遠隔転移膵がん 342 例を対象とした FOLFIRINOX 療法と GEM 単独療法の多施設共同ランダム化第Ⅱ/Ⅲ相試験〔ACCORD 11 試験[1]〕の結果を以下に示す．

	OS（月）	PFS（月）	ORR（%）
FOLFIRINOX(n=171)	11.1	6.4	31.6
GEM(n=171)	6.8	3.3	9.4
p値	<0.001	<0.001	<0.001

レジメン施行中・施行後の注意点
- 治療延期の目安[IF]：好中球が 1,500/μL，血小板が 75,000/μL 未満または非血液毒性が持続する場合，回復するまで延期．
- 減量の目安[IF]：次の減量基準参照．

胆道がん・膵がん

適応患者　• 治癒切除不能な膵がん

1	2	3	4	5	6	7	8	~	14	
125	80	80								制吐薬
○										制吐薬
○										抗悪性腫瘍薬
○										5-FUの効果増強
○										抗悪性腫瘍薬
○										抗悪性腫瘍薬
○	○	○								抗悪性腫瘍薬
	4 4	4 4	4 4							制吐薬

2週を1コースとして，PDになるまで繰り返す。

副作用	程度	減量方法			
		CPT-11	L-OHP	5-FU 急速静注	5-FU 持続静注
好中球減少	以下のいずれかの条件を満たす場合 ・次コース開始時，1,500/μL 未満で投与を延期するような場合 ・500/μL 未満が7日以上持続 ・感染症または下痢を併発し，かつ1,000/μL 未満 ・FN	● CPT-11 を優先的に減量 ● CPT-11 の投与レベルが L-OHP より低い場合は，CPT-11 と同じレベルになるまで L-OHP を減量		中止	
下痢	発熱(38℃以上)を伴う				
	Grade 3 以上				減量
血小板減少	以下のいずれかの条件を満たす場合 ・次コース開始時，75,000/μL 未満で投与を延期するような場合 ・50,000/μL 未満	● L-OHP を優先的に減量 ● L-OHP の投与レベルが CPT-11 より低い場合は，L-OHP と同じレベルになるまで CPT-11 を減量		中止	
T-Bil 上昇	2.0 mg/dL 超 3.0 mg/dL 以下	減量 (120 mg/m²)			
	3.0 mg/dL 超	減量 (90 mg/m²)			
粘膜炎 HFS	Grade 3 以上			減量	

投与レベル	L-OHP	CPT-11	5-FU 急速静注	5-FU 持続静注
−1	65 mg/m²	150 mg/m²	中止	1,800 mg/m²
−2	50 mg/m²	120 mg/m²		1,200 mg/m²
−3	中止	中止		中止

- 主な副作用は以下の通り(数字は%)[1]
  ① 血液毒性(Grade 3/4):好中球減少 45.7,FN 5.4,血小板減少症 9.1,貧血 7.8
  ② 非血液毒性(Grade 3/4):疲労感 23.6,嘔吐 14.5,下痢 12.7,感覚性ニューロパチー 9.0,ALT 上昇 7.3,血栓塞栓症 6.6

ワンポイントアドバイス

- 患者に対しては,以下の内容について指導
  ① 骨髄抑制:抗悪性腫瘍薬を投与してから 7〜10 日目は白血球が最低値(nadir)となる。
  ② 下痢:早発性の下痢と遅発性の下痢があることを説明。水様便の場合にはロペラミドを内服脱水予防のための水分摂取,および乳製品や香辛料等の刺激物の摂取は控えるように指導
  ③ 末梢神経障害:寒冷刺激により症状が出現しやすくなるので,避けるよう心がける。
  ④ 過敏性反応:投与中や投与後に発疹や瘙痒感,咽頭喉頭感覚異常の症状が発現する可能性があり,症状出現時にはすぐに医療機関へ連絡。
  ⑤ 脱毛:治療開始後 2〜3 週間後あたりから脱毛が始まり,治療中は脱毛が継続。
  ⑥ 口内炎:口内炎予防のためこまめなうがい,やわらかい歯ブラシでのやさしく丁寧なブラッシングを心がけ,口腔ケアに努める。
- 適応患者選択の際,*UGT1A1* 遺伝子多型を考慮する必要あり(当院では *UGT1A1* の 2 つの遺伝子多型(UGTA1*6,UGTA*28)について,いずれかのホモ接合体またはダブルヘテロ接合体をもつ患者を適応患者から除外)。
- CPT-11 によるコリン作動性の副作用(早発性下痢,発汗等)が出現した場合には,前投薬にアトロピンの追加を検討。
- CPT-11 による遅発性下痢の原因となる腸管内の活性代謝物の滞留を予防することが重要。もともと便秘の患者や投与後排便がみられない場合には,大腸刺激性下剤の使用を検討。
- 血糖コントロール不良例ではデキサメタゾンの量を調節。

> **Modify & Advance**
> FOLFIRINOX 療法は毒性が強いため,国内外で modified FOLFIRINOX 療法として 5-FU の急速静注を削除したレジメンや CPT-11 を減量したレジメンの有効性・安全性の検討が進められている。

胆道がん・膵がん（pp. 152〜158）の文献

胆道がん　CDDP＋GEM療法（入院・外来）
1) Valle J, et al: N Engl J Med 362: 1273-1281, 2010
2) Okusaka T, et al: Br J Cancer 103: 469-474, 2010
3) Bodnar L, et al: Eur J Cancer 44: 2608-2614, 2008

膵がん　GEM療法（外来）
1) Burris HA 3rd, et al: J Clin Oncol 15: 2403-2413, 1997
2) Ioka T, et al: J Clin Oncol 29: abstract 4007, 2011
3) Drug Dex: GEMCITABINE, Clinical Teaching
4) Nagai H, et al: Support Care Cancer 21: 3271-3278, 2013

膵がん　FOLFIRINOX療法（入院・外来）
1) Conroy T, et al: N Engl J Med 364: 1817-1825, 2011

婦人科がん

- 卵巣がん　TC（PTX＋CBDCA）療法 ････････････････････ 162
  - wTC（Weekly PTX＋CBDCA）療法（外来・入院）･･･････ 164
  - ddTC（dose-dense PTX＋CBDCA）療法（外来）･･･････ 166
  - DJ（DTX＋CBDCA）療法（外来）･･････････････････ 168
  - CD（CBDCA＋Pegylated Liposomal DXR）療法（外来）･･･ 170
  - CBDCA 療法 ･････････････････････････････････ 172
  - NGT（topotecan）療法 ････････････････････････ 174
- 子宮頸がん　TP（PTX＋CDDP）療法 ･････････････････････ 176
  - wCDDP＋RT（Weekly CDDP＋放射線）療法（外来）･････ 178
- 子宮体がん　AP（DXR＋CDDP）療法（外来）･････････････････ 180
- 文献 ･･･ 182

卵巣がん

TC(PTX＋CBDCA)療法

投与順	薬剤名	投与量	投与経路	点滴時間	備考
1	ラニチジン デキサメタゾン(p. 300) 生理食塩液	50 mg 16.5 mg 50 mL	div(末梢メイン)	15 min	抗悪性腫瘍薬投与45分前
2	dl-クロルフェニラミンマレイン酸塩 生理食塩液	10 mg 50 mL	div(末梢メイン)	15 min	抗悪性腫瘍薬投与30分前
3	グラニセトロンバッグ	1 mg/50 mL	div(末梢メイン)	15 min	抗悪性腫瘍薬投与15分前
4	PTX(p. 295) 5％ブドウ糖液	175 mg/m^2 500 mL	div(末梢メイン)	3 h	
5	CBDCA(p. 275) 生理食塩液	AUC 6[※1] 250 mL	div(末梢メイン)	1 h	

[※1] CBDCA投与量の算出法は p.233 参照。

レジメン施行にあたって

- 卵巣がん(腹膜がん・卵管がん)に対する初回化学療法，プラチナ感受性再発卵巣がんの標準化学療法。
- Stage ⅡB～Ⅳの卵巣がん患者798例を対象としたランダム化第Ⅲ相試験の結果，PFS 17.2カ月，生存期間43.3ヵ月であった[1]。

レジメン施行中・施行後の注意点

- 減量・休止・中止等の目安
  ①PTX：用量規制因子は骨髄抑制，末梢神経障害。白血球4,000/μL未満または好中球2,000/μL未満であれば投与を延期。白血球1,000/μL未満の場合，また末梢神経障害が発生した場合には次回の投与量を減量。
  ②CBDCA：用量規制因子は骨髄抑制。8回投与後からアレルギー症状の発現頻度が上昇。JGOG3016試験では，FNや発熱を伴わない7日間以上のGrade 4の好中球減少，またはGrade 3の出血傾向を伴う血小板減少もしくは10,000/μL未満の血小板減少が認められた際には，CBDCAの減量の対象とした。

- 減量の目安[2]

レベル	CBDCA(AUC)	PTX(mg/m^2)
0	6	175～180
1	5	135～150
2	4	110～135

- 主な副作用は以下の通り(数字は％)[3]
  Hb減少(Grade 3/4)1.4，血小板減少(Grade 3/4)3，白血球減少(Grade 3/4)11.1，好中球減少(Grade 3/4)17.4，FN(Grade 3)1.7，過敏症(Grade 3/4)3.6，悪心(Grade 3/4)5.9，末梢神経障害(Grade 3/4)7.2

ワンポイントアドバイス

- 患者に対しては，以下の内容について指導
  ①アルコール過敏の有無について確認：PTXは添加物(溶剤)として無水エタノールを含有するため。外来で化学療法施行中の患者には車の運転等危険を伴う機械の操作に従事させ

適応患者 ● 術後卵巣がん，再発・転移卵巣がん

1	～	8	～	15	～	21	
○							抗アレルギー薬 制吐薬
○							抗アレルギー薬
○							制吐薬
○							抗悪性腫瘍薬
○							抗悪性腫瘍薬

3週を1コースとして6コース繰り返す。

ない。
②PTXと溶解補助剤のポリオキシエチレンヒマシ油による過敏症およびショックが発現する。
③爪のケアを指導：爪の変色やはがれる等の変化，周囲炎がみられるため。
④末梢神経毒性が強く発現する場合，年単位で遷延することがある。
- 当院では，ジフェンヒドラミン塩酸塩錠をプレメディケーションの dl-クロルフェニラミンマレイン酸塩注に変更し，投与時間を15分に短縮したショートプレメディケーションを実施している。
- CBDCA の脱感作療法，調製時の注意点，相互作用については『卵巣がん　CBDCA療法』(p.172)を参照。

> **Modify & Advance**
> 切除不能（希望しない・転移により手術困難）な進行卵巣がん症例では，TC療法を3コース施行し，再度病期評価を行い，SD以上で手術可能であれば手術を行い，その後，TC療法を3コース追加する[1]。

卵巣がん

wTC(Weekly PTX＋CBDCA)療法(外来・入院)

投与順	薬剤名	投与量	投与経路	点滴時間	備考
1	ラニチジン デキサメタゾン(p. 300) 生理食塩液	50 mg 6.6 mg 50 mL	div(末梢メイン)	15 min	
2	dl-クロルフェニラミンマレイン酸塩 生理食塩液	10 mg 50 mL	div(末梢メイン)	15 min	
3	グラニセトロンバッグ	1 mg/50 mL	div(末梢メイン)	15 min	
4	PTX(p. 295) 5％ブドウ糖液	80 mg/m^2 250 mL	div(末梢メイン)	1 h	
5	CBDCA(p. 275) 生理食塩液	AUC 2[※1] 250 mL	div(末梢メイン)	1 h	

[※1] CBDCA 投与量の算出法は p.233 参照。

■ レジメン施行にあたって
- プラチナ感受性再発卵巣がんに対する治療のオプションの1つ。
- 卵巣がん患者25例を対象とした第Ⅱ相試験では，RR 88％，PFS 中央値 13.5 ヵ月であった[1]。

■ レジメン施行中・施行後の注意点
- 減量・休止・中止等の目安[1]：顆粒球数 1,500/μL 以上，Hb 値 9 g/dL 以上，血小板数 100,000/μL 以上，神経毒性 Grade 2 未満，発熱 38℃未満を 2 週間以上満たさない場合，さらなる治療から除外。
- 主な副作用は以下の通り(数字は％)[1]
 白血球減少(Grade 3/4)20，好中球減少(Grade 3/4)32，脱毛(Grade 1/2)28

■ ワンポイントアドバイス
- 患者に対しては，以下の内容について指導
 ①アルコール過敏の有無について確認：PTX は添加物(溶剤)として無水エタノールを含有するため。外来で化学療法施行中の患者には車の運転等危険を伴う機械の操作に従事させない。
 ②PTX と溶解補助剤のポリオキシエチレンヒマシ油による過敏症およびショックが発現する。
 ③爪のケアを指導：爪の変色やはがれるなどの変化，周囲炎がみられるため。
 ④末梢神経毒性が強く発現する場合，年単位で遷延することがある。
- 当院では，ジフェンヒドラミン塩酸塩錠をプレメディケーションの dl-クロルフェニラミンマレイン酸塩注に変更し，投与時間を 15 分に短縮したショートプレメディケーションを実施している。
- CBDCA の脱感作療法，調製時の注意点，相互作用については『卵巣がん　CBDCA 療法』(p.172)を参照。

適応患者
- プラチナ感受性再発卵巣がん，PS 0〜2（プラチナ含有レジメン治療から6ヵ月以上空いていること）

1	2	〜	8	〜	15	〜	22	〜	28	
○										抗アレルギー薬 制吐薬
○										抗アレルギー薬
○										制吐薬
○			○		○					抗悪性腫瘍薬
○			○		○					抗悪性腫瘍薬

1週間隔で3回投与し，1週間休薬。4週を1コースとする。

卵巣がん

ddTC(dose-dense PTX＋CBDCA)療法(外来)

投与順	薬剤名	投与量	投与経路	点滴時間	備考
1	ラニチジン デキサメタゾン(p. 300) 生理食塩液	50 mg 16.5 mg 50 mL	div(末梢メイン)	15 min	注 抗悪性腫瘍薬投与 45 分前
2	dl-クロルフェニラミンマレイン酸塩 生理食塩液	10 mg 50 mL	div(末梢メイン)	15 min	注 抗悪性腫瘍薬投与 30 分前
3	グラニセトロンバッグ	1 mg/50 mL	div(末梢メイン)	15 min	注 抗悪性腫瘍薬投与 15 分前
4	PTX(p. 295) 5%ブドウ糖液	80 mg/m^2 250 mL	div(末梢メイン)	1h	
5	CBDCA(p. 275) 生理食塩液	AUC 6[※1] 250 mL	div(末梢メイン)	1h	

[※1] CBDCA 投与量の算出法は p. 233 参照。

レジメン施行にあたって

- Stage Ⅱ～Ⅳの卵巣がん患者 631 例を対象としたランダム化第Ⅲ相試験において、PTX(180 mg/m^2)＋CBDCA(AUC 6)の 3 週毎の投与と PTX(80 mg/m^2)＋CBDCA(AUC 6)の週 1 回投与を比較した結果、PFS 中央値はそれぞれ 17.2 ヵ月、28.0 ヵ月であった(HR：0.71, 95%CI：0.58–0.88, p＝0.0015)[1]。

レジメン施行中・施行後の注意点

- 減量・休止・中止等の目安
  ① PTX：用量規制因子は骨髄抑制。day 1 で好中球 1,500/μL 未満、血小板 7.5 万/μL 未満であれば投与を延期。day 8、15 で好中球 500/μL 未満、血小板 7.5 万/μL 未満であれば投与を延期。
  ② CBDCA：用量規制因子は骨髄抑制。8 回投与後からアレルギー症状の発現頻度が上昇。JGOG3016 試験では、FN や発熱を伴わない 7 日間以上の Grade 4 の好中球減少、または Grade 3 の出血傾向を伴う血小板減少もしくは 10,000/μL 未満の血小板減少が認められた際には、CBDCA の減量の対象とした[1]。

- 減量の目安[2]

レベル	CBDCA(AUC)	PTX(mg/m^2)
0	6	80
1	5	70
2	4	60

- 主な副作用は以下の通り(数字は%)[1]
  いずれも Grade 3/4：好中球減少 92, 血小板減少 44, 貧血 69, 悪心 10, 嘔吐 3, 倦怠感 5, 筋肉痛・関節痛 1, 末梢神経障害(感覚)7

ワンポイントアドバイス

- 患者に対しては、以下の内容について指導
  ① アルコール過敏の有無について確認：PTX は添加物(溶剤)として無水エタノールを含有するため。外来で化学療法施行中の患者には車の運転等危険を伴う機械の操作に従事させ

適応患者 ・Stage Ⅱ～Ⅳの卵巣がん，卵管がん，腹膜がん(PS 0～3)

1	~	8	~	15	~	21	
○							抗アレルギー薬 制吐薬
○							抗アレルギー薬
○							制吐薬
○		○		○			抗悪性腫瘍薬
○							抗悪性腫瘍薬

3週を1コースとして6～9コース繰り返す。

ない。
②PTX と溶解補助剤のポリオキシエチレンヒマシ油による過敏症およびショックが発現する。
③爪のケアを指導：爪の変色やはがれる等の変化，周囲炎がみられるため。
④末梢神経毒性が強く発現する場合，年単位で遷延することがある。
- 当院では，ジフェンヒドラミン塩酸塩錠をプレメディケーションの $d\ell$-クロルフェニラミンマレイン酸塩注に変更し，投与時間を15分に短縮したショートプレメディケーションを実施している。
- CBDCA の調製時の注意点，相互作用については『卵巣がん CBDCA 療法』(p.172)を参照。

Modify & Advance
CBDCA の脱感作療法：CBDCA の 1/1000 濃度，1/100 濃度，1/10 濃度を各1時間かけて投与。また，原液の場合は1.5時間かけて投与[2]。

卵巣がん

DJ(DTX+CBDCA)療法(外来)

投与順	薬剤名	投与量	投与経路	点滴時間	備考
1	グラニセトロンバッグ デキサメタゾン(p. 300)	1 mg/50 mL 16.5 mg	div(末梢メイン)	15 min	
2	DTX[※1] (p. 297) 5％ブドウ糖液	75 mg/m^2 250 mL	div(末梢メイン)	1 h	
3	CBDCA(p. 275) 生理食塩液	AUC 5[※2] 250 mL	div(末梢メイン)	1 h	
4	デキサメタゾン[※3]	16 mg(1回8 mg 1日2回)	p.o.	朝・夕食後	1日目の夕方から3日目の朝まで

[※1] アルコール歴について問診し，アルコール過敏症の患者に対しては溶解液を変更する。
[※2] CBDCA投与量の算出法はp.233参照。
[※3] デキサメタゾン錠には「抗悪性腫瘍薬投与に伴う浮腫の予防」の適応はない。

≡ レジメン施行にあたって

- 卵巣がんに対する初回治療，プラチナ感受性再発卵巣がんの標準化学療法の1つ。DJ療法の長期予後への寄与は確定していないが，末梢神経障害の合併症が危惧される場合に考慮する。
- 1,077人の卵巣がん患者を対象に行われたDJ療法とTC(PTX+CBDCA)療法のランダム化第Ⅲ相試験の結果を以下に示す[1]。
  ⇒PFSはDJ群15.0ヵ月，TC群14.8ヵ月。また，2年生存率はDJ群64.2％，TC群68.9％であった[1]。
- 日本人卵巣がん患者29人に対するDJ療法(13人)とTC療法(16人)のランダム化比較試験では，ORRはともに62.5％，PFSはDJ群17.9％，TC群21.1％，OSは61.5％，68.5％であった(但し本試験のDTX投与量は70 mg/m^2)[2]。

≡ レジメン施行中・施行後の注意点

- 減量・休止・中止等の目安：投与量の変更や投与薬の変更に対してエビデンスに基づいた基準はない[3]。以下参考。
  ①Grade 4の好中球減少：DTX 60 mg/m^2 へ減量。
  ②Grade 4の血小板減少：CBDCA AUC 5→4へ減量。
  ③Grade 3の粘膜炎もしくはGrade 2以上の皮膚毒性出現で投与を2週間延期。
  ④Grade 3以上の神経毒性出現でDTX中止[1]。
  　減量および中止に関しては，それぞれDTXはN-SAS BC 02 protocol version 0.91を，CBDCAはJGOG3016試験も参考にする。
- 主な副作用は以下の通り(数字は％)[1]
  　好中球減少(Grade 3/4)94，血小板減少(Grade 3/4)9，貧血(Grade 3/4)11，発熱を伴うGrade 4の好中球減少11，7日以上続くGrade 4の好中球減少14

≡ ワンポイントアドバイス

- 患者に対しては，以下の内容について指導
  ①末梢神経障害：手足のしびれ，刺痛，焼けるような痛みが発現した場合は早めに連絡。TC療法に比べてリスクは低い。
  ②過敏性反応：CBDCAは投与回数8回投与後から発症頻度が上昇するとの報告がある。また，DTXはPTXに比べてアレルギー症状の発現頻度は低いが，PTXで重篤なアレルギー症状が起きた患者では注意が必要。

適応患者 ・Ic～Ⅳ期（FIGO分類）卵巣がんの一次化学療法。PS 0～2

1	2	3	～	8	～	15	～	21	
○									制吐薬
○									抗悪性腫瘍薬
○									抗悪性腫瘍薬
8	8	8							浮腫予防薬

3週を1コースとして6コース繰り返す。

③脱毛：DTXにより高頻度に発現し，治療開始後1～3週間で抜け始めるが，治療終了後数ヵ月で回復。
④浮腫：DTXの投与により浮腫が起きることがあるので，手足の浮腫や息切れ，動悸等が発現した場合は，すぐに連絡。
⑤アルコール過敏の有無について確認し溶解液の変更も検討〔DTXにはアルコール含有製剤と，溶解液付（13％エタノール含有）の製剤がある〕。車の運転等危険を伴う機械の操作に従事させない。
・CBDCAの調製時の注意点については『卵巣がん　CBDCA療法』（p.172）を参照。
・相互作用
　①DTX：アゾール系抗真菌薬によるCYP3A4の阻害でDTXの血中濃度が上昇することがある。
　②CBDCA：アミノ配糖体抗菌薬，バンコマイシン等の腎排泄型抗菌薬との併用で腎障害のリスクが増大。

卵巣がん

CD(CBDCA+Pegylated Liposomal DXR)療法(外来)

投与順	薬剤名	投与量	投与経路	点滴時間	備考
1	グラニセトロンバッグ デキサメタゾン(p.300)	1 mg/50 mL 6.6 mg	div(末梢メイン)	15 min	
2	5%ブドウ糖液	50 mL	div(末梢メイン)	15 min	
3	Pegylated Liposomal DXR (p.289) 5%ブドウ糖液	30 mg/m^2 250 mL	div(末梢メイン)	1 h	
4	CBDCA(p.275) 生理食塩液	AUC 5[※1] 250 mL	div(末梢メイン)	1 h	

[※1] CBDCA 投与量の算出法は p.233 参照。

▌レジメン施行にあたって

- プラチナ感受性再発卵巣がんに対する化学療法のオプションの1つ。タキサンアレルギーや重度の末梢神経障害を有したり、脱毛を避けたい症例の治療オプションとなる。
- プラチナベースの治療後、6ヵ月以上経過した後の再発患者976人に対するランダム化第Ⅲ相試験では、フォローアップ期間22ヵ月で、PFS は CD 療法では 11.3ヵ月、CBDCA+PTX 療法では 9.4ヵ月であった(HR:0.821, 95%CI:0.72〜0.94, p=0.05)[1]。

▌レジメン施行中・施行後の注意点

- 減量・休止・中止等の目安:投与量の変更や投与薬の変更に関してエビデンスに基づいた基準はない[2]。そのため、減量および中止に関しては、それぞれ Pegylated Liposomal DXR はインタビューフォームを、CBDCA は JGOG3016 試験を参考にすること。
- 主な副作用は以下の通り(数字は%)[1]
  Grade 3/4:好中球減少 35.2, 感染症 2.6, 血小板減少 15.9, 貧血 7.9

▌ワンポイントアドバイス

- 患者に対しては、以下の内容について指導
  ①Pegylated Liposomal DXR[IF]
  　・HFS:多くの場合2コース目までに発現。
  　・口内炎:多くの場合2コース目までに発現。
  ②CBDCA[IF]
  　・悪心・嘔吐を発現。
  　・末梢神経障害を発現。
- Pegylated Liposomal DXR では以下の点に注意
  ①総投与量の確認:DXR の総投与量が 500 mg/m^2 を超えると心毒性のリスクが増大するため、本治療以前の治療歴を含めアントラサイクリン系薬剤の総投与量をチェックする。
  ②投与速度:投与時のアレルギーを予防するために、点滴速度は 1 mg/mL 以下で投与。90 mg 未満の場合は 5%ブドウ糖液 250 mL で 90 分、90 mg 以上の場合は 5%ブドウ糖液 500 mL で 120 分かけての投与が推奨される。
  ③点滴ルート:リポソーム化製剤なので点滴ルートにインラインフィルターを付けてはならない。
  ④投与継続の判断:現在のところ、他の抗悪性腫瘍薬無効例(特にプラチナ系薬剤)での有効性は限定されており、投与継続に関しては副作用とのバランスを患者と十分に話し合う必要

適応患者 ● プラチナ感受性再発卵巣がん

	1	2	3	～	8	～	15	～	21	
	○									制吐薬
	○									ルートフラッシュ
	○									抗悪性腫瘍薬
	○									抗悪性腫瘍薬

3週を1コースとして6コース繰り返す。

がある。
⑤使用可能な溶解液：5%ブドウ糖液以外の補液には混合しない。
⑥調製時の注意点：ドキソルビシン塩酸塩注射液と性状が類似しているため，取り違いには十分注意する。
- CBDCAの脱感作療法，調製時の注意点，相互作用については『卵巣がん　CBDCA療法』(p.172)を参照。

卵巣がん
CBDCA 療法

投与順	薬剤名	投与量	投与経路	点滴時間	備考
1	グラニセトロンバッグ デキサメタゾン(p. 300)	1 mg/50 mL 6.6 mg	div(末梢メイン)	15 min	
2	CBDCA(p. 275) 生理食塩液	AUC(6)[※1] 250 mL	div(末梢メイン)	1 h	

[※1] CBDCA 投与量の算出法は p.233 参照。

■ レジメン施行にあたって
- プラチナ感受性再発卵巣がん,未治療卵巣がんに対する化学療法のオプションの1つ。
- プラチナ製剤として CBDCA と CDDP を比較した場合,抗腫瘍効果は同等[1]であるが,毒性の軽減と簡便性により CBDCA が選択されることが多い。
- PTX+CBDCA 療法とコントロール〔CBDCA 単独または CAP(CPA+DXR+CDDP)療法〕のランダム化比較試験の結果を以下に示す[2]。

	n	OS(月)	PFS(月)
PTX+CBDCA 群	710	36.1	17.3
CBDCA 単独または CAP 療法	1364	35.4	16.1

■ レジメン施行中・施行後の注意点
- 減量・休止・中止等の目安[3]:投与量の変更や投与薬の変更に関してエビデンスに基づいた基準はないが,PTX+CBDCA 療法が標準治療となった欧米での臨床試験の減量基準や,それに準じて施行された日本での臨床試験(JGOG 3016 試験)のプロトコールに基づく減量基準が,安全に施行された点からも参考となる。
- JGOG 3016 試験では,FN や発熱を伴わない 7 日間以上の Grade 4 の好中球減少,または Grade 3 の出血傾向を伴う血小板減少もしくは 10,000/μL 未満の血小板減少が認められた際には CBDCA の減量の対象とした。
- 主な副作用とその対策は以下の通り[2,3]
  ① 骨髄抑制:Grade 3/4 32%
  ② 過敏性反応:発症頻度は約 12%。卵巣がんでは同一患者が頻回に CBDCA 投与を受けるため蓄積毒性として問題となる。8 回投与後から発症頻度が上昇するとの報告がある。発症時はすぐに点滴を中止し,ルートを根元から交換し,バイタルチェック,モニター装着,点滴負荷,抗ヒスタミン薬やステロイドの静注を行う。投与再開に関しては確立したものはなく,前投薬の強化,CDDP への変更や CBDCA を低濃度から高濃度へ徐々に上げていく脱感作療法が試みられている[3)IF]。

■ ワンポイントアドバイス
- 患者に対しては,以下の内容について指導:過敏症の症状(全身の膨疹と腹痛,嘔気,呼吸苦,血圧低下等)があればすぐ連絡。
- CBDCA の脱感作療法[4]:患者の同意を得たうえで行う。前投与には抗ヒスタミン薬を追加。CBDCA の 1/1,000 濃度,1/100 濃度,1/10 濃度を各 1 時間かけて投与。また,原液の場合は 1.5 時間かけて投与。投与中は心電図モニターを行い,各溶液にステップアップするたびにバイタルチェックを行う。

適応患者
- プラチナ感受性の転移・再発卵巣がん，卵巣がん術後
- 未治療卵巣がん

1	2	3	～	8	～	15	～	21	
○									制吐薬
○									抗悪性腫瘍薬

3週を1コースとして繰り返す。

- 調製時の注意点
  ①イオウを含むアミノ酸（メチオニンおよびシスチン）輸液中で分解が起こるため，アミノ酸輸液との配合を避ける。
  ②アルミニウムと反応して沈殿物を形成し活性が低下するので，使用にあたってはアルミニウムを含む医療器具を用いない。
  ③生理食塩液等の無機塩類を含有する輸液に混和するときは，安定性が悪いため8時間以内に投与を終了。
- 相互作用：CBDCAはアミノ配糖体抗菌薬，バンコマイシン等の腎排泄型抗菌薬との併用で腎障害のリスクが増大する。

卵巣がん

NGT(topotecan)療法

投与順	薬剤名	投与量	投与経路	点滴時間	備考
1	デキサメタゾン(p. 300) 生理食塩液	6.6 mg 50 mL	div(末梢メイン)	15 min	
2	NGT(p. 287) 生理食塩液	1.5 mg/m^2 100 mL	div(末梢メイン)	30 min	

≡ レジメン施行にあたって

- プラチナ感受性再発卵巣がんに対する化学療法のオプションの1つ。
- 226例の進行上皮性卵巣がん(プラチナベースのレジメンで進行した例)を対象とした, NGT療法とPTX療法のランダム化比較試験の結果を以下に示す[1)2)]。
  ⇒RRはNGT療法が20.5%, PTX療法が13.2%(p=0.138)。(以下は, 長期フォローアップの結果)PFS中央値はNGT療法が18.9週間, PTX療法が14.7週間(p=0.08), MSTはNGT療法が63週間, PTX療法が53週間(p=0.44)であった。

≡ レジメン施行中・施行後の注意点

- 減量・休止・中止等の目安[1)]:Grade 4の好中球減少が認められた場合は減量。減量は1.0 mg/m^{2}まで。
- 主な副作用は以下の通り(数字は%)[1)]
  Grade 4の好中球減少79, Grade 4の血小板減少25, Grade 4の貧血4, Grade 3以上の悪心9.8, Grade 3以上の嘔吐9.9(悪心, 嘔吐とも予防的な制吐薬の使用なし), Grade 3以上の倦怠感8

≡ ワンポイントアドバイス

- 患者に対しては, 以下の内容について指導
  ①2コース目以降は, 血液検査を行い骨髄抑制が回復したことを確認してから開始。
  ②骨髄抑制による感染や出血傾向, 貧血等に注意。
- 日本では一般名として「トポテカン」ではなく「ノギテカン(NGT)」が用いられる(イリノテカンの商品名「トポテシン」との誤認を防ぐため)。

適応患者 ・プラチナ感受性再発卵巣がん，PS 0〜2

	1	2	3	4	5	〜	8	〜	15	〜	21	
	○	○	○									制吐薬
	○	○	○	○	○							抗悪性腫瘍薬

3週を1コースとして6コース繰り返す。

子宮頸がん

TP(PTX＋CDDP)療法

投与順	薬剤名	投与量	投与経路	点滴時間	備考
1	ラニチジン デキサメタゾン(p. 300) 生理食塩液	50 mg 6.6 mg 50 mL	div(末梢メイン)	15 min	
2	d*l*-クロルフェニラミンマレイン酸塩 生理食塩液	10 mg 50 mL	div(末梢メイン)	15 min	
3	PTX[※1](p. 295) 生理食塩液	135 mg/m^2 2 L	div(末梢メイン)	24 h	
4	アプレピタント	day 2：125 mg day 3〜4：80 mg	p.o.	day 2：投与順5開始時 day 3〜4：朝食後	
5	補正用塩化カリウム液 補正用硫酸マグネシウム液 生理食塩液	20 mEq 20 mEq 1 L	div(末梢メイン)	2 h	
6	グラニセトロンバッグ デキサメタゾン(p. 301)	1 mg/50 mL 9.9 mg	div(末梢メイン)	15 min	
7	CDDP(p. 273) 生理食塩液	50 mg/m^2 250 mL	div(末梢メイン)	1 h	
8	生理食塩液	500 mL	div(末梢メイン)	1 h	
9	D-マンニトール注射液20%	300 mL	div(末梢メイン)	45 min	
10	補正用塩化カリウム液 生理食塩液	20 mEq 500 mL	div(末梢メイン)	1 h	
11	デキサメタゾン(p. 300)	16 mg(1回 8 mg 1日2回)	p.o.	朝・昼食後	

≡ レジメン施行にあたって

- Stage ⅣB・再発子宮頸がんに対する標準化学療法。
- Stage ⅣB の子宮頸がん 264 例に対する CDDP 単剤投与群(134 例)と TP 療法(130 例)のランダム化第Ⅲ相試験の結果を以下に示す[1]。
  ⇒TP 療法群は CDDP 単剤投与群に対して OS(9.7 ヵ月 vs 8.8 ヵ月)に差は認められなかったが，RR(36% vs 19%)，PFS(4.8 ヵ月 vs 2.8 ヵ月)において有意に優れていた。
- Stage ⅣB の子宮頸がん 513 例を対象に，TP 療法に対する VNR＋CDDP，GEM＋CDDP，CPT-11＋CDDP の比較試験において，いずれも OS では TP 療法を上回ることができなかったため，現在でも TP 療法は標準治療である[2]。

≡ レジメン施行中・施行後の注意点

- 減量・休止・中止等の目安
  ①CDDP：Grade 4 の悪心・嘔吐で 1 段階(37.5 mg/m^2)，Grade 2 の神経障害で 2 段階(25 mg/m^2)減量，Grade 3 以上の神経障害で中止。SCr 2.0 mg/dL 以上のときは投与を控える[1]。
     ・腎機能障害時の投与量変更例：Ccr(mL/min)＞60 は減量なし，Ccr(mL/min)30〜60 は 50% 減量，Ccr(mL/min)＜30 は中止。
  ②PTX：Grade 3 以上の FN や Grade 4 の血小板減少で 1 段階(110 mg/m^2)，Grade 2 の末梢神経障害で 2 段階(90 mg/m^2)減量。Grade 3 以上の末梢神経障害や肝機能障害が出現したときは投与を中止[1]。
     ・白血球 4,000/μL 未満または好中球 2,000/μL であれば投与を延期。白血球 1,000/μL と

| 適応患者 | • Stage ⅣB・再発子宮頸がん，PS 0〜2 |

1	2	3	4	5	~	8	~	15	~	21	
○											抗アレルギー薬 制吐薬
○											抗アレルギー薬
○											抗悪性腫瘍薬
	125	80	80								制吐薬
	○										ハイドレーション （腎障害予防）
	○										制吐薬
	○										抗悪性腫瘍薬
	○										ハイドレーション
	○										利尿薬 ※フロセミドも適宜
	○										ハイドレーション
	8 8	8 8	8 8								制吐薬

3週を1コースとして6コース繰り返す。

なった場合，また重篤な末梢神経障害が発生した場合には次回の投与量を減量。減量の目安：通常投与量：100%，1段階減量：80% 量投与，2段階減量：60% 量投与。
- 肝機能低下症例に対する減量の目安：AST・ALT 10×ULN 未満かつ T-Bil 1.26〜2.0×ULN は 25% 減量，AST・ALT 10×ULN 未満かつ T-Bil 2.1〜5.0×ULN は 50% 減量，AST・ALT 10×ULN 以上または T-Bil 5.0×ULN を超える場合は中止。
- 主な副作用（数字は%）[1]，いずれも Grade 3/4：白血球減少 52.7，好中球減少 66.6，血小板減少 3.9，貧血 27.9，悪心・嘔吐 10.1，神経障害 3.1，発熱 0.8，腎障害 2.3

ワンポイントアドバイス
- 患者に対しては，以下の内容について指導
  ①腎機能障害：CDDP の投与日，翌日は水分を多めに摂取する。
  ②末梢神経障害：中等度以上の場合，投与終了後も数ヵ月以上持続する場合があり，早めに対応する必要があるため，手足のしびれ，刺痛，焼けるような痛みが出現したら早めに連絡
  ③アレルギー症状：PTX 投与開始後，皮膚の異常（蕁麻疹，瘙痒感），顔面紅潮，息苦しさ，動悸等の体調変化を感じた場合，すぐに連絡。
- 感染と心毒性が主因で治療関連死が 4% 生じており，年齢，併存疾患や全身状態等から予測される治療に対する忍容性を考慮した症例選択，適切な支持療法が必要。
- アルコール過敏の有無について確認：PTX は添加物（溶剤）として無水エタノールを含有するため。外来で化学療法施行中の患者には車の運転等危険を伴う機械の操作に従事させない。

子宮頸がん

wCDDP＋RT(Weekly CDDP＋放射線)療法(外来)

投与順	薬剤名	投与量	投与経路	点滴時間	備考
1	アプレピタント	day 1：125 mg day 2〜3：80 mg	p.o.		day 1：投与順2開始時 day 2〜3：朝食後
2	補正用塩化カリウム液 補正用硫酸マグネシウム液 生理食塩液	60 mEq 20 mEq 2 L	div(末梢メイン)	2 h	
3	グラニセトロン デキサメタゾン(p.300) 生理食塩液	1 mg 9.9 mg 50 mL	div(末梢側管)	15 min	day 2：6.6 mg
4	CDDP(p.273) 生理食塩液	40 mg/m^2 250 mL	div(末梢側管)	1 h	
5	メトクロプラミド プロメタジン 生理食塩液	10 mg 12.5 mg 50 mL	div(末梢側管)	30 min	
6	ヒドロキシジン塩酸塩 生理食塩液	25 mg 50 mL	div(末梢側管)	30 min	
7	ブドウ糖-電解質液(開始液)	500 mL	div(末梢メイン)	2 h	
8	フロセミド 生理食塩液	10 mg 50 mL	div(末梢メイン)	30 min	
9	補正用塩化カリウム液 5%ブドウ糖液 生理食塩液	20 mEq 500 mL 500 mL	div(末梢メイン)	5 h	
(一)	全骨盤照射または腔内照射	全骨盤照射：40〜50.4 Gy(1.8〜2.0 Gy/回) 腔内照射：12〜24 Gy(2〜4回分割)			

■ レジメン施行にあたって

- Stage ⅡB, Ⅲ, ⅣAの局所進行子宮頸がん患者526例に対し, CDDP＋radiation, CDDP＋5-FU＋hydroxyurea＋radiation, hydroxyurea＋radiation を比較したランダム化試験の結果を以下に示す[1]。

	n	OS(relative risk)	PFS(relative risk)
CDDP＋radiation	176	0.61	0.57
CDDP＋5-FU＋hydroxyurea＋radiation	173	0.58	0.55
hydroxyurea＋radiation	177	―	―

- 子宮頸がん(扁平上皮癌)で腫瘍径の大きなⅠB・ⅡA(ⅠB2・ⅡA2), ⅡBでは標準治療のオプションの1つ, Ⅲ・ⅣA期の標準治療である。CCRTは, 化学療法による放射線増感効果にて局所効果を高めることが目的であったが, 局所再発のみならず遠隔転移も減少させることが示されている[2]。

■ レジメン施行中・施行後の注意点

- CDDPの治療中止・減量基準(腎機能障害時の投与量変更例)：Ccr(mL/min)＞60は減量なし, Ccr(mL/min)30〜60は50%減量, Ccr(mL/min)＜30は中止。
- 主な副作用は以下の通り(数字は%)[1]
  いずれも Grade 3/4：白血球減少23, 血小板減少2, 胃腸障害5, 神経障害1, 低Mg血症3

| 適応患者 | • Stage IB〜Ⅱの子宮頸がん術後，または Stage Ⅲ〜ⅣAの子宮頸がん，PS 2 まで |

1	2	3	4	5	6	7	
125	80	80					制吐薬
○							ハイドレーション（腎障害予防）
○	6.6 ○						制吐薬
○							抗悪性腫瘍薬
○							制吐薬 抗アレルギー薬
○	○						抗アレルギー薬
○	○						ハイドレーション
	○						利尿薬
	○						ハイドレーション
平日照射							放射線療法

1週を1コースとして6コース繰り返す。

■ ワンポイントアドバイス

- 患者に対しては，以下の内容について指導
  ① FN：比較的高頻度に発生するため，感染予防等に関する生活指導が重要。
  ② 腎機能障害：CDDPの投与日，翌日は水分を多めに摂取する。
  ③ 神経毒性：投与量に相関して，聴覚障害（特に高音域）や末梢神経障害のリスクが増大。
  ④ 放射線による宿酔：骨盤照射による嘔吐のリスクは30〜60％程度とされており，特に開始初期はCDDPによる嘔吐同様に注意が必要。
- CCRTによる血液毒性や消化器毒性に対しては，化学療法の休薬や減量を検討。

Modify & Advance

1990年代後半より複数のRCTとメタアナリシスにより局所進行子宮頸がんに対するCCRTの有効性が明らかにされた。しかし，欧米と日本では放射線療法の対象や照射方法が異なるため，臨床上のエビデンスとしては十分ではない[2)3)]。

子宮体がん

AP（DXR＋CDDP）療法（外来）

投与順	薬剤名	投与量	投与経路	点滴時間	備考
1	アプレピタント	day 1：125 mg day 2～3：80 mg	p.o.	day 1：投与順2開始時 day 2～3：朝食後	
2	補正用塩化カリウム液 補正用硫酸マグネシウム液 生理食塩液	20 mEq 20 mEq 1 L	div（末梢メイン）	2 h	
3	グラニセトロンバッグ デキサメタゾン（p. 300）	1 mg/50 mL 9.9 mg	div（末梢メイン）	15 min	
4	DXR（p. 288） 生理食塩液	60 mg/m² 50 mL	div（末梢メイン）	15 min	
5	CDDP（p. 273） 生理食塩液	50 mg/m² 250 mL	div（末梢メイン）	1 h	
6	生理食塩液	500 mL	div（末梢メイン）	1 h	
7	D-マンニトール注射液20%	300 mL	div（末梢メイン）	30 min	
8	生理食塩液	500 mL	div（末梢メイン）	1 h	
9	デキサメタゾン（p. 300）	16 mg（1回8 mg，1日2回）	p.o.	朝・昼食後	

≡ レジメン施行にあたって

- 子宮体がんに対する標準的な術後化学療法であり，転移・再発子宮体がんに対する化学療法のオプションの1つ。
- Stage Ⅲ/Ⅳで術後残存腫瘍径2 cm以下の子宮体がん396例に対する全腹部放射線治療群（202例）とAP療法群（194例）のランダム化第Ⅲ相試験の結果を示す[1]。
  ⇒AP療法群は全腹部放射線療法群に対して，5年PFS（50% vs 38%），5年OS（55% vs 42%）において有意に優れていた。
- 再発・転移子宮体がん177例にてDXR単剤とAP療法を比較したランダム化第Ⅱ/Ⅲ相試験の結果を以下に示す[2]。

	n	ORR（%）	OS（月）	TPP 中央値（月）	PFS（月）
DXR 単剤	87	17.2	7	7	7
AP 療法	90	43.3	9	8	8
			p=0.0654		

特にPS良好群ではAP療法が治療成績向上に繋がる。

≡ レジメン施行中・施行後の注意点

- 減量・休止・中止等の目安[1]
  ① 好中球1,500/μL，血小板10万/μL未満では延期。
  ② 心駆出率（EF）がベースラインより20%減少した場合，うっ血性心不全等生命を脅かす場合DXRの投与を中止。SCrが2.0 mg/dL以上の場合はCDDPの投与を控える。
  ③ DXR（肝機能低下症例に対する減量の目安）：T-Bil（mg/dL）1.2～3.0は50%減量，3.1～5.0は75%減量，5.0を超える場合は中止。

適応患者 ・子宮体がん術後，再発・転移子宮体がん，PS 0～3

1	2	3	4	5	~	8	~	15	~	21	
125	80	80									制吐薬
○											ハイドレーション（腎障害予防）
○											制吐薬
○											抗悪性腫瘍薬
○											抗悪性腫瘍薬
○											ハイドレーション
○											利尿薬　※フロセミドも適宜
○											ハイドレーション
	8 8	8 8	8 8								制吐薬

3週を1コースとして6コース繰り返す。

④CDDP（腎機能障害時の投与量変更例）：Ccr(mL/min)＞60は減量なし，Ccr(mL/min)30～60は50％減量，Ccr(mL/min)＜30は中止．

- 主な副作用は以下の通り（数字は％）[1]
  Grade 3/4：白血球減少62，好中球減少85，血小板減少21，胃腸毒性20，肝障害1，心障害15，感染7

ワンポイントアドバイス

- 患者に対しては，以下の内容について指導
  ①FN：比較的高頻度に発生するため，感染予防等に関する生活指導が重要．
  ②腎機能障害：CDDPの投与日，翌日は水分を多めに摂取する．
  ③DXR投与により，尿や汗が橙～赤色に着色することがある．
- DXRの総投与量が500 mg/m^2 を超えると心毒性のリスクが増大するため，本治療以前の治療歴を含め，アントラサイクリン系薬剤の総投与量を確認．

Modify & Advance
CDDP投与前後で飲水（2,000 mL以上）が可能であれば，外来でも施行可能なレジメンである．

婦人科がん(pp. 162～181)の文献

卵巣がん　TC(PTX＋CBDCA)療法
1) Ozols RF, et al: J Clin Oncol 21: 3194-3200, 2003
2) 日本婦人科腫瘍学会：卵巣がん治療ガイドライン 2015 年版．金原出版，2015
3) du Bois A, et al: J Natl Cancer Inst 95: 1320-1329, 2003

卵巣がん　wTC(Weekly PTX＋CBDCA)療法(外来・入院)
1) Watanabe Y, et al: Gynecol Oncol 96: 323-329, 2005

卵巣がん　ddTC(dose-dense PTX＋CBDCA)療法(外来)
1) Katsumata N, et al: Lancet 374: 1331-1338, 2009
2) 日本婦人科腫瘍学会：卵巣がん治療ガイドライン 2015 年版．金原出版，2015

卵巣がん　DJ(DTX＋CBDCA)療法(外来)
1) Vasey PA, et al: J Natl Cancer Inst 96: 1682-1691, 2004
2) Mori T, et al: Int J Clin Oncol 12: 205-211, 2007
3) 日本婦人科腫瘍学会：卵巣がん治療ガイドライン 2015 年版．金原出版，2015

卵巣がん　CD(CBDCA＋Pegylated Liposomal DXR)療法(外来)
1) Pujade-Lauraine E, et al: J Clin Oncol 28: 3323-3329, 2010
2) 日本婦人科腫瘍学会：卵巣がん治療ガイドライン．金原出版，2015

卵巣がん　CBDCA 療法
1) Aabo K, et al: Br J Cancer 78: 1479-1487, 1998
2) International Collaborative Ovarian Neoplasm (ICON) Group: Lancet 360: 505-515, 2002
3) 日本婦人科腫瘍学会：卵巣がん治療ガイドライン 2015 年版．金原出版，2015
4) Robinson JB, et al: Gynecol Oncol 82: 550-558, 2001

卵巣がん　NGT(topotecan)療法
1) ten Bokkel Huinink W, et al: J Clin Oncol 15: 2183-2193, 1997
2) ten Bokkel Huinink W, et al: Ann Oncol 15: 100-103, 2004

子宮頸がん　TP(PTX＋CDDP)療法
1) Moore DH, et al: J Clin Oncol 22: 3113-3119, 2004
2) Monk BJ, et al: J Clin Oncol 27: 4649-4655, 2009

子宮頸がん　wCDDP＋RT(Weekly CDDP＋放射線)療法(外来)
1) Rose PG, et al: N Engl J Med 340: 1144-1153, 1999
2) Green JA, et al: Lancet 358: 781-786, 2001
3) Eifel PJ, et al: J Clin Oncol 22: 872-880, 2004

子宮体がん　AP(DXR＋CDDP)療法(外来)
1) Randall ME, et al: J Clin Oncol 24: 36-44, 2006
2) van wijk FH, et al: Ann Oncol 14: 441-448, 2003

泌尿器・胚細胞腫瘍

- 膀胱がん　M-VAC（MTX＋VLB＋DXR＋CDDP）療法 ･････････ 184
- 精巣腫瘍（胚細胞腫瘍）　BEP（BLM＋ETP＋CDDP）療法 ･･････ 188
- 精巣腫瘍（胚細胞腫瘍）　VIP（ETP＋IFM＋CDDP）療法 ･･････ 190
- 文献 ･･･ 192

膀胱がん

M-VAC(MTX＋VLB＋DXR＋CDDP)療法

投与順	薬剤名	投与量	投与経路	点滴時間	備考
1	炭酸水素ナトリウム注7% ヘパリンナトリウム注 生理食塩液	40 mL 2,500 単位 500 mL	div(末梢メイン)	3 h	
2	MTX(p. 279) 生理食塩液	30 mg/m² 100 mL	div(末梢メイン)	30 min	
3	炭酸水素ナトリウム注7% ブドウ糖-電解質液(維持液) 生理食塩液	80 mL 1,500 mL 500 mL	div(末梢メイン)	20.5 h	
4	アプレピタント[※1]	day 2：125 mg day 3〜4：80 mg	p.o.		day 2： ルート確保時 day 3〜4： 朝食後
5	ブドウ糖-電解質液(維持液) 生理食塩液	500 mL 500 mL	div(末梢メイン)	4 h	
6	グラニセトロン デキサメタゾン(p. 300) 生理食塩液	1 mg 9.9 mg 50 mL	div(末梢メイン)	15 min	day 3〜5：6.6 mg
7	DXR(p. 288) 生理食塩液	30 mg/m² 100 mL	div(末梢メイン)	30 min	
8	VLB(p. 293) 生理食塩液	3 mg/m² 100 mL	div(末梢メイン)	30 min	
9	生理食塩液	500 mL	div(末梢メイン)	1 h	
10	CDDP(p. 273) 生理食塩液	70 mg/m² 250 mL	div(末梢メイン)	1 h	
11	生理食塩液	500 mL	div(末梢メイン)	2 h	
12	D-マンニトール注射液20%	100 mL	div(末梢側管)	2 h	
13	ブドウ糖-電解質液(維持液) 生理食塩液	1,000 mL 500 mL	div(末梢メイン)	6 h	day 3〜5：いずれ 1,000 L，8 h

[※1] CDDPがday 2で投与されるため，上記の日程でアプレピタントを併用。アプレピタント併用のため，デキサメタゾンを減量している。

≡ レジメン施行にあたって

- 膀胱がんに対する術前化学療法および術後化学療法の1つ。術前化学療法としての効果がRCTで認められた。
- 進行・再発例に対する奏効率：40% 程度
- 進行性膀胱がん患者246例を対象としたM-VAC療法とCDDP療法を比較したランダム化第Ⅲ相試験では，全生存中央値(12.5ヵ月 vs 8.2ヵ月，p＝0.0002)においても奏効率(39% vs 11.6%，p＜0.0001)においてもM-VAC療法群のほうが優れていた[1]。
- 307例を対象とした膀胱全摘出術前の術前化学療法で，手術単独と比較して全生存中央値(77ヵ月 vs 46ヵ月)の改善が認められている[2]。
- GC(GEM＋CDDP)療法とM-VAC療法のランダム化第Ⅲ相試験では奏効率，PFS，およびOSにおいて有意差は認められなかった[3]。

≡ レジメン施行中・施行後の注意点

- 次コースの投与開始基準は次の通り

適応患者
- 移行上皮がん（膀胱がん）の術前あるいは術後

1	2	3	4	5	~	8	~	15	~	22	~	28	
○													補液・尿のアルカリ化薬
○								○		○			抗悪性腫瘍薬
○													補液・急性腎不全等の対策
	125	80	80										制吐薬
	○												ハイドレーション
	○	6.6	6.6	6.6									制吐薬
	○												抗悪性腫瘍薬
	○							○		○			抗悪性腫瘍薬
	○												ハイドレーション
	○												抗悪性腫瘍薬
	○							○		○			ハイドレーション
	○												利尿薬　※フロセミドも適宜
	○	1,000	1,000	1,000									ハイドレーション

4週を1コースとする。

①WBC≧3,000/μL および血小板≧100,000/μL
②day 15, 22 の MTX および VLB の投与は，WBC≦2,900/μL および血小板≦74,000/μL の場合はスキップする。

- 主な副作用は以下の通り（数字は％）[3]
  ①Grade 3/4 の血液毒性：貧血 17.6，血小板減少 20.6，好中球減少 82.3
  ②Grade 3/4 の非血液毒性：悪心・嘔吐 20.8，脱毛 55.2，便秘 3.1，血尿 2.3，発熱 3.1

ワンポイントアドバイス

- 患者に対しては，以下の内容について指導
  ①FN，末梢神経障害，聴覚障害，脱水等に注意。
  ②CDDP の末梢神経障害の出現は一般的に総投与量に相関する。多くの場合は投与中止後数ヵ月で回復するが，不可逆的なこともあるため早期発見が重要。
  ③脱水を防ぐため，悪心・嘔吐時に食事がとれないときは，なるべく水分をとるよう心がける。

④口内炎予防のため，口の中の清潔を保つことが重要。刺激の強いものや熱すぎる食べ物は避ける。やわらかい歯ブラシで歯と歯茎をブラッシングする。
⑤DXRを投与後，尿や汗が赤色に着色することがあるが，その後は元に戻る。
⑥DXR，VLBが血管外漏出をすると，壊死を起こすことがある。点滴中に痛みが生じる場合は連絡。点滴中以外でも数日以内に痛みが出現する可能性がある。

- CDDPによる腎機能障害の予防のため，治療前後に1,000〜2,000 mLの輸液と利尿薬を投与し尿量を増やすことが重要。
- 一般的にCDDPの総投与量が300〜500 mg/m^{2}以上になると高音域聴力障害の頻度が高くなるとの報告がある。
- DXRの累積投与が500 mg/m^{2}を超えると重篤な心機能障害の出現が高くなるとの報告がある。

> **Modify & Advance**
>
> 尿が酸性側に傾くとMTXの結晶が尿細管に沈着するおそれがあるので，500 mLの補液あたり17〜34 mEqの炭酸水素ナトリウムをMTX投与前日からロイコボリン救援投与終了まで継続投与。同時に十分な水分の補給(100〜150 mL/m^2/時間)を行い，MTXの尿への排泄を促すよう考慮し，全尿量のチェックを経時的(6時間毎)に行う。

COLUMN

メトトレキサート(MTX)投与時の注意

　MTX は核酸合成に必要な葉酸と拮抗することによって作用を示す。MTX の投与によって骨髄抑制等の重大な副作用が生じるおそれがあるため，血中薬物濃度モニタリング(TDM)が行われる。これによって血中濃度を把握し，投与量を調整することで副作用を抑える。また，MTX に拮抗する還元型葉酸〔ロイコボリン(ホリナートカルシウム)〕を使用することで副作用を軽減させる。これをロイコボリンレスキュー(救援)療法とよぶ。

　ロイコボリンレスキューの増量を考慮する MTX の危険限界濃度

　　24 時間値：1×10^{-5} M
　　48 時間値：1×10^{-6} M
　　72 時間値：1×10^{-7} M

　さらに MTX は酸性下で結晶化するおそれがあるため，腎障害の対策として，利尿および尿のアルカリ化を有するアセタゾラミドを MTX に連続して投与，かつ炭酸水素ナトリウムを MTX 投与開始時から 3 時間かけて投与する。腎障害の予防のために 500 mL 以上の補液も行う(尿の pH を継続的に 7.0 以上に保つこと)。

精巣腫瘍（胚細胞腫瘍）

BEP（BLM＋ETP＋CDDP）療法

投与順	薬剤名	投与量	投与経路	点滴時間	備考
1	アプレピタント	day 1：125 mg day 2～3：80 mg	p.o.	day 1： ルート確保時 day 2～3： 朝食後	
2	補正用塩化カリウム液 補正用硫酸マグネシウム液 生理食塩液	20 mEq 10 mEq 1 L	div（末梢メイン）	2 h	
3	グラニセトロンバッグ デキサメタゾン（p. 300）	1 mg/50 mL 9.9 mg	div（末梢メイン）	15 min	
4	CDDP（p. 273） 生理食塩液	20 mg/m² 250 mL	div（末梢メイン）	1 h	
5	生理食塩液	500 mL	div（末梢メイン）	2 h	
6	D-マンニトール注射液20%	200 mL	div（末梢側管）	2 h	
7	ETP（p. 292） 5%ブドウ糖液	100 mg/m² 500 mL	div（末梢メイン）	2 h	
8	補正用塩化カリウム液 ブドウ糖-電解質液（維持液） 生理食塩液	20 mEq 1,000 mL 500 mL	div（末梢メイン）	16.75 h	
9	BLM（p. 277） 生理食塩液	30 mg 100 mL	day 1：div（末梢側管） day 8, 15：div（末梢メイン）	30 min	

≡ レジメン施行にあたって

- 胚細胞腫瘍における標準的化学療法の1つ。21日間隔の投与間隔を保つことが治療効果に影響するため，この投与スケジュールが守れるように注意する。投与コース数はリスク分類に従う。リスク分類は IGCCCG により評価する。
- 非セミノーマの5年生存率[1]：good prognosis 群 92%，intermediate prognosis 群 80%，poor prognosis 群 48%
- セミノーマの5年生存率[1]：good prognosis 群 86%，intermediate prognosis 群 72%
- BEP療法とEP（ETP＋CDDP）療法との比較第Ⅲ相試験ではBEP療法の優越性が示された[2]。IGCCCG の good prognosis 群における BEP 療法 3 コースと EP 療法 4 コースのランダム化第Ⅲ相試験では治療効果に差は認めないため，このリスク群においてはオプションとして EP 療法 4 コースも治療選択肢に挙がる[2]。intermediate prognosis 群では，BEP 療法 4 コースが標準的治療になる。

≡ レジメン施行中・施行後の注意点

- 減量・休止・中止等の目安：発熱，好中球数 500/μL 未満，血小板数 100,0000/μL 未満のいずれかを認める場合，延期は3日を限度に考慮される。
- 主な副作用は以下の通り（数字は%）[2]
  ① 血液毒性（Grade 3/4）：好中球減少 72，FN 7，貧血 2，血小板減少 6
  ② 非血液毒性（Grade 2 以上）：嘔気 46，粘膜炎 6，（Grade 1 以上）：神経障害 16，皮膚障害

適応患者 ・胚細胞腫瘍

1	2	3	4	5	~	8	~	15	~	21	
125	80	80									制吐薬
○	○	○	○	○							ハイドレーション（腎障害予防）
○											制吐薬
○											抗悪性腫瘍薬
○											ハイドレーション
○											利尿薬 ※フロセミドも適宜
○	○	○									抗悪性腫瘍薬
○	○	○	○								ハイドレーション
○						○		○			抗悪性腫瘍薬

good risk 群：3週を1コースとして3コース繰り返す。
intermediate risk 群：3週を1コースとして4コース繰り返す。
poor risk 群：3週を1コースとして4コース繰り返す。

29．肺障害9

≡ ワンポイントアドバイス

- 患者に対しては，以下の内容について指導
  ①CDDPの副作用対策については『膀胱がん　M-VAC（MTX＋VLB＋DXR＋CDDP）療法』（p.184）を参照。
  ②脱毛は，通常投与開始2～3週間後に出現し，治療中止後半年から1年で回復する。
  ③口内炎予防のため，口の中の清潔を保つことが重要。刺激の強いものや熱すぎる食べものは避ける。やわらかい歯ブラシで歯と歯茎をブラッシングする。
  ④BLM投与後4～5時間頃に，遅れて発熱することがある。
  ⑤腫瘍細胞の崩壊に伴い，高尿酸血症，高K血症等を引き起こし，重篤な腎不全を起こすことがあるため，尿量の確保，尿のアルカリ化等が必要な場合がある。

Modify & Advance
BLMによる肺毒性が懸念される症例ではVIP療法に変更する。

精巣膿瘍（胚細胞腫瘍）

VIP（ETP＋IFM＋CDDP）療法

投与順	薬剤名	投与量	投与経路	点滴時間	備考
1	アプレピタント	day 1：125 mg day 2〜3：80 mg	p.o.	day 1：ルート確保時 day 2〜3：朝食後	
2	補正用塩化カリウム液 補正用硫酸マグネシウム液 炭酸水素ナトリウム注7％ 生理食塩液	20 mEq 10 mEq 40 mL 1,000 mL	div（末梢メイン）	2 h	
3	グラニセトロンバッグ デキサメタゾン（p. 300）	1 mg/50 mL 9.9 mg	div（末梢メイン）	15 min	
4	CDDP（p. 273） 生理食塩液	20 mg/m² 250 mL	div（末梢メイン）	1 h	
5	生理食塩液	500 mL	div（末梢メイン）	2 h	
6	D-マンニトール注射液20％	200 mL	div（末梢側管）	2 h	
7	IFM（p. 271） 生理食塩液	1,200 mg/m² 500 mL	div（末梢メイン）	2 h	
8	メスナ注（p. 314） 生理食塩液	50 mL	div（末梢側管）	1回 15 min，1日3回（IFM投与時，4，8時間後）	1回量：IFMの1日量の20％相当量
9	ETP（p. 292） 5％ブドウ糖液	100 mg/m² 500 mL	div（末梢メイン）	2 h	
10	ブドウ糖-電解質液（維持液） 補正用塩化カリウム液 炭酸水素ナトリウム注7％ 生理食塩液	1,000 mL 20 mEq 40 mL 500 mL	div（末梢メイン）	14.75 h	

≡ レジメン施行にあたって

- 胚細胞腫瘍の 2nd line の化学療法の1つ。BLM による肺毒性を懸念する場合には 1st line で選択されることもある。
- 進行性胚細胞腫瘍 304 例に対する VIP 療法と BEP 療法のランダム化第Ⅲ相試験の結果を以下に示す[1]。
  ⇒各4コースの2年無再発生存率（64％，60％）と2年生存率（74％，71％）は両群に有意な差は認められなかった。主な有害事象は血液毒性と泌尿生殖器障害であった。
- 救援療法での成績では，胚細胞腫瘍で初回化学療法後の治療抵抗または再発した 56 例に対する VeIP（VLB＋IFM＋CDDP）療法または VIP 療法の臨床試験が行われた。全体の完全寛解率は 36％，観察期間 52 ヵ月における MST は 18 ヵ月であった[2]。

≡ レジメン施行中・施行後の注意点

- 減量・休止・中止等の目安
  ①好中球数 1,000/μL 未満または血小板数 100,0000/μL 未満の場合は回復まで延期。
  ②前コースで FN あるいは血小板輸血を必要とする血小板減少をきたした場合は，次コースより ETP および IFM を 25％ 減量。
- 主な副作用は以下の通り（数字は％）[1]
  ①血液毒性（Grade 3 以上）：89
  ②非血液毒性（全 Grade）：泌尿生殖器障害 5，悪心・嘔吐 9，神経障害 8，肺障害 4

適応患者
- 胚細胞腫瘍(救援療法あるいは肺障害があり BLM を含む BEP 療法の実施が困難な場合)

1	2	3	4	5	~	8	~	15	~	21	
125	80	80									制吐薬
○	○	○	○	○							ハイドレーション(腎障害予防)
○	○	○									制吐薬
○	○	○									抗悪性腫瘍薬
○	○	○									ハイドレーション
○	○	○									利尿薬 ※フロセミドも適宜
○	○	○									抗悪性腫瘍薬
○○○	○○○	○○○									出血性膀胱炎対策
○	○	○									抗悪性腫瘍薬
○	○	○									ハイドレーション

3週を1コースとして4コース繰り返す。

ワンポイントアドバイス

- 患者に対しては,以下の内容について指導
  ① 出血性膀胱炎の防止として IFM 投与1時間前からできるだけ頻回にかつ大量に経口水分摂取を行い,投与終了の翌日まで1日尿量 3,000 mL 以上を確保する必要性がある。
  ② CDDP の副作用対策については『膀胱がん M-VAC(MTX + VLB + DXR + CDDP)療法』(p. 184)を参照。
  ③ 下痢等の症状が合併すると重篤となる可能性があるため,そのような場合も医療機関に連絡
  ④ 口内炎予防のため,口の中の清潔を保つことが重要。刺激の強いものや熱すぎる食べものは避ける。やわらかい歯ブラシで歯と歯茎をブラッシングする。
  ⑤ 脱毛は,通常投与開始2~3週間後に出現し,治療中止後半年から1年で回復。
- 出血性膀胱炎等の泌尿器系障害の防止のために下記の点に注意。
  ① IFM 投与第1日目は,投与終了直後から 2,000~3,000 mL の適当な輸液を投与するとともにメスナを併用。
  ② メスナ1日量として IFM 1日量の最大 100% 相当量まで投与が可能。
- 泌尿器系障害の発生原因および対策:IFM の代謝物であるアクロレイン等が尿中に排泄される際に,尿路粘膜を障害して発現するとされている。メスナは組織移行が少なく,急速に腎を通して排泄され,尿中にてアクロレイン等と結合して無害化することにより,泌尿器系障害を防止するとされる。

泌尿器・胚細胞腫瘍(pp. 184～191)の文献

膀胱がん　M-VAC(MTX＋VLB＋DXR＋CDDP)療法
1) Loehrer PJ, et al: J Clin Oncol 10: 1066-1073, 1992
2) Grossman HB, et al: N Engl J Med 349: 859-866, 2003
3) von der Maase H, et al: J Clin Oncol 18: 3068-3077, 2000

精巣腫瘍(胚細胞腫瘍)　BEP(BLM＋ETP＋CDDP)療法
1) IGCCCG: J Clin Oncol: 594-603, 1987
2) Culine S, et al: Ann Oncol 18: 917-924, 2007

精巣膿瘍(胚細胞腫瘍)　VIP(ETP＋IFM＋CDDP)療法
1) Nichols CR, et al: J Clin Oncol 16: 1287-1293, 1998
2) McCaffrey JA, et al: J Clin Oncol 15: 2559-2563, 1997

造血器腫瘍

- ■ 悪性リンパ腫，非ホジキンリンパ腫
  - リツキシマブ療法 ············ 194
  - R-CHOP（リツキシマブ＋CPA＋DXR＋VCR＋PSL）療法 ············ 196
  - (R)-CODOX-M/(R)-IVAC 療法 ············ 198
  - ICE（IFM＋CBDCA＋ETP）療法（入院） ············ 204
  - ESHAP（ETP＋mPSL＋Ara-C＋CDDP）療法 ············ 206
  - EPOCH（ETP＋PSL＋VCR＋CPA＋DXR）療法 ············ 208
  - ベンダムスチン療法 ············ 210
  - イブリツモマブによる RI（ラジオアイソトープ）標識抗体療法 ············ 212
  - NEL 療法（外来・入院） ············ 214
- ■ ホジキンリンパ腫　ABVD（DXR＋BLM＋VLB＋DTIC）療法（外来） ············ 216
- ■ 急性骨髄性白血病　IDR＋Ara-C（3＋7）療法（寛解導入療法） ············ 218
  - 大量 Ara-C 療法 ············ 220
  - ゲムツズマブ　オゾガマイシン（GO）療法 ············ 222
- ■ 慢性骨髄性白血病　イマチニブ療法 ············ 224
  - ニロチニブ療法 ············ 226
  - ダサチニブ療法 ············ 228
- ■ 成人 T 細胞白血病・リンパ腫
  - mLSG15〔VCAP（VCR＋CPA＋DXR＋PSL）-AMP（DXR＋MCNU＋PSL）-VECP（VDS＋ETP＋CBDCA＋PSL）〕療法 ············ 230
- ■ 骨髄異形成症候群　アザシチジン療法（外来・入院） ············ 234
- ■ 多発性骨髄腫　BD（ボルテゾミブ＋DEX）療法 ············ 236
  - サリドマイド療法 ············ 238
  - レナリドミド＋DEX 療法 ············ 240
- ■ 文献 ············ 242

非ホジキンリンパ腫

リツキシマブ療法

投与順	薬剤名	投与量	投与経路	点滴時間	備考
1	アセトアミノフェン dl-クロルフェニラミンマレイン酸塩	400 mg 2 mg	p.o.		リツキシマブ投与30分前に投与
2	リツキシマブ[※1] (p.306) 生理食塩液	375 mg/m² 備考参照	div(末梢メイン)	25 mL/h〜[※2]	生理食塩液で10倍量に希釈

[※1] 添付文書では生理食塩液、または5%ブドウ糖液にて10倍に希釈し、1 mg/mLの濃度に調製。

[※2] 初回投与時は、最初の1時間は25 mL/hの速度で点滴静注を開始し、患者の状態を十分観察しながら、その後注入速度を100 mL/hに上げて1時間点滴静注し、さらにその後は200 mL/hまで速度を上げることができる。なお2回目以降の注入開始速度は、初回投与時に発現した副作用が軽微であった場合、100 mL/hまで上げて開始できる。

■ レジメン施行にあたって

- 単剤による治療は、主に低悪性度リンパ腫において腫瘍量が少ない、症状がない、高齢等で化学療法が困難な場合等がよい適応である。
- 再発低悪性度または濾胞性B細胞リンパ腫適格症例151例におけるリツキシマブ単剤の4回投与のRR:50%(CR+PR)、PFS:9ヵ月[1]
- 低悪性度または濾胞性リンパ腫61例、マントル細胞リンパ腫13例を含む国内ランダム化第Ⅱ相試験の結果を以下に示す[2]。
  ⇒低悪性度または濾胞性リンパ腫群のRR:61%、PFS:245日。マントル細胞リンパ腫群のRR:46%、PFS:111日

■ レジメン施行中・施行後の注意点

- 治療中止・減量の基準は原則としてなし。
- 主な副作用とその対策は以下の通り

  ① infusion reaction:初回投与の約90%[2]。投与30分前に解熱鎮痛薬、抗ヒスタミン薬の前投与。異常が認められた場合、まずは注入速度を緩めるか中止し、必要に応じて解熱鎮痛薬、抗ヒスタミン薬、ステロイド、酸素吸入、アドレナリン、気管支拡張薬、昇圧薬等の投与。症状が完全に消失した後25 mL/hで再投与。

  ② B型肝炎ウイルスによる劇症肝炎、肝炎の増悪:治療開始前に肝機能検査や肝炎ウイルスマーカー(HBs抗原、HBs抗体、HBc抗体)の検査を行い、HBs抗原陽性の場合は核酸アナログ(エンテカビル)を予防投与[3]。また、HBs抗体、HBc抗体陽性の場合は、ウイルス量をPCRにて定量し、検出感度以上の場合は核酸アナログ(エンテカビル)を予防投与。

  ③ 遅発性好中球減少(late onset neutropenia:LON):リツキシマブ最終投与、7週から55週後(中央値:18週)に好中球減少が発現したとの報告[4]があるため、治療期間中、治療期間終了後も定期的な血液検査を実施。

■ ワンポイントアドバイス

- 患者に対しては、以下の内容について指導

  ① infusion reaction予防のため、リツキシマブ投与30分前にアセトアミノフェン400 mg/日とdl-クロルフェニラミンマレイン酸塩2 mg/日を予防内服。初回点滴の30分以内に発現しやすく、発疹、かゆみ、息苦しさ、発熱等を感じたらすぐに連絡。

  ② B型肝炎予防のエンテカビルは、食事により影響を受けるので空腹時に内服。

- 当院では1コース目の治療は、infusion reactionの副作用管理のため入院で施行している。

適応患者 ・CD20陽性のB細胞性非ホジキンリンパ腫

1	2	3	4	5	6	7	
○							infusion reaction 対策（リツキシマブによる発熱，悪寒，頭痛等を軽減）
○							抗悪性腫瘍薬

1週毎に4〜8回投与．

非ホジキンリンパ腫

R-CHOP（リツキシマブ＋CPA＋DXR＋VCR＋PSL）療法

投与順	薬剤名	投与量	投与経路	点滴時間	備考
1	リツキシマブ[※1, ※2]（p.306）	用法・用量は『非ホジキンリンパ腫　リツキシマブ療法』（p.194）を参照			
2	VCR（p.293） 生理食塩液	1.4 mg/m² （Max 2 mg/日） 備考参照	iv	ワンショット	生理食塩液にて20 mLに希釈
3	グラニセトロン 生理食塩液	1 mg 50 mL	div（末梢メイン）	15 min	
4	DXR（p.288） 生理食塩液	50 mg/m² 100 mL	div（末梢メイン）	30 min	
5	CPA（p.270） 生理食塩液	750 mg/m² 250 mL	div（末梢メイン）	1.5 h	
6	PSL（p.298）	100 mg/日（1日2回に分けて）	p.o.		

[※1] 当院では外来通院治療における点滴時間の長時間化を考慮し，リツキシマブを day 1，CHOP を day 2 に実施。
[※2] 原則，リツキシマブ初回投与は2泊3日の入院で実施。

■ レジメン施行にあたって

- DLBCL に対する標準的レジメンであるが，濾胞性リンパ腫，マントル細胞リンパ腫等他の CD20 陽性非ホジキンリンパ腫に対する治療選択肢の1つでもある。
- 399 例の 60～79 歳の未治療の中悪性度 B 細胞リンパ腫患者を対象とした CHOP 療法対 R-CHOP 療法の比較試験[1]では，R-CHOP 療法群と CHOP 療法群の CR，2年 OS，2年 EFS はそれぞれ 76% と 63%（p＝0.005），70% と 57%（p＝0.007），57% と 38%（p＜0.001）であった。
- 824 例の 18～60 歳の未治療の DLBCL を対象とした，CHOP-like 療法対 R-CHOP-like 療法の比較試験[2]では，サブグループ解析として，CHOP 療法 197 例と R-CHOP 療法 199 例を比較し，3年 EFS は 54% と 81%（p＜0.0001）であった。

■ レジメン施行中・施行後の注意点

- Grade 3 以上の血小板減少：CPA，DXR を 50% に減量[1]。
- FN もしくは Grade 4 の好中球減少：CPA，DXR を 50% に減量[1]。
- 白血球数＜1,500/μL もしくは血小板数＜100,000/μL の場合は全ての薬剤の投与を延期[1]。
- 主な非血液毒性の副作用は以下の通り（数字は%）[1]
  ①Grade 3 以上：感染症 12，肺毒性 8，神経毒性 5，心毒性 8，悪心・嘔吐 4，便秘 2
  ②Grade 2 以下：心毒性 47，神経毒性 51，便秘 38 等

■ ワンポイントアドバイス

- 患者に対しては，以下の内容について指導
  ①十分な水分摂取と頻回の排尿：出血性膀胱炎の予防のため。
  ②緩下剤等を使用し調節：便秘・麻痺性イレウスのリスクが高いため。
  ③ステロイド全身投与に伴う症状の説明を行う。離脱症状が強いようであれば漸減法を考慮。
- infusion Reaction，HBV 再活性化予防については『非ホジキンリンパ腫　リツキシマブ療法』（p.194）を参照。

造血器腫瘍

適応患者 ● CD20 陽性の非ホジキンリンパ腫

1	2	3	4	5	6	7	8	~	15	~	21	
○												抗悪性腫瘍薬
	○											抗悪性腫瘍薬
	○											制吐薬
	○											抗悪性腫瘍薬
	○											抗悪性腫瘍薬
	○○	○	○	○	○							ステロイド

原則，3 週を 1 コースとして 6〜8 コース繰り返す．

Modify & Advance
当院では 70〜79 歳の患者では 80％ に減量，80 歳以上の患者では 60％ に減量している（PSL を除く）．
また PSL は，60 歳以上の女性では，60 mg/body/日，day 1〜3 に減量している．糖尿病患者は，血糖コントロール困難であれば PSL の減量または中止を考慮する．

非ホジキンリンパ腫

(R)-CODOX-M/(R)-IVAC 療法

(R-CODOX-M 療法)

投与順	薬剤名	投与量	投与経路	点滴時間	備考
1	グラニセトロン 生理食塩液	1 mg 50 mL	div(末梢メイン)	15 min	
2	電解質輸液(維持液10%糖加) 炭酸水素ナトリウム注7%	3,000 mL 120 mL	div(末梢メイン)	24 h	
3	VCR[※1] (p. 293) 生理食塩液	1.5 mg/m^2 備考参照	iv	ワンショット	生理食塩液にて20 mLに希釈
4	DXR (p. 288) 生理食塩液	40 mg/m^2 100 mL	div(末梢メイン)	30 min	
5	CPA (p. 270) 5%ブドウ糖液	800 mg/m^2 500 mL	div(末梢メイン)	2 h	
—	Ara-C[※2] (p. 283) PSL (p. 298) 生理食塩液	40 mg 20 mg 5 mL	IT		
6	CPA (p. 270) 5%ブドウ糖液	200 mg/m^2 250 mL	div(末梢メイン)	2 h	
7	リツキシマブ (p. 306) 生理食塩液	375 mg/m^2 備考参照	div(末梢側管)	25 mg/h〜	生理食塩液で10倍に希釈
8	MTX[※3] (p. 279) 5%ブドウ糖液	536 mg/m^2 100 mL	div(末梢メイン)	1 h	
9	MTX[※3] (p. 279) 5%ブドウ糖液	107 mg/m^2/h 1,000 mL	div(末梢メイン)	23 h	
10	ホリナートカルシウム注 (p. 312) 5%ブドウ糖液	85.7 mg/m^2 70 mL	div(末梢メイン)	30 min	MTX開始から36 h後
11	ホリナートカルシウム注[※4] (p. 312) 注射用水	12 mg/m^2 20 mL	p.o.		投与順10の後、6 h毎
—	MTX[※5, ※6] (p. 279) PSL (p. 298) 生理食塩液	15 mg 10 mg 5 mL	IT		day 17の投与については[※6]を参照

[※1] 2コース目で神経症状が軽度(Grade 1以下)であればday 15にも投与する。1コース目ではday 15の投与は行わない。

[※2] 初診時に中枢神経浸潤が認められた症例では、1コース目のday 1, 3, 5、2コース目のday 1, 3にAra-C 40 mg＋PSL 20 mgの髄注を施行する。

[※3] 血中濃度測定に関連し、可能な限りMTX投与開始より72時間後(困難なら96時間後まで許容)が平日に相当しMTX濃度が測定できるように投与日を決定する。連休や祝日等で日程設定が困難な場合、投与日をday 10から一両日移動してもよい。

[※4] ロイコボリンレスキューはMTX血中濃度が0.05 μM未満になるまで内服投与を継続する。

[※5] 初診時に中枢神経浸潤が認められた症例では、1コース目のday 15, 17、2コース目のday 15にMTX 15 mg＋PSL 10 mgの髄注を施行する。

[※6] day 15, 17の髄注は、MTX血中濃度が0.05 μM未満となり、かつ明らかな感染症を認めず、かつGrade 2以上の肝障害または粘膜障害を認めない場合にのみ施行する。

適応患者 ● 高悪性度リンパ腫：初発バーキット，バーキット様リンパ腫(BL/BLL)

	1	2	3	4	5	6	7	8	9	10	11	12	13	14	15	16	17	
	○	○	○	○	○					○								制吐薬
	○	○	○	○	○					○	○	○	○	○	○			アルカリ化対策・ハイドレーション
	○							○							(○)			抗悪性腫瘍薬
	○																	抗悪性腫瘍薬
	○																	抗悪性腫瘍薬
	○		○		(○)													抗悪性腫瘍薬
		○	○	○														抗悪性腫瘍薬
						○												抗悪性腫瘍薬
										○								抗悪性腫瘍薬
										○								抗悪性腫瘍薬
											○							MTX の毒性軽減
												○	○	○	○			MTX の毒性軽減
															○	(○)		抗悪性腫瘍薬

・CODOX-M→IVAC の交代療法を 2 コース(±リツキシマブ)
 (各レジメンの治療間隔は，絶対好中球数が 1,000/μL を超え，G-CSF を 1 日中止した翌日より開始)。

(R-IVAC療法)

投与順	薬剤名	投与量	投与経路	点滴時間	備考
1	グラニセトロン 生理食塩液	1 mg/回 50 mL/回	div(中心側管)	15 min	Ara-C投与30分前。day 1, 2は1日2回, day 3〜5は1日1回投与
2	Ara-C (p. 283) 生理食塩液	2 g/m²/回 400 mL/回※1	div(中心メイン)	2 h	day 1, 2に1日2回投与
3	電解質輸液(維持液10%糖加) 炭酸水素ナトリウム注7%	3,000 mL 120 mL	div(中心メイン)	24 h	
4	ETP (p. 292) 5%ブドウ糖液	60 mg/m² 250 mL	div(中心メイン)	2 h	
5	メスナ注 (p. 314) 生理食塩液	IFM 1日量の20% 50 mL	div(中心側管)	15 min を 1 日 3 回(IFM 投与時, 4 時間後, 8 時間後)	尿量の確保(2,000〜3,000 mL/日)のため大量補液を行う
6	IFM (p. 271) 5%ブドウ糖液	1.5 g/m² 500 mL	div(中心メイン)	2 h	
7	MTX※2 (p. 279) PSL (p. 298) 生理食塩液	15 mg 10 mg 5 mL	IT		
8	電解質輸液(維持液10%糖加)	3,000 mL	div(中心メイン)	24 h	
9	G-CSF	保険適用量	s.c.		絶対好中球数が1,000/μLを超えるまで継続投与
10	アセトアミノフェン dl-クロルフェニラミンマレイン酸塩	400 mg 2 mg	p.o.		リツキシマブ投与30分前
11	リツキシマブ (p. 306) 生理食塩液	375 mg/m² 備考参照	div(中心メイン)	25 mg/h〜※3	生理食塩液で10倍量に希釈

※1 生理食塩液バッグの予備容量を超えるため, 500 mL→400 mLをデフォルトとしてレジメン登録している。
※2 初診時に中枢神経浸潤が認められた症例では, day 5に加え1コース目のday 7, day 9に髄注を施行。

レジメン施行にあたって
- hyper-CVAD療法とともに対象疾患に対する代表的な治療レジメン。
- 日本人BL, 分類不能B細胞リンパ腫DLBCL/BL中間型15例(年齢中央値39歳)
  ⇒CR:87%, 5年生存率:87%[1]
- 未治療 small non-cleaved-cell リンパ腫(SNCL)41例(60歳未満成人:20例, 小児:21例)
  ⇒CR:95%, 2年 EFS:92%。観察期間中央値:32ヵ月(成人), 45ヵ月(小児)[2]

レジメン施行中・施行後の注意点[1]
- コース開始基準[1]:WBC≧2,000/μL, 好中球数≧1,000/μL, 血小板数≧100,000/μL, 非血液毒性≦Grade 2
- 減量基準[1]
  ①50歳以上の患者では, CPA, VCR, DXR, MTX, IFM, ETP, Ara-Cは80% dose
  ②NSAIDsが中止できない場合や腹水, 胸水, 心嚢液貯留がある場合はMTXによる毒性が増強するため, IVAC→CODOX-M→IVAC→CODOX-Mの順番で治療を行う。

	1	2	3	4	5	6	7	8	9	10〜	
	○○	○○	○	○	○						制吐薬
	○○	○○									抗悪性腫瘍薬
	○	○	○	○	○		○	○			アルカリ化対策・ハイドレーション
	○	○	○	○	○						抗悪性腫瘍薬
	○○	○○	○○	○○	○○						出血性膀胱炎予防
	○	○	○	○	○						抗悪性腫瘍薬
					○		(○)		(○)		抗悪性腫瘍薬
						○					ハイドレーション
						○	○	○	○	(○)	骨髄抑制予防
						○					infusion reaction対策
						○					抗悪性腫瘍薬

※3 初回投与時は，最初の1時間は25 mg/hの速度で点滴静注を開始し，患者の状態を十分観察しながら，その後注入速度を100 mg/hに上げて1時間点滴静注し，さらにその後は200 mg/hまで速度を上げることができる．なお2回目以降の注入開始速度は，初回投与時に発現した副作用が軽微であった場合，100 mg/hまで上げて開始できる．Infusion reactionの症状が発現した場合は，注入速度を緩めるかもしくは中止．また，投与を再開する場合は症状が完全に消失した後，25 mg/hの注入速度で投与を開始．

- 主な副作用と対策は以下の通り[1]
  ① 血液毒性(≧Grade 3 CTCAE v3.0)[1]：好中球減少症100％，血小板減少症100％，貧血100％．Grade 4の好中球減少が高率に出現するためG-CSFの一次予防投与を行う．
  ② 中枢神経障害：特に腎機能低下例や高齢者ではAra-Cによる小脳症状の出現に留意．
  ③ ニューモシスチス肺炎：予防としてST合剤の予防内服(4錠分2を週2日，あるいは連日1錠内服)を行う．但しMTX投与前後は中止．
  ④ 腫瘍崩壊症候群(TLS)：『急性骨髄性白血病　IDR＋Ara-C(3＋7)療法(寛解導入療法)』(p.218)参照．
  ⑤ FN(93％)：38℃以上の発熱がみられ好中球が1,000/μL未満の場合は，致死的合併症リスクを適切に判断し，スコアリング(MASCCスコア)によるリスク分類を考慮し抗菌薬を投与
  ⑥ MTXによる腎障害予防：尿が酸性に傾くことでMTXの結晶が析出し尿細管沈着を起こし腎炎の原因となることから，炭酸水素ナトリウムの投与により尿のアルカリ化に努める．尿を酸性化する利尿薬(フロセミド)の使用を避け，アセタゾラミドを使用．腎障害を起こしう

る薬剤(NSAIDs，アミノグリコシド系抗菌薬，バンコマイシン，ST 合剤等)の使用は極力控える。また，MTX の血中濃度測定は MTX 投与開始後 48 時間後から連日定時に採血を行い，血中濃度が 0.05 μM 未満になるまでホリナートカルシウムを投与。

ワンポイントアドバイス

- 患者に対しては，以下の内容について指導
  - ①大量補液：IFM や CPA による出血性膀胱炎等の泌尿器系副作用の予防目的で十分量の点滴を行うため尿回数が頻回になるが，我慢せずに排尿するように説明。
  - ②口内炎予防：口腔内の乾燥を避け清潔に保つ。口腔内に違和感や痛みがある場合は医療スタッフに連絡。アズレン製剤含嗽や口腔内用ステロイド外用剤等で対策が可能。
  - ③Ara-C に関する諸注意は『悪性リンパ腫　ESHAP(ETP＋mPSL＋Ara-C＋CDDP)療法』(p.206)参照(結膜炎予防，シタラビン症候群)。
- 支持療法・副作用対策を十分に行い，dose intensity を保ち治療を遂行することが高い治癒率に結びつく。

Modify & Advance

原法の MTX 投与量は 6.7 g/m^2 であるが，当院では日本の保険適応に合わせ 3 g/m^2 へ減量したレジメン[3]を用いている。

リツキシマブを併用する意義は不明であり，今後の検討が望まれる。

COLUMN

シタラビン症候群

　シタラビンを長期使用した場合に見られる過敏症の1つで，投与数時間後に，発熱，筋肉痛，骨痛，結膜炎，倦怠感を生じる。ステロイド内服で予防が可能。

　眼症状では，シタラビンが涙液，眼房水中に移行し結膜炎や羞明等の症状を引き起こすため，0.1％ベタメタゾンリン酸エステルナトリウム点眼液を本剤投与直前，投与終了後，終了後3時間の1日3回点眼し副作用の予防，軽減に努める。

非ホジキンリンパ腫

ICE(IFM＋CBDCA＋ETP)療法(入院)

投与順	薬剤名	投与量	投与経路	点滴時間	備考
1	グラニセトロンバッグ	1 mg/50 mL	div(中心側管)	15 min	IFM投与前
2	電解質輸液 炭酸水素ナトリウム注7%	2,000 mL 80 mL	div(中心メイン)	24 h	
3	IFM(p. 271) 生理食塩液	2 g/m^2 500 mL	div(中心側管)	2 h	
4	メスナ注(p. 314) 生理食塩液	備考参照 50 mL	div(中心側管)	30 min を1日3回(IFM投与時、4時間後、8時間後)	1回量：IFMの1日量の20%
5	ETP(p. 292) 5%ブドウ糖液	100 mg/m^2 500 mL	div(中心側管)	2 h	
6	CBDCA(p. 275) 生理食塩液	400 mg/m^2 250 mL	div(中心側管)	1.5 h	

■レジメン施行にあたって
- 種々のmodifyされたレジメンが存在する。CORAL study[1](オリジナルのICE療法)ではIFM 5 g/m^2 を day 2、メスナ 5 g/m^2 を day 2
- 日本人の再発または治療抵抗性の進行非ホジキンリンパ腫患者20例に対してIFM 1.2 g/m^2、ETP 100 mg/m^2 5日間としたmodified ICE療法ではRR 43.8%、MST 227日であった[2]。
- 再発・治療抵抗性の非ホジキンリンパ腫163例にICE療法を施行したランダム化第Ⅱ相試験の結果を以下に示す[1]。
  ⇒CR/PR：66.3%、40ヵ月 EFS：25%、40ヵ月 OS：33%
- 再発・治療抵抗性のCD20陽性のDLBCL 396例を対象としたリツキシマブ併用のR-DHAP療法とR-ICE療法のランダム化比較試験[3]。PR以上の効果の得られた患者は自家移植を施行した。いずれの治療も効果が認められたが、3年EFSとOSでは、R-DHAP療法とR-ICE療法に有意差を認めなかった。

■レジメン施行中・施行後の注意点
- 治療中止・減量には明確な基準なし。PS、血球回復、臓器機能を評価し、次コース投与を行う。重篤な有害事象がみられた場合は減量を考慮。血球、臓器機能が回復しない場合は回復するまで投与間隔を延長。少なくとも好中球1,000/μL、血小板50,000/μL以上に回復確認後施行
- 主な毒性は血液毒性。Grade 3以上の非血液毒性は低頻度であるが、特徴的な副作用として、イホスファミド脳症、出血性膀胱炎等。
- Grade 3以上の好中球減少は72%、血小板減少は71%に認められた[4]。好中球減少に対しては全身状態等を考慮しながら適宜G-CSFの投与、血小板減少に対しては適宜輸血を行う。

■ワンポイントアドバイス
- 腎障害予防、および出血性膀胱炎予防のため、1日3,000 mL以上の尿量確保が必要であることを患者に伝え、頻回かつ大量の水分摂取を促す。
- 悪性リンパ腫の救援化学療法のなかで、ICEはステロイドを使用しないレジメンであり、糖尿病等ステロイドの投与が困難な症例にも適用可能。

適応患者 ● 再発・治療抵抗性の中・高悪性度リンパ腫

1	2	3	4	5〜21	
○	○	○			制吐薬
○	○	○	○		アルカリ化薬・ハイドレーション
○	○	○			抗悪性腫瘍薬
○ ○ ○	○ ○ ○	○ ○ ○			出血性膀胱炎予防
○	○	○			抗悪性腫瘍薬
○					抗悪性腫瘍薬

3週を1コースとし，PDとなるまで繰り返す．自家移植を実施する場合は3〜4コース程度行う．

Modify & Advance
当院では，欧米で用いられている外来ICE療法[5]を参考にしたレジメンを用いている．CD20陽性B細胞性非ホジキンリンパ腫の場合は，リツキシマブを前日または当日に投与する[3]．

悪性リンパ腫

ESHAP(ETP＋mPSL＋Ara-C＋CDDP)療法

投与順	薬剤名	投与量	投与経路	点滴時間	備考
1	グラニセトロンバッグ	1 mg/50 mL	div(中心メイン)	15 min	CDDP 投与 30 分前
2	補正用塩化カリウム液 生理食塩液	40 mEq 2,000 mL	div(中心メイン)	24 h	
3	CDDP (p. 273) 生理食塩液	25 mg/m^2 500 mL	div(中心メイン)	24 h	
4	mPSL (p. 300) 生理食塩液	250 mg 100 mL	div(中心側管)	30 min	
5	ETP (p. 292) 5％ブドウ糖液	40 mg/m^2 250 mL	div(中心側管)	1.5 h	
6	D-マンニトール注射液 20％	300 mL	div(中心側管)	1 h	
7	Ara-C[※1] (p. 283) 生理食塩液	2,000 mg/m^2 400 mL	div(中心側管)	2 h	
8	補正用塩化カリウム液 生理食塩液	40 mEq 2,000 mL	div(中心メイン)	24 h	day 8～9：1,000 mL

[※1] 2,000 mg/m^2 を 5％ブドウ糖液あるいは生理食塩液に混合して 300～500 mL とする。

レジメン施行にあたって

- ホジキンリンパ腫，B 細胞性または T 細胞性非ホジキンリンパ腫のいずれにも適用される。自家末梢血幹細胞採取にも適したレジメンである。
- 再発難治性リンパ腫 122 例(低悪性度 34 例，中悪性度 67 例，高悪性度 3 例，低悪性度からの組織転化 18 例；寛解後再発 69 例，治療抵抗性 53 例：年齢 18～78 歳)での RR は，CR：37％，PR：27％，3 年生存率 31％，MST：14 ヵ月であった[1]。
- 再発難治性ホジキンリンパ腫 22 例(前治療歴 1～2 レジメン施行，18 歳以上，PS 0～2)に対して ESHAP 療法を 3 コース施行し，自家移植適応者は大量化学療法と自家移植をし，自家移植適応のない患者は ESHAP 6 コースを実施。
  ⇒RR は CR＋PR：73％(95％CI：54～92％)，完全奏効期間 15 ヵ月(5～69 ヵ月)，3 年生存率 35％，3 年無病生存率 27％[2]

レジメン施行中・施行後の注意点

- 減量・休止・中止等の目安[1]
  ①好中球減少(≦200/μL)，血小板減少(≧20,000/μL)，非血液毒性(Grade 3，4)の場合は，いずれも Ara-C は初期用量の 50％ に減量，ETP は初期用量の 80％ に減量。
  ②SCr 1.5～2.0 mg/dL の場合は CDDP を初期用量の 75％ に減量，2.1～3.0 mg/dL の場合は CDDP を初期用量の 50％ に減量，＞3.0 mg/dL の場合は CDDP 中止。
- 主な副作用とその対策は以下の通り[2]
  ①血液毒性(≧Grade 3 WHO criteria)：好中球減少 32％，血小板減少 32％，貧血 27％
  ②粘膜炎＋下痢 32％(≧Grade 3 WHO criteria)

ワンポイントアドバイス

- 患者に対しては，以下の内容について指導
  ①結膜炎予防：Ara-C が涙液，眼房水中に移行し結膜炎や羞明等の症状を引き起こすため，0.1％ベタメタゾンリン酸エステルナトリウム点眼液を Ara-C 投与直前，投与終了後，終了

	1	2	3	4	5	6	7	8	9	~	21	
	○	○	○	○	○							制吐薬
	○	○	○	○	○							ハイドレーション
	○	○	○	○								抗悪性腫瘍薬
	○	○	○	○	○							ステロイド
	○	○	○	○								抗悪性腫瘍薬
	○	○	○	○								利尿薬 ※フロセミドも適宜
					○							抗悪性腫瘍薬
						○	○	○ 1,000	○ 1,000			ハイドレーション

3, 4 週毎に 6~8 コース繰り返す。

適応患者 ● 再発・難治性悪性リンパ腫

後3時間の1日3回点眼し副作用の予防，軽減に努める。
② シタラビン症候群（頻度不明）：発熱，筋肉痛，骨痛，斑状丘疹性皮疹，結膜炎，倦怠感等が現れたらすぐに医療スタッフに連絡（通常投与終了後6~12時間で発現）。
③ 大量補液について：CDDPによる腎毒性を回避するために，十分量の点滴や利尿薬負荷をしており，尿回数が頻回になるが我慢せずに排尿する。
④ ステロイドの高用量投与による夜間不眠，血糖・血圧上昇，胃部不快感等の症状が発現する可能性がある。

- 自家末梢血幹細胞移植併用大量化学療法を予定している場合，ESHAP療法は3~4コースに留めておくことが多い。
- 急性腎不全：本レジメンは，DHAP（デキサメタゾン+CDDP+Ara-C）療法による腎毒性を軽減しているが，SCrが治療開始時の倍以上になった例もあり[1]，十分量の補液と尿量を確保することが重要。NSAIDsやアミノグリコシド系抗菌薬等腎障害を引き起こす可能性のある薬剤についても事前に確認を行う。
- 末梢神経障害・聴覚障害：一般にCDDPの累積投与量 300 mg/m^2 以上で 4,000~8,000 Hz 付近の高音域の聴力障害やしびれ等の末梢神経障害が認められる。
- 中枢神経障害：Ara-Cによる歩行時のもつれ，物忘れや傾眠等の症状があり，腎機能低下例では症状が発現しやすいとの報告がある。

Modify & Advance
CD20陽性の場合，ESHAPの前日または当日にリツキシマブを併用することもある。

非ホジキンリンパ腫

EPOCH（ETP＋PSL＋VCR＋CPA＋DXR）療法

投与順	薬剤名	投与量	投与経路	点滴時間	備考
1	グラニセトロンバッグ	1 mg/50 mL	div（中心メイン）	15 min	
2	VCR（p.293） DXR（p.288） ブドウ糖-電解質液（維持液）	0.4 mg/m² 10 mg/m² 1,000 mL	div（中心メイン）	24 h	VCRの最大投与量は 2 mg/body/日
3	ETP（p.292） 5％ブドウ糖液	50 mg/m² 250 mL	div（中心メイン）	24 h	
4	CPA（p.270） 生理食塩液	750 mg/m² 100 mL	div（中心側管）	30 min	
5	ブドウ糖-電解質液（維持液）	2,000 mL	div（中心メイン）	24 h	
6	PSL（p.298）	60 mg/m²/日 （1日2回に 分けて）	p.o.		

■ レジメン施行にあたって

- 薬剤耐性克服を目的にETP，VCR，DXRは96時間持続投与される[1]。未治療のDLBCL 50例を対象とした第Ⅱ相試験の治療成績
  ⇒OR（CR＋PR）100％，6ヵ月のフォローアップでPFS 30％，OS 73％[1]
- 131例の再発・不応NHL患者を対象とした海外ランダム化第Ⅱ相試験での治療成績
  ⇒CR 24％，OS 17.5ヵ月，EFS 7ヵ月[2]
- 93例の再発NHL患者を対象とした海外多施設共同ランダム化第Ⅱ相試験での治療成績
  ⇒OR 57％，PFS 125日，OS 244日[3]
- 33例の再発・不応のNHLを対象としたR-EPOCH療法を用いた海外前向き臨床試験での治療成績
  ⇒OR 96.7％，2yr-EFS 68％，2yr-OS 75％[4]

■ レジメン施行中・施行後の注意点

- 次コースの開始基準[1]
  ①好中球数1,000/μL以上および血小板数100,000/μL以上
  ②T-Bil：2.5 mg/dL未満
- 減量・休止・中止等の目安
  Grade 4の血小板減少を認めた場合には次コースよりDXR，VCR，CPAの投与量を20％に減量。Grade 2の末梢神経障害が出現した場合VCRの投与量を25％減量。Grade 3の末梢神経障害の場合にはVCRの投与量を50％に減量。
- 主な副作用は以下の通り（数字は％）[1]
  Grade 3以上の好中球減少49，Grade 4の好中球減少15，Grade 3以上の血小板数減少20，Grade 3以上の血小板数減少7，口内炎12，悪心・嘔吐6，便秘4，神経障害30，疲労26

■ ワンポイントアドバイス

- 末梢神経障害を増強するため，患者には，足の裏に圧力のかかるかかとの高い靴や過度に締め付けるような靴を履かないよう指導。
- PSLの内服が困難な場合は，同量の静注に変更。糖尿病患者では使用しない。PSL服用中に不眠症状を訴えることがあるので，不眠による不快感の訴えが強い場合には，服用意図を十分

適応患者 ・非ホジキンリンパ腫の再発・不応例に対する救援療法

	1	2	3	4	5	6	～	21	
	○	○	○	○	○				制吐薬
	○	○	○	○					抗悪性腫瘍薬
	○	○	○	○					抗悪性腫瘍薬
					○				抗悪性腫瘍薬
					○				ハイドレーション
	○○	○○	○○	○○	○○				ステロイド

3週を1コースとしてPDになるまで繰り返す。

説明したうえで睡眠導入薬の服用を開始しPSL服用終了とともに睡眠導入薬の服用も中止。

Modify & Advance
血液毒性等に応じて投与量を調節するdose-adjusted EPOCH療法[1]も選択されうる。
CD20陽性B細胞性非ホジキンリンパ腫に対しては，EPOCH投与前日または開始当日にリツキシマブを投与することが可能である。

非ホジキンリンパ腫

ベンダムスチン療法

投与順	薬剤名	投与量	投与経路	点滴時間	備考
1	グラニセトロン デキサメタゾン(p. 300) 生理食塩液	1 mg 16.5 mg 50 mL	div(末梢メイン)	15 min	
2	ベンダムスチン[※1] (p. 271) 生理食塩液[※2]	120 mg/m^2 200 mL	div(末梢メイン)	1 h	

[※1] 1 V を注射用水 40 mL で溶解し,生理食塩液 200 mL で希釈する。
[※2] 日本で実施された臨床試験においては,全量が 250 mL となるように調製。処方オーダーの簡便化,調製時間短縮の観点,生理食塩液 200 mL で希釈することで全量 250 mL 程度になることから,当院では上記の方法で運用。

■ レジメン施行にあたって

- ベンダムスチンはアルキレーターとプリンアナログの両者の構造をもつ化合物で,他のアルキル化薬と交差耐性を有しない。
- 治療成績を以下に示す[1]。
  ⇒ ・全体では ORR(IWRC):91.3%,CR/CRu:66.7%,PFS:21.09 ヵ月,2yr-PFS:43.3%
  　・低悪性度 B 細胞性非ホジキンリンパ腫では ORR(IWRC):89.7%,CR/CRu:65.5%,PFS:19.98 ヵ月,2yr-PFS:45.2%
  　・マントル細胞リンパ腫では ORR(IWRC):100%,CR/CRu:72.7%,PFS:21.75 ヵ月,2yr-PFS:34.1%
- 海外ランダム化第Ⅲ相試験:100 例のリツキシマブ治療抵抗性の低悪性度 B 細胞性非ホジキンリンパ腫患者を対象とした多施設共同オープン試験[2]の結果を以下に示す。
  ⇒奏効率:75.0%,PFS:9.27 ヵ月

■ レジメン施行中・施行後の注意点

- 次コースの開始基準は以下の通り[1]
  ①血液毒性:好中球数 1,000/μL 以上,および血小板数 75,000/μL 以上
  ②全毒性:Grade 2 以下
- 減量・休止・中止等の目安[1]
  ①1 週間以上続く Grade 4 の好中球減少(G-CSF 併用),3 日以上続く FN,血小板輸血を必要とする 10,000/μL 未満の血小板減少,または Grade 3/4 の毒性で医師が判断した場合,90 mg/m^2 へ減量,毒性の再発時は 60 mg/m^2 へ減量,さらに再発時は中止。
- 主な副作用は以下の通り(数字は%)[2]
  ①血液毒性(Grade 3 以上):好中球減少 61,血小板数減少 25,貧血 10,FN 6
  ②非血液毒性(Grade 3 以上):悪心 4,感染症 21,疲労 14,下痢 5,嘔吐 2,infusion reaction 2,食欲不振 3
- 副作用対策は以下の通り[2]
  ①皮膚症状:頭皮,顔,体幹,四肢の広範に瘙痒性剝離性紅斑皮疹が現れた場合には投与を中止し,PSL 処置を実施。

■ ワンポイントアドバイス

- 患者に対しては,以下の内容について指導
  ①投与中に投与部位および血管に沿って痛みが生じることがあるので,出現したら早めに連絡。
  ②骨髄毒性が遷延することがあるので,感染対策には十分気を付ける。

適応患者 ・再発または難治性の低悪性度 B 細胞性非ホジキンリンパ腫，マントル細胞リンパ腫

1	2	〜	8	〜	15	〜	21	
○	○							制吐薬
○	○							抗悪性腫瘍薬

2 日間連日投与し 19 日間休薬，3 週 1 コースとして 6 コース繰り返す．

- 調製後は 3 時間以内に投与を終える．
- 好中球の回復が遅れることで 3 週毎投与が困難なこともある．
- 好中球減少およびリンパ球減少が認められるため，細菌感染に加え真菌(ニューモシスチスを含む)やウイルス感染にも留意が必要．必要に応じて ST 合剤等予防内服を行う．

> **Modify & Advance**
> 骨髄毒性が遷延することがあるので，高齢者や前治療歴が長い症例では feasibility を確認するため，初回投与時に 1 段階の減量を行うことを考慮する．

非ホジキンリンパ腫

イブリツモマブによる RI（ラジオアイソトープ）標識抗体療法

投与順	薬剤名	投与量	投与経路	点滴時間	備考
1	リツキシマブ (p. 306) 生理食塩液または 5%ブドウ糖液	250 mg/m² 欄外[※1] 参照	div（末梢メイン）	25 mg/h～[※2]	
2	¹¹¹In-イブリツモマブ チウキセタン[※3] (p. 309)	130 MBq/body	iv	10 min	投与順 1 投与終了後 4 時間以内に投与
3	⁹⁰Y-イブリツモマブ チウキセタン (p. 309)	11.1 または 14.8 MBq/kg	iv	10 min	投与順 1 投与終了後 4 時間以内に投与

[※1] 生理食塩液または 5%ブドウ糖液にて 10 倍希釈。
[※2] 最初の 1 時間は 25 mg/h の速度で点滴静注を開始し，患者の状態を十分観察しながら，その後注入速度を 100 mg/h に上げて 1 時間点滴静注し，さらにその後は 200 mg/h まで速度を上げることができる。なお 2 回目の注入開始速度は，初回投与時に発現した副作用が軽微であった場合，100 mg/h まで上げて開始できる。
[※3] 投与 48～72 時間後に ⁹⁰Y-イブリツモマブチウキセタン投与の適切性を確認するために，標識抗体の体内分布をガンマカメラによる撮像を用いて評価する。適切性の評価が不確定な場合は，1 日以上の間隔を空けて追加撮像を行い，再度適切性の検討を実施する。

■レジメン施行にあたって

- イブリツモマブは放射性同位元素イットリウム-90 で標識された抗 CD20 抗体である。腫瘍細胞表面の CD20 に結合し β 線を放出することで抗腫瘍効果を発揮する radioimmunotherapy の 1 つである。
- 日本での低悪性度 B 細胞リンパ腫に対する ⁹⁰Y-イブリツモマブ チウキセタンのランダム化第Ⅱ相試験では，OR：83%，PFS 中央値：9.6 ヵ月であった[1]。

■レジメン施行中・施行後の注意点

- 減量基準：投与前血小板数が 100,000/μL 以上 150,000/μL 未満の患者には ⁹⁰Y-イブリツモマブ チウキセタンを 11.1 MBq/kg に減量。
- 主な副作用とその対策
  ①日本での低悪性度 B 細胞リンパ腫に対する ⁹⁰Y-イブリツモマブ チウキセタン第Ⅱ試験では Grade 4 の好中球減少は 43%，血小板減少は 5%。好中球は中央値で 54.5 日後に，血小板は 42.0 日後に最低値となるため，この時期に外来で採血結果を確認。回復がみられるまでに，好中球は中央値で 10 日，血小板で 15 日要した[1]。
  ②リツキシマブの infusion reaction については『非ホジキンリンパ腫 リツキシマブ療法』(p. 194) 参照。

■ワンポイントアドバイス

- イブリツモマブ チウキセタンから出る β 線は，体内分布箇所を中心に平均 5.3 mm の範囲にしか影響を及ぼさないため隔離の必要はない。しかし排泄物や体液には放射性同位元素が含まれるので，投与後 3 日間は蓄尿や採血は行わず，衣類の洗濯も病棟の洗濯機は使用しないことを患者に説明。
- イブリツモマブ チウキセタン投与後に末梢ルートを抜去するときは十分な圧迫止血を行い，体外へ血液が漏出しないよう注意。
- 末梢血中の正常 B リンパ球表面の CD20 抗体を飽和させる目的で，本剤投与前にリツキシマブを投与。

適応患者
- CD20 陽性の再発または難治性の低悪性度 B 細胞性非ホジキンリンパ腫・マントル細胞リンパ腫

1	2	3	4	5	6	7	8	9	
○						○(^{90}Y-イブリツモマブチウキセタン投与日に1回)			抗悪性腫瘍薬
○									診断薬
						○(day 7〜9 のいずれかに1回)			抗悪性腫瘍薬

単回投与。

Modify & Advance
海外では地固め療法や自家末梢血幹細胞移植の前処置としての有用性が報告されているが，確立されたものではなく，日本では保険適応も認められていない。

非ホジキンリンパ腫

NEL 療法（外来・入院）

投与順	薬剤名	投与量	投与経路	点滴時間	備考
1	NEL（p. 285） 生理食塩液または 5％ブドウ糖液	1,500 mg/m^2	div（末梢メイン）	2 h	

■ レジメン施行にあたって
- 再発・難治例に対し単剤での有効性が報告されている。本剤は，国内第Ⅰ相試験[1]と海外ランダム化第Ⅱ相試験の結果をもとに国内での承認が得られた。
- 再発または難治性の T 細胞急性リンパ性白血病 26 例，T 細胞リンパ芽球性リンパ腫 13 例における海外第Ⅱ相試験[2]の結果を以下に示す。
  ⇒CR：31％（95％CI：17～48％），DFS：20 週（95％CI：11～56 週），OS：20 週（95％CI：13～36 週）。なお導入療法歴 1 回群 11 例での CR＋CRi：36％（95％CI：11～69％），OS：19.8 週（95％CI：12～219.4 週），1 年生存率：36％（95％CI：11～63％）であり，導入療法歴 2 回以上群 28 例では CR＋CRi：29％（95％CI：13～49％），OS：20.3 週（95％CI：10.4～36.4 週），1 年生存率：25％（95％CI：11～42％）であった（CRi：腫瘍細胞の残存は明らかでなく CR の基準は満たすが，造血機能が完全に回復しないもの）。

■ レジメン施行中・施行後の注意点
- コース開始基準[2]：CCr 50 mL/min 以上，好中球数＞1,500/μL，血小板＞10 万/μL
- 中止基準[2]：Grade 2 以上の神経毒性。2 コース施行後 CR が得られなかった場合。
- 減量基準[2]：基本的になし。
- 主な副作用とその対策は以下の通り（数字は％）[2]
  ①血液毒性（≧Grade 3 CTCAE v.3.0）：好中球減少 42，血小板減少 34，貧血 21。必要に応じて休薬期間の延長等を考慮。
  ②末梢神経障害（Grade 1/2 CTCAE v.3.0）：37，神経障害の予防や治療は確立されたものがなく，早期に発見するため本人や家族から徴候を聴取。
  ③全身倦怠感（≧Grade 3 CTCAE v.3.0）：19，倦怠感を起こしうる合併症（貧血，感染症，甲状腺機能低下等）や痛み，抑うつ等による影響も考えられることから，原因の特定が重要。
- 第Ⅰ相では神経毒性が DLT であり，前治療歴（VCR，Ara-C，髄注）や中枢神経浸潤との関連は明らかでなかった。

■ ワンポイントアドバイス
- 患者に対しては，以下の内容について指導
  ①傾眠：投与後，眠気が現れる可能性があるのでふらつきによる転倒に注意。
  ②末梢神経障害：手先足先にしびれを感じたり，ボタンがとめづらかったりするような症状がある場合は医療スタッフに連絡。
- 腫瘍崩壊症候群（TLS）：『急性骨髄性白血病　IDR＋Ara-C（3＋7）療法（寛解導入療法）』（p.218）参照。

適応患者 ・再発または難治性のT細胞急性リンパ性白血病ならびにT細胞リンパ芽球性リンパ腫

1	2	3	4	5	6〜21	
○		○		○		抗悪性腫瘍薬

3週を1コースとして,最大2コース。

Modify & Advance
本治療法でCRが得られた症例では同種造血幹細胞移植が考慮されうるが,移植後再発が多いという報告がある[3]。

ホジキンリンパ腫

ABVD(DXR＋BLM＋VLB＋DTIC)療法(外来)

投与順	薬剤名	投与量	投与経路	点滴時間	備考
1	アプレピタント	day 1, 15：125 mg day 2〜3, 16〜17：80 mg	p.o.	day 1, 15：投与順2開始時 day 2〜3, 16〜17：朝食後	
2	グラニセトロンバッグ	1 mg/50 mL	div(末梢メイン)	15 min	
3	VLB(p. 293) 生理食塩液	6 mg/m^2 (Max 10 mg/body/回)	iv	ワンショット	生理食塩液にて20 mLに希釈
4	DTIC(p. 272) 生理食塩液	375 mg/m^2 100 mL	div(末梢メイン)	10 min	
5	ヒドロコルチゾンコハク酸エステルナトリウム 生理食塩液	100 mg 100 mL	div(末梢メイン)	30 min	
6	BLM(p. 277) 生理食塩液	10 mg/m^2 (Max 15 mg/body/回) 100 mL	div(末梢メイン)	30 min	
7	DXR(p. 288) 生理食塩液	25 mg/m^2 100 mL	div(末梢メイン)	30 min	

≡ レジメン施行にあたって
- ホジキンリンパ腫に対する標準的レジメン。
- 進行期ホジキンリンパ腫361例を対象としたMOPP(メクロレタミン＋VCR＋プロカルバジン＋PSL)療法，ABVD療法，MOPP/ABVD交代療法の3群間の比較試験[1]
  ⇒ABVD群のCR：82%，5年PFS：61%，5年OS：73%[1]。ABVDはMOPP/ABVD交代療法と同程度の効果で，MOPPよりも勝っていた(5年PFS：MOPP 50%，MOPP/ABVD 65%)。ABVD療法は他の治療と比較し，骨髄毒性が低頻度であった。

≡ レジメン施行中・施行後の注意点
- 減量・休止・中止の目安
  血液毒性。白血球数2,500〜3,500/μLもしくは，血小板数7.5〜10万/μLの場合，DXR，VLBを75%に減量。白血球数＜2,500/μL or 血小板数＜7.5万/μLの場合，延期。
- 主な副作用とその対策は以下の通り[1]
  ①好中球減少(Grade 3)：18%
  ②悪心・嘔吐(Grade 3)：33%
  ③肺障害(Grade 3)：4%(うち3%で致命的)。肺毒性の発現とBLMの総投与量の間には相関が示されており，当院では縦隔へのRTを予定している患者ではBLMの投与は4コース目まで(120 mg/body)，RTを予定していない患者は6コース目まで(180 mg/body)としている。

≡ ワンポイントアドバイス
- 患者に対しては，以下の内容について指導
  ①末梢神経障害として便秘や麻痺性イレウス等もあり，特に高齢者では予防的な緩下剤の使用も考慮。

適応患者 ・進行期・限局期ホジキンリンパ腫

1	2	3	～	14	15	16	17	～	28	
125	80	80			125	80	80			制吐薬
○					○					制吐薬
○					○					抗悪性腫瘍薬
○					○					抗悪性腫瘍薬
○					○					BLMによる発熱予防薬
○					○					抗悪性腫瘍薬
○					○					抗悪性腫瘍薬

4週を1コースとして，限局期は4コース，進行期は6～8コース繰り返す．

②治療終了後，晩期毒性として二次発がんが起こり得る可能性と検診の必要性を説明する．
③若年の希望者には不妊のリスクを考慮して治療開始前に精子保存，卵子保存をしておくことが望ましい．

・DTICは光により分解され発痛物質が産生されるため，血管炎の予防のために点滴ルートを含めて遮光を行うことが望ましい．

Modify & Advance
当院ではJCOG9305[2)]の結果に基づいて，DTICをオリジナルの375 mg/m^{2}から250 mg/m^{2}に減量したABVd療法を用いている．
ABVdの主な副作用（Grade 3以上）：好中球減少 79.7％，血小板減少 1.6％，白血球減少 52.9％，貧血 7.0％，悪心・嘔吐 10.9％，発熱 2.3％．

急性骨髄性白血病

IDR＋Ara-C(3＋7)療法(寛解導入療法)

投与順	薬剤名	投与量	投与経路	点滴時間	備考
1	グラニセトロンバッグ	1 mg/50 mL	div(中心メイン)	15 min	IDR投与30分前に投与
2	ブドウ糖-電解質液(維持液) ブドウ糖-電解質液(開始液) 炭酸水素ナトリウム注7%	1,000 mL 1,000 mL 80 mL	div(中心メイン)	24 h	
3	IDR[※1](p. 291) 生理食塩液	12 mg/m^2 100 mL	div(中心側管)	30 min	
4	Ara-C(p. 283) 生理食塩液	100 mg/m^2 500 mL	div(中心メイン)	24 h	

[※1] 1 V 5 mg に5 mL の注射用水で溶解し静脈投与。

≡ レジメン施行にあたって
- FAB分類M3を除くAMLの初回寛解導入療法としてDNR＋Ara-C療法とともに標準的レジメン。
- 初発未治療AML(M3を除く)1,057例における寛解導入療法IDR＋Ara-C群(532例)とDNR＋Ara-C群(525例)を比較したランダム化第Ⅲ相試験でのIDR＋Ara-C群の完全寛解達成率は，78.2%であった[1]。完全寛解達成率，5年OSともに両群間で有意差は認められなかった。

≡ レジメン施行中・施行後の注意点
- 原則として，減量せず実施[1]。以下にJALSG201適格基準を示す。
  ⇒適格基準：15～65歳未満，ECOG-PS：0～3，十分な肺機能，心機能，肝機能(血清ビリルビン≦2.0 mg/dL)，腎機能(SCr≦2.0 mg/dL)を有すること。
- 主な副作用とその対策は以下の通り
  ①FN 78.2%(≧Grade 3 WHO criteria)[2]：好中球減少(≦1,000/μL)までの期間中央値は28日で，38℃以上の発熱がみられ好中球が1,000/μL未満の場合は，リスクに応じて抗菌薬を投与。ASCOのガイドラインでは，寛解導入療法後の短期間のG-CSFの併用は，入院期間の短縮や重篤な感染症の発症を抑える可能性はあるが，寛解率，寛解期間，生存には大きく寄与しないとしている。
  ②心毒性：アントラサイクリン系薬剤では一般に蓄積性の心毒性が発現するので，特に再発時の再寛解導入療法に使用する場合は累積総投与量に注意し，定期的な心機能検査を行う。海外の添付文書では，IDRの総投与量は120 mg/m^{2}を超えてはならないとされている。

≡ ワンポイントアドバイス
- 患者に対しては，以下の内容について指導
  ①口内炎予防：口腔内の乾燥を避け清潔に保つ。必要に応じてアズレン製剤含嗽や口腔内用ステロイド外用剤等を使用。
  ②尿の着色：IDRの投与により尿が赤くなることがある。
- 腫瘍崩壊症候群(TLS)：腫瘍量の多い(25,000/μL以上)症例への投与は治療により腫瘍細胞の急速な崩壊が起こる結果，大量の核酸，リン酸，Kが細胞内より血中に放出され，致命的な電解質異常および尿酸やリン酸カルシウムの析出による重篤な腎不全，不整脈が生じることがある(12～24時間以内)。疾患別リスクや治療前の尿酸値，LDH，WBC，腎機能に応じて，3,000 mL/日の十分な補液で尿量を確保し，アロプリノール(100～300 mg/日)またはラスブリカーゼ(0.1～0.2 mg/kg/日)の予防投与を行う[3]。血中電解質(Na，K，Cl，P，Ca等)，腎機能検査

| **適応患者** | • 急性骨髄性白血病（FAB 分類 M3 を除く） |

	1	2	3	4	5	6	7	8	9	～	21	
	○	○	○	○	○	○	○					制吐薬
	○	○	○	○	○	○	○	○/−	○/−			アルカリ化薬
	○	○	○									抗悪性腫瘍薬
	○	○	○	○	○	○	○					抗悪性腫瘍薬

CR が得られない場合，3〜4 週間を 1 コースとして，最大 2 コース（寛解導入として）．

（BUN，Cr，尿酸）を行い，患者の状態を十分観察する．

Modify & Advance
当院では 60 歳以上の高齢者では，2/3 dose へ減量している．

急性骨髄性白血病

大量 Ara-C 療法

投与順	薬剤名	投与量	投与経路	点滴時間	備考
1	グラニセトロンバッグ	1 mg/50 mL/回	div(中心メイン)	15 min	Ara-C 投与 30 分前に投与
2	ブドウ糖-電解質液(維持液)	1,000 mL	div(中心メイン)	24 h	
3	Ara-C(キロサイド N)[※1](p. 283) 生理食塩液	2,000 mg/m^2/回 400 mL/回	div(中心側管)	3 h	

[※1] 20 mg/mL として必要量を抜き取り,予め 100 mL 抜き取っておいた生理食塩液 500 mL バッグに加える。

■ レジメン施行にあたって

- 特に 60 歳以下の core binding factor(CBF)白血病の地固め療法としてよく用いられる。
- 初回寛解が得られた 1,088 例の AML を対象とした地固め療法において,Ara-C の用量を低量(100 mg/m^2/日×5 日間),中等量(400 mg/m^2/日×5 日間),大量(3,000 mg/m^2×2/日×day 1, 3, 5)の 3 群にランダムに割り付けをした試験にて,大量 Ara-C 群の 4 年 DFS は 39% と他の 2 群に比較し有意に良好であった。4 年 OS は 31% vs 35% vs 46% であった[1]。
- 823 例の AML を対象とした地固め療法における,多剤併用療法と大量 Ara-C 療法のランダム化試験では,5 年 DFS,OS ともに両群間で有意差は認められず大量 Ara-C 群で骨髄毒性,感染症が有意に多かったが,予後良好染色体群では大量 Ara-C 群の成績がよい傾向にあった[2]。

■ レジメン施行中・施行後の注意点

- 次コース開始の目安:好中球数 1,500/μL 以上および白血球数 3,000/μL 以上および血小板数 100,000/μL 以上で次コースが開始可能[2]。
- 主な副作用とその対策は以下の通り[1]
  ① 骨髄毒性:本剤投与後に出現する骨髄毒性は極めて強い。白血球数,好中球数,血小板数の最低到達日数(中央値)は,投与開始後それぞれ 12(2~22)日,14(2~34)日,19(2~46)日で,Grade 4 の白血球減少,好中球減少,血小板減少の期間(中央値)はそれぞれ,19(1~43)日間,18(1~41)日間,22(1~55)日間。
  ② 消化器症状:90% 以上の症例に食欲不振,嘔気,嘔吐,下痢等の消化器症状を認める。
  ③ シタラビン症候群:特徴的な副作用としてシタラビン症候群(結膜炎等の眼症状や,発熱,筋肉痛,骨痛,漿膜炎等)が薬剤投与後 6~12 時間で発現することがある。ステロイドの投与等,適切な処置を行う。

■ ワンポイントアドバイス

- 患者に対する Ara-C の諸注意は『悪性リンパ腫 ESHAP(ETP+mPSL+Ara-C+CDDP)療法』(p. 206)参照(結膜炎予防,シタラビン症候群)。
- 骨髄毒性のマネジメントが最も重要。また大量投与により中枢神経系への薬剤移行も認められるため中枢神経浸潤を認める症例にも選択されるが,60 歳以上では中枢神経毒性が出現しやすく注意が必要。

Modify & Advance
当院では毒性軽減のため原法より減量したレジメンを用いている。

適応患者
- 急性骨髄性白血病の地固め療法
- 再発・難治性の急性骨髄性白血病

1	2	3	4	5	
○ ○		○ ○		○ ○	制吐薬
○	○	○	○	○	ハイドレーション
○ ○		○ ○		○ ○	抗悪性腫瘍薬

(地固め療法)5日間を1コースとし, 3~4コース行う。

急性骨髄性白血病

ゲムツズマブ オゾガマイシン(GO)療法

投与順	薬剤名	投与量	投与経路	点滴時間	備考
1	ヒドロコルチゾンコハク酸エステルナトリウム注 生理食塩液	100 mg 100 mL	div(末梢メイン)	1 h	
2	GO[※1](p.309) 生理食塩液	9 mg/m^2 100 mL	div(末梢メイン)	2 h	
3	ブドウ糖-電解質液(開始液) ブドウ糖-電解質液(維持液)	1,000 mL 1,000 mL	div(末梢メイン)	24 h	
4	ヒドロコルチゾンコハク酸エステルナトリウム注 生理食塩液	100 mg 100 mL	div(末梢側管)	1 h	
5	ヒドロコルチゾンコハク酸エステルナトリウム注 生理食塩液	100 mg 100 mL	div(末梢側管)	1 h	

[※1] 遮光下で1V(5mg)あたり注射用水5mLを加え1mg/mLとし,必要量を生理食塩液100mLで希釈する.

▤ レジメン施行にあたって

- 本剤の適正使用推進のため日本血液学会では,GOを使用する全症例を対象に「マイロターグ症例登録事業」を行っている.
- 初回再発のCD33陽性AMLでの治療成績は,OR(CR+CRp):26%(95%CI:21〜31),OS:4.9ヵ月(OR例では12.6ヵ月)であった[1].
  ※CRp(complete response with inadequate platelet recovery):血小板数以外は完全寛解の判定基準を満たす率
- 20例のCD33陽性再発難治性AML(造血幹細胞移植後再発例を含む)を対象とした国内多施設共同オープンラベル第Ⅱ相試験において,OR(CR+CRp):30%(95%CI:14.0〜50.8%),OS:420日であった[2].
- 657例のAML患者を対象とした海外第Ⅲ相比較試験.DNRとAra-CによりCRが得られ,中等度から低リスクに分類され地固め療法として高用量Ara-C療法が実施された患者のうち133例にGO療法実施後HCTする群とHCTのみの群とのランダム化比較試験の結果を示す[3].
  ⇒4年DFSはGO併用群が33.6%,HCTのみの群が35.9%(HR=1.06,95%CI:0.78〜1.45,p=0.70),OSはGO併用群が41.3%,HCTのみの群が41.9%(HR=1.13,95%CI:0.81〜1.57,p=0.48)であった.

▤ レジメン施行中・施行後の注意点

- 治療開始基準:SCr≦2.0 mg/dL,T-Bil値≦1.5 mg/dLであれば開始[2].
- 主な副作用は以下の通り(数字は%)
  Grade 3/4の血小板減少99,好中球減少98[1]:積極的にG-CSF投与や血小板輸血を実施.高ビリルビン血症29,AST上昇19,ALT上昇9,敗血症17,発熱13,悪寒9,悪心・嘔吐10,呼吸困難8,高血圧8,低血圧8,肺炎8(ニューモシスチス肺炎予防のためST合剤を予防内服).
- 特徴的な副作用は以下の通り
  Grade 3/4のinfusion reactionが30%で出現(初回に発現することが多い)[1].VODが5%(高投与量や治療後3〜5ヵ月以内のHCTがリスク)[4].

適応患者
- 再発・難治性の CD33 陽性急性骨髄性白血病

1	2	3	4	5	6	7	~	14	
○									infusion reaction 対策
○									抗悪性腫瘍薬
○									ハイドレーション
○									infusion reaction 対策 GO 投与 3h 後に投与
○									infusion reaction 対策 GO 投与 7h 後に投与

2 週間以上の投与間隔をあけて 2 回までとする。

■ ワンポイントアドバイス

- 患者に対しては,以下の内容について指導
  ① 日本と諸外国での取り扱いの違いについて説明(米国では承認取り下げ,諸外国では未承認であるが日本とは適応と使用法が異なる)。
  ② 24 時間以内にアレルギー症状を呈する可能性があるため,寒気,発熱,息苦しさを自覚した場合には早めに連絡。
- VOD/(SOS)を合併するおそれがあり,治療後 3 ヵ月以内に HCT を受けた例でその頻度の増加が認められている[4]。

Modify & Advance

米国で実施された製造販売後臨床試験において「標準的な初回寛解導入療法への本剤の上乗せに係る臨床的な有用性が認められなかった」ことから,米国では自主的に承認が取り下げられた。これは日本における適応・使用法である「再発・難治性の CD33 陽性 AML に対する単剤療法」の有効性と安全性を否定するものではないため,日本での承認は継続されている。

慢性骨髄性白血病

イマチニブ療法

投与順	薬剤名	投与量		投与経路	投与時間	備考
1	イマチニブ (p. 303)	適応①	慢性期：400 mg/日。適宜増減，600 mg/日まで増量可 移行期・急性期：600 mg/日。適宜増減，800 mg/日（400 mg×2 回/日）まで増量可	p.o.	食後	
		適応②	600 mg/日。適宜減量			
		適応③	100 mg/日。適宜増減，400 mg/日まで増量可			

■ レジメン施行にあたって
- CML に対する TKI のなかでは最初に開発された薬剤であり，長期間の有効性と安全性が示されている。
- CML に対する治療成績
  ⇒5 年 OS：89％（95％CI：86～92％），EFS：83％（95％CI：79～87％）[1]
- ALL に対する治療成績
  ⇒CHR：29％，PFS：2.2 ヵ月，OS：4.9 ヵ月[2]
- 1,106 例の CML を対象としたイマチニブ単独療法と IFN-α と低用量 Ara-C の併用療法（IFN＋Ara-C 療法）のランダム化第Ⅱ相試験の結果を以下に示す。
  ⇒18 ヵ月時点での細胞遺伝学的効果（CR＋PR）はイマチニブ単独療法が 87.1％（95％CI：84.1～90.0％），IFN＋Ara-C 療法が 34.7％（95％CI：29.3～40.0％，p<0.001）。12 ヵ月時点での PFS はイマチニブ単独療法が 96.6％，IFN＋Ara-C 療法が 79.9％（p<0.001）であった[3]。

■ レジメン施行中・施行後の注意点
- 主な副作用とその対策は以下の通り
  ①皮膚症状（かゆみ・皮疹，HFS 等）：投与から 2 週間までに発現する例が 70％。ステロイド，抗ヒスタミン薬による対処。
  ②表在性浮腫：投与から 2 週間までに発現する例が 64％ で重篤化に至る例はまれ。
  ③悪心・嘔吐：投与当日あるいは翌日で 30％，1 週間以内に 50％ が発現。発現は用量に依存する可能性がある。
  ④その他：肝機能障害，腎機能障害，筋肉痛，間質性肺炎

■ ワンポイントアドバイス
- 患者に対しては，以下の内容について指導
  ①相互作用：グレープフルーツジュース，セイヨウオトギリソウ，アセトアミノフェン
  ②食後に多めの水で服用（消化管刺激作用を最低限に抑えるため）
- 主に CYP3A4 で代謝されるので，本酵素の活性に影響を及ぼす薬物と併用する場合には注意して投与。
- 原則的に 1 日 1 回投与であるが，消化管毒性が強い場合に 1 日 2 回に分割して投与することが可能。

| 適応患者 | ・適応①：慢性骨髄性白血病
・適応②：フィラデルフィア染色体陽性急性リンパ性白血病
・適応③：FIP1L1-PDGFRα陽性の好酸球増多症候群，慢性好酸球性白血病 |

1	2	3	4	5	6	7	〜	
○	○	○	○	○	○	○	○	抗悪性腫瘍薬

PDとなるまで連日投与。

Modify & Advance

効果判定とそれによる治療選択はELNからのrecommendation（2009年改訂版）[4]が参考になる。これによるとsuboptimal responderでは，イマチニブ同量を継続するかイマチニブを増量する，failure例では第二世代TKIへの変更が推奨されている。

※suboptimal：効果は得られているが，長期予後の観点から病状が進行するリスクを伴う状態。たとえば，イマチニブ開始後12ヵ月の判定で，optimal症例は細胞遺伝学的完全寛解，suboptimalは部分寛解。開始後3，6，18ヵ月等におけるそれぞれの判定基準は文献4）参照。

慢性骨髄性白血病

ニロチニブ療法

投与順	薬剤名	投与量	投与経路	投与時間	備考
1	ニロチニブ (p.304)	800 mg(400 mg×2回/日) 初発慢性期のCML：600 mg(300 mg×2回/日) 患者により適宜減量	p.o.	食事の1時間以上前または食後2時間以降(12時間毎を目安)	

■ レジメン施行にあたって
- 初発慢性期の症例，イマチニブ抵抗例，イマチニブ不耐容例に対する有効性が証明されている。
- 846例の慢性期のCML患者を対象としたニロチニブ療法とイマチニブ療法のランダム化比較試験の結果を以下に示す[1]。
  ⇒ 12ヵ月後のMMRは，1回300 mgニロチニブ投与群が44％，1回400 mgニロチニブ投与群が43％であり，イマチニブ投与群が22％であった($p<0.001$)。12ヵ月後のCCyRは，1回300 mgニロチニブ投与群が80％，1回400 mgニロチニブ投与群が78％，イマチニブ投与群が65％であった($p<0.001$)。

■ レジメン施行中・施行後の注意点
- 血液系の副作用と投与量調節の基準：投与中に白血病に関連しない好中球減少，血小板減少，貧血（ヘモグロビン低下）が認められた場合は，次を参考に投与量を調節。
  - 300 mg×2回/日投与中の，初発慢性期のCML：好中球数<1,000/μL または血小板数<50,000/μL またはヘモグロビン<8.0 g/dL
    ① 好中球数1,500/μL 以上または血小板数75,000/μL 以上またはヘモグロビン10.0 g/dL 以上に回復するまで休薬。
    ② 2週間以内に回復した場合は，300 mg×2回/日の用量で再開。
    ③ 2週間以内に回復しなかった場合は，患者の状態により400 mg×1回/日に減量。
- 非血液系の副作用と投与量調節の基準：投与中に肝機能検査値（ビリルビン，AST，ALT），膵機能検査値（リパーゼ）の上昇，QT間隔延長およびその他の非血液系の副作用が認められた場合は，次を参考に投与量を調節。
  〈初発慢性期のCML〉
  - 肝機能検査値：ビリルビン値>施設正常値上限の1.5倍かつ≦3倍またはAST値，ALT値>施設正常値上限の2.5倍かつ≦5倍
    ① ビリルビン値が施設正常値上限の1.5倍未満に，AST，ALT値が2.5倍未満に低下するまで休薬。
    ② 300 mg×2回/日の用量で再開。
  - 肝機能検査値：ビリルビン値>施設正常値上限の3倍またはAST値，ALT値>施設正常値上限の5倍。
    ① ビリルビン値が施設正常値上限の1.5倍未満に，AST，ALT値が2.5倍未満に低下するまで休薬。
    ② 400 mg×1回/日に減量して再開。
  - 膵機能検査値：リパーゼ値>施設正常値上限の2倍。
    ① リパーゼ値が施設正常値上限の1.5倍未満に低下するまで休薬。
    ② 400 mg×1回/日に減量して再開。

適応患者 ●慢性期または移行期の慢性骨髄性白血病

1	2	3	4	5	6	7	～	
○ ○	○ ○	○ ○	○ ○	○ ○	○ ○	○ ○		抗悪性腫瘍薬

PDとなるまで連日投与。

- QT間隔延長：480 msec以上の延長。
  ①休薬
  ②2週間以内に，450 msec未満かつベースライン値からの延長が20 msec以内に回復した場合は，300 mg×2回/日の用量で再開。2週間の休薬以降も450 msec以上の場合は中止
  ③投与を再開した後に，再度450 msec以上の延長が認められた場合は中止。
- Grade 2のその他の非血液系の副作用が発現した場合は，Grade 1以下に回復するまで休薬 投与を再開する場合には，300 mg×2回/日の用量で再開。
- Grade 3以上のその他の非血液系の副作用が発現した場合は，Grade 1以下に回復するまで休薬。投与を再開する場合には，400 mg×1回/日に減量する等注意する（GradeはNCI-CTCに準じる）[IF]。
- QT間隔延長のおそれがあるため，服用開始前，服用開始後は適宜心電図検査を行う。

ワンポイントアドバイス
- 患者に対しては，以下の内容について指導
  ①食事の1時間以上前または2時間以降に服用。
  ②グレープフルーツジュース，セイヨウオトギリソウを含む健康食品は摂取を避ける。
  ③貧血，出血，発熱，胸の痛み，腹痛，頭痛，黄疸等が起きた場合，すぐに医療機関へ連絡。
  ④体液貯留（浮腫）を確認するため，定期的に体重を測定。
- ダサチニブと比較すると，血糖上昇や膵酵素（アミラーゼ，リパーゼ）の上昇が特徴的な有害事象であるため，糖尿病または耐糖能異常のある患者では避けたほうがよい。
- 効果の乏しい症例ではダサチニブへの変更を検討するが，T315I変異等，TKI間で薬剤の変更を行っても十分な治療効果を得られないと予想される場合は，遅滞のない同種HCTを検討する。

慢性骨髄性白血病

ダサチニブ療法

投与順	薬剤名	投与量	投与経路	投与時間	備考
1	ダサチニブ (p. 304)	適応① ・慢性期 100 mg/日。適宜増減，140 mg/日まで増量可(1日1回) ・移行期・急性期 140 mg/日。適宜増減，180 mg/日まで増量可(1日2回に分割投与) 適応② 140 mg/日。適宜増減，180 mg/日まで増量可(1日2回に分割投与)	p.o.	食後	

≡ レジメン施行にあたって
- イマチニブ抵抗性・不耐容例の CML に対する治療薬として開発された第2世代 TKI。
- 初発 CML の慢性期 519 例を対象としたランダム化第Ⅲ相試験の結果を以下に示す。
  ⇒12ヵ月時点での CCyR はダサチニブが 77%，イマチニブが 66%（p=0.007），MMR はダサチニブが 46%，イマチニブが 28%（p<0.0001）であった[1]。
- Ph^+ALL55 例を対象とした一次治療としての治療成績を以下に示す。
  ⇒day 22 CHR：92.5%，20ヵ月時点での OS：69.2%（95% CI：60.7〜79.0），DFS：51.1%（95% CI：44.4〜58.7）[2]

≡ レジメン施行中・施行後の注意点
- 慢性期 CML の減量基準[IF]
  血液毒性：Grade 3 以上の好中球減少または血小板減少
  ①Grade 2 以下に回復するまで休薬。
  ②1日1回 100 mg で再開。
  ③Grade 4 の血小板減少または再び Grade 3 の好中球減少(7日を超えて)の場合は休薬。2回目の発現時には1日1回 80 mg で再開，3回目は，初発の慢性期 CML では1日1回 50 mg で再開し，イマチニブに効果不十分または忍容性のない慢性期 CML では中止。
  非血液毒性：Grade 3 以上
  ①Grade 1 以下またはベースラインに回復するまで休薬。
  ②1日1回 80 mg で再開。
  ③再び Grade 3 以上の同じ副作用が発現した場合は血液毒性の3回目発現時と同様の対応。
- 移行期 CML，急性期 CML または Ph^+ALL の減量基準[IF]
  血液毒性：好中球数 500/μL 未満または血小板数 10,000/μL 未満
  ①白血病に関連しているか確認。
  ②(関連ないとき)好中球数 1,000/μL 以上，血小板数 20,000/μL 以上に回復するまで休薬。
  ③1回 70 mg 1日2回で再開。
  ④再度発現した場合は休薬。2回目発現時は1回 50 mg 1日2回，3回目発現時は1回 40 mg 1日2回で再開。
  ⑤(関連するとき)1回 90 mg 1日2回までの増量考慮。
  非血液毒性：Grade 3 以上
  ①Grade 1 以下またはベースラインに回復するまで休薬。
  ②1回 50 mg 1日2回で再開。

適応患者
- 適応①：慢性骨髄性白血病(CML)
- 適応②：再発または難治性のフィラデルフィア染色体陽性急性リンパ性白血病(Ph$^+$ALL)

1	2	3	4	5	6	7	～	
○	○	○	○	○	○	○		抗悪性腫瘍薬

PD となるまで連日投与。

③再び Grade 3 以上の同じ副作用が発現した場合は原則中止。
- イマチニブ抵抗性の患者では，イマチニブと同様の副作用が現れる可能性があるため慎重に投与。
- 骨髄抑制：疾患の病期にも依存し，移行期・急性期 CML や Ph$^+$ALL 患者での頻度が高い。
- 体液貯留(胸水，肺水腫，心嚢液貯留，腹水，全身性浮腫等)が現れることがある。呼吸困難，乾性咳嗽等の症状が認められた場合は X 線検査を実施し，適切な処置を行う。
- QT 間隔延長のおそれまたはその既往歴のある患者では適切な心電図モニタリングを行い，QT 間隔延長が認められた場合には減量または休薬とともに電解質異常の補正を行う。

ワンポイントアドバイス
- 主に CYP3A4 を時間依存的に阻害するため，本酵素で代謝される薬物の代謝を低下させる可能性がある。
- 本剤の血中濃度上昇：アゾール系抗真菌薬，マクロライド系抗菌薬，グレープフルーツジュース等。
- 本剤の血中濃度低下：制酸薬，PPI，セイヨウオトギリソウ含有食品等。

成人T細胞白血病・リンパ腫

mLSG15〔VCAP(VCR+CPA+DXR+PSL)-AMP(DXR+MCNU+PSL)-VECP(VDS+ETP+CBDCA+PSL)〕療法

投与順	薬剤名	投与量	投与経路	点滴時間	備考
1	VCR[※1](p. 293) 生理食塩液	1.4 mg/m^2 (Max 2 mg) 20 mL	iv	ワンショット	
2	グラニセトロンバッグ	1 mg/50 mL	div(末梢メイン)	15 min	
3	DXR(p. 288) 生理食塩液	40 mg/m^2 100 mL	div(末梢メイン)	30 min	day 8:30 mg/m^2
4	CPA[※2](p. 270) 5%ブドウ糖液	350 mg/m^2 250 mL	div(末梢メイン)	1.5 h	
5	PSL(p. 298)	40 mg/m^2	p.o.		
6	MCNU(p. 272) 生理食塩液	60 mg/m^2 100 mL	div(末梢メイン)	30 min	
7	VDS[※3](p. 295) 生理食塩液	2.4 mg/m^2 20 mL	iv	ワンショット	
8	ETP(p. 292) 5%ブドウ糖液	100 mg/m^2 500 mL	div(末梢メイン)	3 h	
9	CBDCA(p. 275) 5%ブドウ糖液	250 mg/m^2 250 mL	div(末梢メイン)	1.5 h	
10	Ara-C(p. 283) MTX(p. 279) PSL(p. 298) 生理食塩液	40 mg 15 mg 10 mg	脳脊髄注[※4]		

[※1] 1 Vに通常注射用水,生理食塩液,または5%ブドウ糖液10 mLを加えて溶解.
[※2] 100 mgあたり5 mLの生理食塩液,注射用水等を加えて溶解.
[※3] 1 mgあたり1 mLの割合で注射用水,生理食塩液を加えて溶解.
[※4] 1・3・5コース目。血小板数70,000 μL以上を確認してから施行.

■ レジメン施行にあたって

- 日本では急性型,リンパ腫型,予後不良因子を有する慢性型に対する標準的な初回治療レジメン
- 未治療 aggressive 成人T細胞白血病・リンパ腫(急性型,リンパ腫型,予後不良慢性型)118例を対象とした mLSG15 療法 6 コースと Biweekly CHOP 療法 8 コースのランダム化比較試験[1]にて,mLSG15 療法は CR:40%,MST:12.7ヵ月,3年OS:23.6%であった[1]。Biweekly CHOP 療法の3年OSは12.7%(p=0.085)で有意差は認めなかったが,患者背景において患者群の偏りがあり,偏りを考慮した層別解析では mLSG15 療法の成績が有意に良好であった.

■ レジメン施行中・施行後の注意点

- 減量・休止・中止等の目安[1]
  ① VCAP〔VCR・CPA・DXR(ADM)・PSL〕は好中球数 1,000/μL以上,AMP(DXR・MCNU・PSL)/VECP(VDS・ETP・CBDCA・PSL)は好中球数 500/μL以上に回復するまでそれぞれ投与を延期。1,3,5コース目の髄注は血小板数 70,000/μL以上を確認してから施行.
  ② 重篤な感染の併発時:CPA,DXR,MCNU,VCR,ETP,CBDCAの投与量を 75% へ減量。再度重篤な感染が起こった場合は治療を中止.
  ③ VECP直前の Ccr が 60 mL/min 未満であれば,CBDCA の使用量を次の基準で減量(Calvert

適応患者 ・成人 T 細胞白血病・リンパ腫

1	~	8	~	15	16	17	~	28	
○									抗悪性腫瘍薬
○		○		○	○	○			制吐薬
○		30							抗悪性腫瘍薬
○									抗悪性腫瘍薬
○		○		○	○	○			ステロイド
		○							抗悪性腫瘍薬
				○					抗悪性腫瘍薬
				○	○	○			抗悪性腫瘍薬
				○					抗悪性腫瘍薬
								○	抗悪性腫瘍薬

28 日を 1 コースとし，6 コース．

の計算式に基づき，AUC 目標値は 4.5)．Ccr が 25 mL/min 未満では CBDCA は使用しない．経過中に SCr 値が 2.0 mg/dL 以下でも 1 コース治療直前の値よりも悪化すれば Ccr を再検し，CBDCA 使用量を次の基準で減量．

　　Ccr(mL/min)：60≦Ccr　　　CBDCA：250 mg
　　Ccr(mL/min)：50≦Ccr<60　 CBDCA：220 mg
　　Ccr(mL/min)：40≦Ccr<50　 CDBCA：190 mg
　　Ccr(mL/min)：30≦Ccr<40　 CDBCA：160 mg
　　Ccr(mL/min)：25≦Ccr<30　 CDBCA：145 mg

- 主な副作用とその対策は以下の通り
  ①Grade 4 の好中球減少 98％，血小板減少 74％，Grade 3/4 の感染 32％[1]
  ②好中球数が 1,000/μL 以下の場合，5,000/μL に回復するまで G-CSF 投与を継続（化学療法実施日とその前日は投与しない）．
  ③骨髄抑制，原病そのものにより易感染状態にあるため，帯状疱疹予防にアシクロビル，ニューモシスチス肺炎予防に ST 合剤，真菌感染予防にフルコナゾールを内服．
  ④ヘモグロビン 7～8 g/dL，血小板数 2 万/μL 以下の場合，適宜輸血．
  ⑤Grade 3 以上の非血液毒性は肝機能障害，高血糖，低 K 血症．

※腫瘍崩壊症候群は『急性骨髄性白血病　IDR＋Ara-C（3＋7）療法（寛解導入療法）』
　　（p. 218）参照。

ワンポイントアドバイス

- 患者に対しては，以下の内容について指導
  ①出血性膀胱炎（CPA）：予防のため十分な水分摂取と頻回に排尿をするよう指導。
  ②便秘（VCR，VDS）：排便コントロールが良好でない場合，緩下剤等を使用し調節。
- PSLの内服が困難な場合は，同量の静注に変更。糖尿病患者では使用しない。
- 血小板減少のため髄注施行が困難なことがある。しかしながら，前開発段階のLSG15療法において中枢神経浸潤による再発再燃が多く認められたためmLSG15療法での髄注療法が強化された経緯を考慮すると，できうる限り髄注を施行することが望ましい。

Modify & Advance
若年者（65歳未満）では，本レジメンにより効果が得られれば，後治療として同種造血幹細胞移植が考慮されうる。

COLUMN

カルボプラチンの投与量計算

　シスプラチン，カルボプラチン等の白金製剤は腎排泄型薬剤であり，投与量によって腎機能が低下することがある。なかでもカルボプラチンは血小板減少症の副作用が強いこともあり，患者の腎機能に応じて投与量の調整を行う必要がある。

　カルボプラチンの投与量はCalvert式を用いて計算する。Calvert式はAUCと糸球体濾過量（GFR）によって算出されるため，予め，GFRを算出しておく必要があるが，一般的にはGFRクレアチニン・クリアランス値（Ccr）で代用されることが多い。

Calvert式：
$$投与量 = AUC 目標値 \times (GFR + 25)$$

Cockroft-Gault式：
$$Ccr = (140 - 年齢) \times \frac{体重(kg)}{72} \times \frac{1}{Scr(mg/dL)}$$

（女性は上記式に0.85をかける。Scr：血清クレアチニン）

　カルボプラチンがGFRをもとに投与量設計できるのに対し，シスプラチンができないのは，カルボプラチンの排泄が糸球体濾過のみであるのに対し，シスプラチンが尿細管分泌による排泄を含むためである。

骨髄異形成症候群

アザシチジン療法(外来・入院)

投与順	薬剤名	投与量	投与経路	点滴時間	備考
1	グラニセトロン	1 mg	p.o.		アザシチジン投与30分前に投与
2	アザシチジン[*1](p.286) 注射用水	75 mg/m^2	sc		

[*1] 1Vあたり注射用水4mLで溶解し25mg/mLとする。シリンジ2本に分割。

■ レジメン施行にあたって

- 高リスク症例ではOSが延長すること,輸血依存のある低リスク症例では輸血回数の減少が示されている。
- 治療関連MDS・同種移植予定患者を除く,高リスク(IPSSのInt-2またはHigh)のMDS 358例を対象としたアザシチジンと通常療法(支持療法・少量シタラビン療法・標準化学療法のいずれか)のランダム化比較試験[1)]の結果を以下に示す。主要評価項目はOS
  ⇒OSはアザシチジン群で24.5ヵ月,通常療法群で15.0ヵ月(HR=0.58, 95%CI:0.43〜0.77, p=0.0001)であった。なおアザシチジン群ではCR:17%,DFS:10ヵ月であった[1)]。

■ レジメン施行中・施行後の注意点

- 減量・休止・中止等の目安
  ① Grade 3以上の非血液毒性:ベースラインに回復するまで延期。次コース開始予定日から21日以内に回復しない場合,および重篤化した場合は中止。
  ② 血液毒性:ベースラインおよび実施中の最低値に応じて休薬,または50%もしくは33%に減量。
  ③ 腎機能障害:BUNまたはSCrが2倍以上に上昇した場合は回復するまで延期し,次コースから50%に減量。
- 特徴的な副作用は以下の通り[1)]:血液毒性,出血,感染,腎機能障害
  ① 主な血液毒性:Grade 3/4の好中球減少が91%に認められるが,MDSの病態自体の影響もあり,支持療法群でも69%に認められている。同様に,血小板減少は85%,貧血は57%に認められた。好中球減少にはG-CSF,血小板減少・貧血には輸血を適宜検討。
  ② 非血液毒性として,投与部位反応(皮下注射時),悪心,倦怠感等。
  ③ 腎機能障害に関しては検査値に応じて休薬・減量を行い,悪化を予防。

■ ワンポイントアドバイス

- 患者には,注射液量が多いため皮下注射実施時に疼痛が起こりやすいことを説明。投与量に応じて2か所以上の部位に分割し投与。
- 原則皮下注射で実施するが,投与部位反応や血小板低値等により皮下投与が困難な患者には,点滴にて静脈投与も可能。
- 過去の臨床試験[2)]では,初回治療効果が得られるまで中央値で3コース必要であった。また,何らかの治療効果が得られた患者の90%は6コースまでに効果が得られていた。

Modify & Advance

7日間投与と5日間投与を比較した海外でのランダム化第Ⅱ相試験で5日間投与の非劣性が証明されていることを根拠に,当院では5日間投与を採用している。

適応患者 ・骨髄異形成症候群(IPSS リスク分類における Int-2, high リスクの患者, 輸血依存のある low, int-1 の患者)

1	2	3	4	5	6	7	8〜28	
○	○	○	○	○	○	○		制吐薬
○	○	○	○	○	○	○		抗悪性腫瘍薬

4 週を 1 コースとして PD となるまで繰り返す。

多発性骨髄腫

BD(ボルテゾミブ＋DEX)療法

(初発例)

投与順	薬剤名	投与量	投与経路	点滴時間	備考
1	ボルテゾミブ(p. 310) 生理食塩液	1.3 mg/m^2 欄外[※1]参照	sc または iv		
—	DEX(p. 302)	40 mg	p.o.		(○)は1, 2コースのみ

[※1] sc の場合，ボルテゾミブ1 V(3 mg)を生理食塩液 1.2 mL で溶解して 2.5 mg/mL とする。
iv の場合，ボルテゾミブ1 V(3 mg)を生理食塩液 3 mL で溶解して 1 mg/mL とする。

(再発例　寛解導入療法)

投与順	薬剤名	投与量	投与経路	点滴時間	備考
1	ボルテゾミブ(p. 310) 生理食塩液	1.3 mg/m^2 欄外[※1]参照	sc または iv		
—	DEX(p. 302)	20 mg	p.o.		(○)は1, 2コースのみ

[※1] sc の場合，ボルテゾミブ1 V(3 mg)を生理食塩液 1.2 mL で溶解して 2.5 mg/mL とする。
iv の場合，ボルテゾミブ1 V(3 mg)を生理食塩液 3 mL で溶解して 1 mg/mL とする。

(再発例　維持療法)

投与順	薬剤名	投与量	投与経路	点滴時間	備考
1	ボルテゾミブ 生理食塩液	1.3 mg/m^2 欄外[※1]参照	sc または iv		
—	DEX(p. 302)	20 mg	p.o.		

[※1] sc の場合，ボルテゾミブ1 V(3 mg)を生理食塩液 1.2 mL で溶解して 2.5 mg/mL とする。
iv の場合，ボルテゾミブ1 V(3 mg)を生理食塩液 3 mL で溶解して 1 mg/mL とする。

レジメン施行にあたって

- 初発例に対する導入療法，再発症例いずれにも適応されるが，治療コース数や併用される DEX の使用方法が異なる点に注意が必要である。
- 482 例の初発・症候性の多発性骨髄腫を対象とした，BD 療法と VAD(VCR＋DXR＋DEX)療法のランダム化第Ⅲ相試験[1]の結果を以下に示す。PR 以上の効果が認められた症例は自家移植を施行した。
  ⇒ORR は BD 療法が 78.5%，VAD 療法が 62.8%(p＜0.001)，PFS は BD 療法が 36.0 ヵ月，VAD 療法が 29.7 ヵ月であった。3 年 OS は BD 療法が 81.4%，VAD 療法が 77.4%。
- ボルテゾミブ治療により PR が得られ 6 ヵ月以降に再発した多発性骨髄腫 130 例での ORR：39.7%[2]

レジメン施行中・施行後の注意点

- 次コースの開始基準[1]
  ①好中球数 750/μL 以上，および血小板数 50,000/μL 以上，Hb 7.5 g/dL 以上。
  ②Ccr：20 mL/min 以上の腎機能を有する。
- 投与量の減量基準
  ①Grade 3/4 の有害事象(末梢性ニューロパシーまたは神経障害性疼痛を除く)を発現した場合，1.3→1.0→0.7 mg/m^2 の順に減量を考慮。
  ②疼痛を伴う Grade 1/2 の末梢性ニューロパシーまたは神経障害性疼痛を発現した場合，

造血器腫瘍

適応患者
- 症候性の多発性骨髄腫

1	2	3	4	5	~	8	9	10	11	12	~	21	
○			○			○			○				抗悪性腫瘍薬
○	○	○	○			(○)	(○)	(○)	(○)				抗悪性腫瘍薬

3週を1コースとして最大4コース繰り返す。

1	2	3	4	5	~	8	9	10	11	12	~	21	
○			○			○			○				抗悪性腫瘍薬
○			○			(○)	(○)		(○)	(○)			抗悪性腫瘍薬

3週を1コースとして8コース繰り返す。

1	2	3	4	5	~	8	~	15	~	22	~	35	
○						○		○		○			抗悪性腫瘍薬
○	○	○											抗悪性腫瘍薬

5週を1コースとしてPDとなるまで繰り返す。

1.3→1.0→0.7 mg/m^2 の順に減量を考慮。疼痛を伴う Grade 2/3 の末梢性ニューロパシーまたは神経障害性疼痛を発現した場合，0.7 mg/m^2 に減量を考慮。

- 主な副作用は以下の通り（数字は％）[1]
  ① Grade 3/4 の有害事象の発現頻度は，感染 8.8，末梢性ニューロパシー 7.1，好中球減少症 5.0，貧血症 4.2，血小板減少症 2.9
  ② ボルテゾミブに特徴的な副作用として，末梢性ニューロパシーがある。DLT であり，Grade 3 以上の末梢性ニューロパシーが 13％ に認められ，うち 5％ が投与中止[3]。
- VZV 感染症のリスクが高まるためアシクロビルの予防内服を行う。
- 重篤な肺障害による死亡例もあるため，肺障害の既往のある患者，PS の低い患者は適応を検討

ワンポイントアドバイス
- 患者に対しては，以下の内容について指導
  ① 末梢神経障害が現れる可能性があるため，かかとの高い靴，締め付けるような靴下の着用を回避。
  ② ステロイド大量投与に伴う症状について説明。
- 投与後，一過性に発熱を認めることがある。
- 治療遂行には，末梢神経障害出現時の Grade に応じた適切な減量，感染予防等の副作用対策が重要。

多発性骨髄腫

サリドマイド療法

投与順	薬剤名	投与量	投与経路	投与時間	備考
1	サリドマイド[※1] (p. 311)	1日1回100 mgより開始し，効果不十分な場合には4週間間隔で100 mgずつ漸増，400 mg/日まで増量可	p.o.	就寝前	

[※1] 安全管理を確実に行うため，1回の処方量は12週間分を超えない。

■ レジメン施行にあたって

- 効果が得られやすい患者群として，plasma cell labeling indexが低い，65歳以下，染色体異常がない，骨髄中腫瘍細胞割合が低い，CRPやLDHが正常，アルブミンが正常，等が挙げられる。
- 治療抵抗性多発性骨髄腫37例における国内第Ⅱ相試験の結果を以下に示す[1]。
  ⇒サリドマイド単剤100〜400 mg/日を16週間単独投与のRR(PR + MR)35.3%，2年PFS 44%
- 再発・難治性多発性骨髄腫169例に対しサリドマイド単剤を使用した海外第Ⅱ相試験の結果を以下に示す。200 mg/日から投与開始し，2週間毎に最大800 mg/日まで増量[2]。
  ⇒RR 37%（＞MR：minimal response），2年EFS 20%（±6%），2年生存率48%（±6%）

■ レジメン施行中・施行後の注意点

- 減量基準[IF]

投与量	症状	減量・休薬
100 mg/日	Grade 2の非血液毒性またはGrade 3の血液毒性	休薬
200 mg/日以上	Grade 2の非血液毒性またはGrade 3の血液毒性	100 mg減量
	減量後1週間後で症状の回復または軽快がみられない場合	さらに100 mg減量

50 mgへの減量は主治医の判断で行われる場合がある。

- 投与中止基準：Grade 3以上の非血液毒性，Grade 4の血液毒性，深部静脈血栓症
- 主な副作用とその対策は以下の通り
  ① 末梢神経障害[3]（WHO criteria）：発現頻度28%（≧Grade 3：6%）。末梢神経障害の頻度は用量依存的であり，200 mg/日を超える群(30%)では50〜200 mg/日群(12%)と比較して有意に発現頻度が高かった。
  ② 深部静脈血栓症[3]（≧Grade 3 WHO criteria）：発現頻度3%。DEXとの併用により17%（≧Grade 3)に増加した報告がある[4]。

■ ワンポイントアドバイス

- 患者に対しては，以下の内容について指導
  ① サリドマイド投与前の安全管理手順：「サリドマイドの教育と安全使用に関する管理システム（Thalidomide Education and Risk Management System：TERMS®）」の実施を条件に承認された薬剤。催奇形性や胎児への曝露を避けるため患者教育を行うことになっており，薬剤管理と男性も含めて避妊の徹底を説明。
  ② 便秘[1]：半数以上(62.2%)で起こり，もともと便通が悪い患者には予め緩下薬（塩類下剤，大腸刺激性下剤等）を適宜調節して使用することがある。
  ③ 眠気[1]：約半数(54.1%)に眠気や体のだるさが現れるため就寝前に内服する。投与開始後2週間以内は昼間も眠くなることがあるので車の運転を控える。アルコールはサリドマイドの肝代謝への影響や，中枢神経抑制作用を有するため摂取を控える。

適応患者 ・再発または難治性の多発性骨髄腫

1	2	3	4	5	6	7	～	
○	○	○	○	○	○	○	○	抗悪性腫瘍薬

PDとなるまで連日投与。

④発疹[1]：約3割（27%）で起こり，通常胴体から腕，脚に広がるため，症状の程度に応じて抗ヒスタミン薬やステロイドで対処。
- t(4;14)陽性例や13番染色体欠損例には無効。
- 腎障害時の用量調節は不要。神経障害出現時に，早期に中止すると可逆性であるが，継続すると不可逆性になりうる。

> **Modify & Advance**
> DEX（レナデックス）との併用レジメンも使用される。DEXとの併用レジメンは奏効率の上昇が期待されるが，深部静脈血栓症等有害事象の頻度が高い。

多発性骨髄腫

レナリドミド＋DEX療法

投与順	薬剤名	投与量	投与経路	投与時間	備考
(一)	レナリドミド(p. 311)	25 mg	p.o.		
(一)	DEX(p. 302)	下表参照	p.o.		投与日は下表参照[※1]

DEXの投与量と投与日

	DEX(すべて1日1回)	
	サイクル1〜4	サイクル5-試験中止
開始用量	40 mg(day 1〜4, 9〜12, 17〜20)	40 mg(day 1〜4)
用量レベル-1	40 mg(day 1〜4, 15〜18)	40 mg(day 1, 8, 15, 22)
用量レベル-2	40 mg(day 1, 8, 15, 22)	40 mg(day 1, 15)
用量レベル-3	20 mg(day 1, 8, 15, 22)	20 mg(day 1, 15)

■ レジメン施行にあたって

- サリドマイド無効例，t(4；14)陽性例や13番染色体欠損例にも有効であるが，−17p13を有する症例では有効性が示されていない。
- 神経障害はないが，骨髄抑制があり幹細胞採取への影響がある。腎障害時の用量調節，血栓症の対処が必要である。これらの点を考慮しサリドマイド，ボルテゾミブと本剤を使い分ける。
- 再発・難治性多発性骨髄腫353例における北米(米国・カナダ)の多施設，ランダム化第Ⅲ相試験の結果を以下に示す[1]。
  ⇒TTP中央値はレナリドミド＋DEX群11.1ヵ月，プラセボ＋DEX群4.7ヵ月(p＜0.001)。RRはレナリドミド＋DEX群：61％(PR以上)，プラセボ＋DEX群19.9％(p＜0.001)。OSはレナリドミド＋DEX群29.6ヵ月，プラセボ＋DEX群20.2ヵ月(p＜0.001)。
- 再発・難治性多発性骨髄腫704例における北米・欧州での多施設，ランダム化第Ⅲ相試験の生存評価の長期追跡の結果を以下に示す[2]。
  ⇒TTP中央値はレナリドミド＋DEX群13.4ヵ月，プラセボ＋DEX群4.6ヵ月(p＜0.001)。盲検解除後，プラセボ群47.6％の被験者がレナリドミドの投与を受けたにもかかわらず，OSでレナリドミド＋DEX群38ヵ月，プラセボ＋DEX群31.6ヵ月(p＜0.045)で有意差が認められた。

■ レジメン施行中・施行後の注意点

- レナリドミドの治療中止・減量基準[IF]：中等症腎機能障害(30≦CCr＜60 mL/min)では1日1回10 mg，2コース終了後，忍容可能な場合15 mgに増量可。重症腎機能障害(CCr＜30 mL/min，透析不要)では2日に1回15 mg。重症腎機能障害(CCr＜30 mL/min，透析必要)では1日1回5 mg(透析日は透析後に投与)。
- レナリドミドの休薬・中止基準：Grade 3または4の副作用(血小板減少または好中球減少を除く)が発現した場合には，休薬か中止を考慮。
- レナリドミドの血小板減少/好中球減少発現時の休薬後の再開・投与量の目安[IF]。
  ①血小板減少(30,000/μL未満)：初回：30,000/μL以上に回復すれば15 mg 1日1回で再開。2回目：30,000/μL以上に回復すれば前回投与量から5 mg減量し1日1回で再開。
  ②好中球減少(1,000/μL未満)：初回：1,000/μL以上に回復すれば25 mg 1日1回で再開(好中球減少のみ)，もしくは15 mg 1日1回で再開(好中球減少以外副作用あり)，2回目：

| 適応患者 | ・再発または難治性の多発性骨髄腫 |

1	～	8	～	15	～	21	22	～	28	
○	○	○	○	○	○	○				抗悪性腫瘍薬
										抗悪性腫瘍薬

(レナリドミド)21日間連日投与した後7日間休薬．これを1コースとして投与を繰り返す．

1,000/μL以上に回復すれば前回投与量から5 mg減量し1日1回で再開．
- DEXの減量・休薬基準(GradeはCTCAE v3.0)[IF]
  ①≧Grade 3：静脈血栓症／塞栓症(休薬．抗凝固療法を開始し，用量レベルを維持)，消化不良，胃または十二指腸潰瘍もしくは胃炎(症状が制御されるまで休薬．1用量レベル減量)，浮腫(1用量レベル減量)，高血糖(1用量レベル減量)，急性膵炎(中止)，その他(Grade 2以下に改善するまで休薬．1用量レベル減量)．
  ②≧Grade 2：錯乱または気分変動(症状が消失するまで休薬．2用量レベル減量)，筋力低下(1用量レベル減量．症状が持続する場合，1用量レベルさらに減量)．
  ③Grade 1/2の消化不良，胃または十二指腸潰瘍もしくは胃炎(症状が持続する場合，必要に応じて1用量レベル減量)．
- 主な副作用とその対策は以下の通り
  ①骨髄抑制[2](NCI-CTC ver.2≧Grade 3)：発現頻度35.4%．Grade 3/4の好中球減少は全投与期間で認められた．レナリドミド＋DEX群で，Grade 3または4の好中球減少症を発現した症例の60%がG-CSFを投与[3]．血小板減少を発現した患者のうち，投与開始4週間以内の発現が26.3%，12週間以内の発現が63.2%に認められており，血小板減少は投与開始後早期に認められる．
  ②深部静脈血栓症[2](NCI-CTC ver.2≧Grade 3)：発現頻度15.9%．DEX単独群5.4%と比較して有意に発現頻度が上昇．国内臨床試験(MM-017試験)では，IMWGの実践的勧告[4]に基づき，静脈血栓症のリスクに応じて抗血栓薬の予防投与を実施[5]．
- VTEリスク因子[4]
  患者個別：肥満(BMI≧30 kg/m^2)，VTE既往，中心静脈カテーテル/ペースメーカの使用，心疾患，慢性腎疾患，糖尿病，急性感染症，一般外科手術，麻酔，外傷，エリスロポエチン，血液凝固障害，長期臥床等．
  疾患関連：過粘稠度症候群
  治療関連：高用量DEX(≧480 mg/月)との併用，DXR，多剤併用化学療法
  ①VTEリスク因子のない患者，あるいは患者個別/疾患関連のリスク因子が1つのみの患者：アスピリン81〜325 mg/日(1日1回)
  ②患者個別/疾患関連のVTEリスク因子が2つ以上の患者，あるいは治療関連のリスク因子のある患者：低分子ヘパリン(エノキサパリン)40 mg(4,000 IU)/日またはワルファリンを目標国際標準比(INR)2〜3に入るよう用量調節．

■ ワンポイントアドバイス

- 患者に対しては，以下の内容について指導
  ① レナリドミド投与前の安全管理手順：「レブラミド®適正管理手順：RevMate®」に登録し，催奇形性や胎児への曝露を避けるために患者教育を行うことになっており，薬剤管理とともに男性も含めて避妊を徹底．
  ② 内服タイミング：高脂肪食(脂質約60％)摂取後の内服で，レナリドミドのAUCおよびCmaxの低下，$T_{1/2}$の延長が認められたため，レナリドミドの摂取前には高脂肪食の摂取を控える．
  ③ 服用を忘れた場合：通常の服用時刻より12時間以上経過している場合は，服用せず次回分から服用するように指導．
- 既に血球減少をきたしている患者，腎機能障害のある患者では，上記の減量基準を参考に少量から開始．

Modify & Advance

併用するDEXを減量したレジメン(DEX 40 mg, day 1, 8, 15, 22)は，ここで示した標準量DEXの併用療法と比較し，有意に1年OSが良好で有害事象が少ないというRCTがある[6]．そのため，併用するDEXを減量したレジメンが用いられることが多くなっている．

📖 造血器腫瘍(pp. 194～242)の文献

非ホジキンリンパ腫　リツキシマブ療法
1) McLaughlin P, et al: J Clin Oncol 16 : 2825-2833, 1998
2) Igarashi T, et al: Ann Oncol 13 : 928-943, 2002
3) 日本肝臓学会：B型肝炎治療ガイドライン　第2版 2014年6月．pp71-81, 2014
4) Nitta E, et al: Ann Oncol 18 : 364-369, 2007

非ホジキンリンパ腫　R-CHOP(リツキシマブ＋CPA＋DXR＋VCR＋PSL)療法
1) Coiffier B, et al: N Engl J Med 346: 235-242, 2002
2) Pfreundschuh M, et al: Lancet Oncol 7: 379-391, 2006

非ホジキンリンパ腫　(R)-CODOX-M/(R)-IVAC療法
1) Maruyama D, et al: Int J Hematol 92: 732-743, 2010
2) Magrath I, et al: J Clin Oncol 14: 925-934, 1996
3) Mead GM, et al: Blood 112: 2248-2260, 2008

非ホジキンリンパ腫　ICE(IFM＋CBDCA＋ETP)療法(入院)
1) Moskowitz CH, et al: J Clin Oncol 17: 3776-3785, 1999
2) Itoh K, et al: Int J Hematol 68: 431-437, 1998
3) Gisselbrecht C, et al: J Clin Oncol 28: 4184-4190, 2010
4) Hertzberg MS, et al: Ann Oncol 17(Suppl. 4): iv25-iv30, 2006
5) Vose J, et al: Ann Oncol 14(Suppl. 1): i17-i20, 2003

悪性リンパ腫　ESHAP(ETP＋mPSL＋Ara-C＋CDDP)療法
1) Velasquez WS, et al: J Clin Oncol 12: 1169-1176, 1994
2) Aparicio J, et al: Ann Oncol 10: 593-595, 1999

非ホジキンリンパ腫　EPOCH（ETP＋PSL＋VCR＋CPA＋DXR）療法
1) Wilson WH, et al: Blood 99: 2685-2693, 2002
2) Gutierrez M, et al: J Clin Oncol 18: 3633-3642, 2000
3) Wilder DD, et al: Clin Lymphoma 1: 285-292, 2001
4) García-Suárez J, et al: Br J Haematol 136: 276-285, 2007

非ホジキンリンパ腫　ベンダムスチン療法
1) Ohmachi K, et al: Cancer sci 101: 2059-2064, 2010
2) Kahl BS, et al: Cancer 116: 106-114, 2010

非ホジキンリンパ腫　イブリツモマブによるRI（ラジオアイソトープ）標識抗体療法
1) Tobinai K, et al: Cancer Sci 100: 158-164, 2009

非ホジキンリンパ腫　NEL療法（外来・入院）
1) 堀部敬三, 他：臨床血液 52：406-415, 2011
2) DeAngelo DJ, et al: Blood 109: 5136-5142, 2007
3) Gökbuget N, et al: Blood 118: 3504-3511, 2011

ホジキンリンパ腫　ABVD（DXR＋BLM＋VLB＋DTIC）療法（外来）
1) Canellos GP, et al: N Engl J Med 327: 1478-1484, 1992
2) Ogura M, et al: Int J Hematol 92: 713-724, 2010

急性骨髄性白血病　IDR＋Ara-C（3＋7）療法（寛解導入療法）
1) Ohtake S, et al: Blood 117: 2358-2365, 2011
2) Smith TJ, et al: J Clin Oncol 24: 3187-3205, 2006
3) Cairo MS, et al: Br J Haematol 149: 578-586, 2010

急性骨髄性白血病　大量Ara-C療法
1) Mayer RJ, et al: N Engl J Med 331: 896-903, 1994
2) Miyawaki S, et al: Blood 117: 2366-2372, 2011

急性骨髄性白血病　ゲムツズマブ　オゾガマイシン（GO）療法
1) Larson RA, et al: Cancer 104: 1442-1452, 2005
2) Kobayashi Y, et al: Int J Hematol 89: 460-469, 2009
3) Fernandez HF, et al: Blood 117: 5306-5313, 2011
4) Tsimberidou AM, et al: Br J Haematol 132: 398-409, 2006

慢性骨髄性白血病　イマチニブ療法
1) Druker BJ, et al: N Engl J Med 355: 2408-2417, 2006
2) Ottmann OG, et al: Blood 100: 1965-1971, 2002
3) O'Brien SG, et al: N Engl J Med 348: 994-1004, 2003
4) Baccarani M, et al: J Clin Oncol 27: 6041-6051, 2009

慢性骨髄性白血病　ニロチニブ療法
1) Saglio G, et al: N Engl J Med 362: 2251-2259, 2010

慢性骨髄性白血病　ダサチニブ療法
1) Kantarjian H, et al: N Engl J Med 362: 2260-2270, 2010

2) Foà R, et al: Blood 118: 6521-6528, 2011

成人T細胞白血病・リンパ腫
mLSG15〔VCAP(VCR+CPA+DXR+PSL)-AMP(DXR+MCNU+PSL)-VECP(VDS+ETP+CBDCA+PSL)〕療法
1) Tsukasaki K, et al: J Clin Oncol 25: 5458-5464, 2007

骨髄異形成症候群　アザシチジン療法(外来・入院)
1) Fenaux P, et al: Lancet Oncol 10: 223-232, 2009
2) Silverman LR, et al: J Clin Oncol 24: 3895-3903, 2006

多発性骨髄腫　BD(ボルテゾミブ＋DEX)療法
1) Harousseau JL, et al: J Clin Oncol 28: 4621-4629, 2010
2) Petrucci MT, et al: Br J Haematol 160: 649-659, 2013
3) Richardson PG, et al: J Clin Oncol 24: 3113-3120, 2006

多発性骨髄腫　サリドマイド療法
1) Murakami H, et al: Int J Hematol 89: 636-641, 2009
2) Barlogie B, et al: Blood 98: 492-494, 2001
3) Glasmacher A, et al: Br J Haematol 132: 584-593, 2006
4) Rajkumar SV, et al: J Clin Oncol 24: 431-436, 2006

多発性骨髄腫　レナリドミド＋DEX療法
1) Weber DM, et al: N Engl J Med 357: 2133-2142, 2007
2) Dimopoulos MA, et al: Leukemia 23: 2147-2152, 2009
3) Dimopoulos MA, et al: N Engl J Med 357: 2123-2132, 2007
4) Palumbo A, et al: Leukemia 22: 414-423, 2008
5) Iida S, et al: Int J Hematol 92: 118-126, 2010
6) Rajkumar SV, et al: Lancet Oncol 11: 29-37, 2010

骨・軟部肉腫

- 骨肉腫　AP(DXR＋CDDP)療法(入院) ･･････････････････････････ 246
　　　　　HD-MTX(High Dose MTX)療法 ････････････････････ 248
- 骨肉腫，Ewing 肉腫，原始神経外胚葉腫瘍
　　　　　IE(IFM＋ETP)療法 ･･･････････････････････････････ 250
- Ewing 肉腫，原始神経外胚葉腫瘍(PNET)
　　　　　VDC(VCR＋DXR＋CPA)療法(入院) ････････････････ 252
- 悪性軟部腫瘍　AI(DXR＋IFM)療法(入院) ･･････････････････ 254
- 文献 ･･ 256

骨肉腫

AP（DXR＋CDDP）療法（入院）

投与順	薬剤名	投与量	投与経路	点滴時間	備考
1	アプレピタント	day 1：125 mg day 2〜3：80 mg	p.o.	day 1：点滴ルート確保時（抗悪性腫瘍薬投与1時間以上前） day 2〜3：朝食後	
2	グラニセトロンバッグ デキサメタゾン（p. 300）	1 mg/50 mL 9.9 mg	div（末梢メイン）	15 min	
3	D-マンニトール注射液20％	300 mL	div（末梢メイン）	30 min	
4	CDDP（p. 273） ブドウ糖-電解質液（開始液）	120 mg/m^2 500 mL	div（末梢メイン）	5 h	
5	ブドウ糖-電解質液（開始液） 補正用塩化カリウム液	3,000 mL 60 mEq	div（末梢メイン）	24 h	
6	DXR（p. 288） 生理食塩液	30 mg/m^2 250 mL	div（末梢側管）	23.5 h	
7	デキサメタゾン（p. 300）	8 mg （1回4 mg 1日2回）	p.o.	朝・昼食後	

≡ レジメン施行にあたって

- 骨肉腫に対する術前・術後，転移例の化学療法の標準レジメン．
- 40歳以下の遠隔転移のない悪性骨腫瘍患者（198例）を対象としたランダム化試験の結果を以下に示す（本試験はもともと遠隔転移例を含め，両群のfeasibilityを評価するために行ったもの）[1]．

	n	5ys-DFS	5ys-OS
AP療法群	99	57％	64％
HD-MTX＋DXR＋CDDP群	99	41％	50％
		HR 0.63（p＝0.05）	HR 0.69（p＝0.10）

- 40歳以下の手術可能な悪性骨腫瘍患者（407例）を対象にしたランダム化比較試験において，2剤併用（AP療法）群は多剤併用群と治療効果（90％以上の腫瘍の壊死）（29.9％ vs 28.7％，オッズ比1.11），5ys-OS（55.2％）において同等（HR 0.94）であることが示された[2]．

≡ レジメン施行中・施行後の注意点

- 減量・休止・中止等の目安[1]
  ① 白血球数1,000〜2,000/μL，もしくは血小板数25,000〜50,000/μLの場合：DXR＋CDDP 15％減量．
  ② 重症感染症，出血を含むnadir白血球数1,000/μL，血小板数25,000/μLの場合：DXR＋CDDP 30％減量．
  ③ Grade 3/4の粘膜炎の場合：DXRを20％減量．
  ④ 骨髄抑制から回復する（白血球数＞3,000/μL，顆粒球数＞500/μL，血小板数＞100,000/μL）まで延期．
  ⑤ 3週後までに回復しなかったときは中止．
- 主な副作用は次の通り（数字は％）[2]

適応患者 ● 手術可能骨肉腫の術前・術後・転移例の化学療法，進行再発骨肉腫

1	2	3	4	5	6	7	~	14	~	21	
125	80	80									制吐薬
○	○										制吐薬
○											利尿薬 ※フロセミドも適宜
○											抗悪性腫瘍薬
○	○	○	○								ハイドレーション
○	○										抗悪性腫瘍薬
		4 4	4 4								制吐薬

3週を1コースとし6コース繰り返す．

(いずれも Grade 3/4)脱毛 86，白血球減少 75，悪心・嘔吐 74，血小板減少 46，感染症 21，粘膜炎 6，腎機能障害 2，肝機能障害 1，皮膚障害 1，神経毒性 1

ワンポイントアドバイス

● 患者に対しては，以下の内容について指導
  ①確実な避妊を指導：治療を受けた男女に催奇形性を引き起こす可能性があるため．
  ②不妊になる可能性があるため初回治療前に専門家と家族計画を相談する．
  ③DXR 投与により治療後1～2日間は尿が橙色～赤色に着色する可能性がある．
  ④不整脈やうっ血性心不全等の心毒性の徴候や症状があれば連絡．
  ⑤骨髄抑制，腎毒性，神経毒性の症状や徴候を報告する．特に高齢者は毒性増加のリスクが高い．
  ⑥治療中は一定量の飲水を維持するよう励行．
  ⑦FN：比較的高頻度に発生するため，感染予防等に関する生活指導が重要．
● DXR の総投与量が 500 mg/m^2 を超えると心毒性のリスクが増大するため，本治療以前の治療歴を含め，アントラサイクリン系薬剤の総投与量を確認．治療開始時には心電図，心エコーで評価を行う．
● DXR は組織障害性のリスクが高く，AP 療法による食欲低下が強いため，リスクに応じて CV ラインからの投与を検討．
● CDDP による聴覚障害，腎機能障害の毒性は非可逆的であることが多く，定期的なモニターを行う．毒性が強い場合は，減量・中止を検討．CDDP の投与日，翌日は水分を多めに摂取する．

Modify & Advance

CDDP の投与時間は，Ettinger らの報告[3]では4時間以上かけるとあることから5時間に設定しているが，Bramwell らは24時間持続点滴[1]であり定まったものはない．

骨肉腫

HD-MTX(High Dose MTX)療法

投与順	薬剤名	投与量	投与経路	点滴時間	備考
1	ブドウ糖-電解質液(開始液) 炭酸水素ナトリウム注7%	500 mL 60 mL	div(末梢メイン)	12 h	
2	グラニセトロンバッグ デキサメタゾン(p.300)	1 mg/50 mL 6.6 mg	div(末梢メイン)	15 min	
3	アセタゾラミド 生理食塩液	250 mg 50 mL	div(末梢メイン)	15 min	
4	MTX(p.279) ブドウ糖-電解質液(維持液) 炭酸水素ナトリウム注7%	$8\sim12\,\mathrm{g/m^2}$ 500 mL 80 mL	div(末梢メイン)	6 h	
5	ブドウ糖-電解質液(維持液) 炭酸水素ナトリウム注7%	3,500 mL 280 mL	div(末梢メイン)	18 h	day 2〜3:4,500 mL/ 360 mL を 24 h day 4:2,000 mL/ 160 mL を 10 h
6	ホリナートカルシウム注 (p.312)	15 mg/回	iv(末梢側管)	ワンショット	MTX投与開始24時間後より6時間毎

■ レジメン施行にあたって

- 肺転移巣を有する肉腫35例(骨肉腫23例,その他の骨・軟部肉腫12例)において,肺転移巣の50%以上の縮小を指標として算出した有効率は20%(7例)である。特に,骨肉腫,肺転移の3例には,本療法により転移巣の完全消失が認められている[2]。
- 小児の骨肉腫に対する術前・後化学療法の標準レジメン。成人においてはエビデンスが十分ではなく,35歳以上では毒性が出現しやすいため対象の検討を要する[3)〜5)]。

■ レジメン施行中・施行後の注意点

- 減量・休止・中止等の目安
  5コース目以降,治療開始が1週間以上遅延した場合はDXRのdose-intensityを保つためday 21のMTXの投与は行わない。
- 主な副作用は以下の通り[IF]
  脱毛,皮疹,食欲低下,嘔気,高尿酸血症,消化管出血,粘膜(口内炎含む),くも膜下出血,骨髄抑制,肝毒性,消化管毒性,腎毒性,神経障害,肺毒性
- MTXの血中濃度の危険限界は24時間値で1×10^{-5} mol/L,48時間値で1×10^{-6} mol/L,72時間値で1×10^{-7} mol/L。血中濃度のモニタリングを行い,危険限界以上の濃度の際はホリナートカルシウムの増量投与,ホリナートカルシウム救援投与の延長等の処置を行う。

■ ワンポイントアドバイス

- 患者に対しては,以下の内容について指導
  ①薬剤による免疫抑制のため治療中はワクチン接種を避けるよう指導。
  ②光過敏症が起こる可能性があるため,日焼け止めを使用し日焼けを避けるよう指導。
  ③催奇形性を引き起こす可能性があるため,男性は治療終了後3ヵ月まで,女性は少なくとも

骨・軟部肉腫

適応患者
- 手術可能な骨肉腫の術前・術後化学療法
- 骨肉腫の遠隔転移例

0	1	2	3	4	5	6	7	
○								ハイドレーション
	○							制吐薬
	○							尿アルカリ化薬
	○							抗悪性腫瘍薬
	○	4,500 360	4,500 360	2,000 160				ハイドレーション
		○○○○○○○○○ (MTX 投与開始 24 時間後より 6 時間毎に 9 回)						MTX の毒性軽減

DXR/CDDP と併用し，day 1 に DXR/CDDP を投与し day 21，28 に MTX を投与．これを 1 コースとして day 36 に次コースを開始．術前に 2 コース，術後に 4 コースを実施．5 コース目からは day 1 は DXR 単剤とし day 15, 21 に MTX を投与[1]．

治療終了後 2 回の月経がくるまで確実な避妊を行うよう指導．
④治療中は一定量の排尿を維持するよう指導．
- 尿が酸性側に傾くと MTX の結晶が尿細管に沈着するおそれがあるので，尿のアルカリ化と同時に十分な水分の補給を行い，MTX の尿への排泄を促すよう考慮．
- 利尿薬の選択にあたっては，尿を酸性化する薬剤(たとえばフロセミド，チアジド系利尿薬等)の使用を避ける．
- B 型または C 型肝炎ウイルスキャリアの患者に対する MTX の投与により，重篤な肝炎や肝障害の発現が報告されており，死亡例が認められている．投与期間中および投与終了後は継続して肝機能検査や肝炎ウイルスマーカーのモニタリングを行う等，B 型または C 型肝炎ウイルス増殖の徴候や症状の発現に注意する．
- NSAIDs は MTX の作用を増強するため併用しない．

骨肉腫，Ewing 肉腫，原始神経外胚葉腫瘍

IE(IFM＋ETP)療法

投与順	薬剤名	投与量	投与経路	点滴時間	備考
1	アプレピタント	day 1：125 mg day 2〜3：80 mg	p.o.	day 1：点滴ルート確保時 day 2〜3：朝食後	
2	ブドウ糖-電解質液(開始液) 炭酸水素ナトリウム注 7% 補正用塩化カリウム液	3,000 mL 60 mL 60 mEq	div(末梢メイン)	24 h	
3	グラニセトロンバッグ デキサメタゾン(p. 300)	1 mg/50 mL 9.9 mg	div(末梢側管)	15 min	
4	ETP(p. 292) 5%ブドウ糖液	100 mg/m^2 500 mL	div(末梢側管)	1 h	
5	メスナ注(p. 314) 生理食塩液	備考参照 50 mL	div(末梢側管)	30 min を 1 日 3 回(IFM 投与時，4 時間後，8 時間後)	1 回量：IFM の 1 日量の 20% 相当量
6	IFM[※1](p. 271) 生理食塩液	1.8 g/m^2 250 mL	div(末梢側管)	2 h	

[※1] 1 g を生理食塩液 20 mL で溶解し，生理食塩液 500 mL に希釈する．

レジメン施行にあたって
- 骨肉腫に対する術後化学療法として AP(DXR＋CDDP)療法，HD-MTX(High Dose MTX)療法と一緒に行うことが標準的治療とみなされつつある．また，骨肉腫の術前 AP 療法，HD-MTX 療法に反応のしない予後不良群における術後化学療法としても使用する．
- Ewing 肉腫，横紋筋肉腫，骨肉腫，PNET などを対象とした第Ⅱ相試験において，評価可能であった 77 例に対する ORR は 56%[1]
- 転移のない PNET では，VDC(VCR＋DXR＋CPA)/IE 交替療法が標準的レジメンである[2]．
- Ewing 肉腫，PNET と診断された t(11；22)染色体転座をもつ 30 歳以下の患者(518 人)を対象とした多施設共同ランダム化比較試験(INT-0091)については『Ewing 肉腫，原始神経外胚葉腫瘍(PNET)　VDC(VCR＋DXR＋CPA)療法(入院)』(p.252)参照．

レジメン施行中・施行後の注意点
- 減量・休止・中止等の目安
1 週間以上治療開始が遅延した場合，好中球数 1,000/μL 未満あるいは血小板数 75,000/μL 未満になった場合 IFM，ETP の投与量を 25% 減量[3]．
- 主な副作用は以下の通り(数字は%)[1]
好中球減少症 97，発熱 33，血小板減少症 32，悪心・嘔吐 13，敗血症 7，神経障害 2，粘膜炎 1，腎毒性 1 未満，出血性膀胱炎 1 未満，死亡 1 未満(1 人．敗血症と膵炎を発症)
- 脱毛，代謝性アシドーシス(頻呼吸，混乱，傾眠)，中枢神経毒性(昏睡，混乱，幻覚，傾眠)が起こる可能性がある．

ワンポイントアドバイス
- 患者に対しては，以下の内容について指導
①確実な避妊を行う：治療を受けている男女が妊娠すると催奇形性を引き起こす可能性があるため．

適応患者
- 骨肉腫術後，再発。軟部肉腫
- Ewing 肉腫／原始神経外胚葉腫瘍(PNET)の遠隔転移のない症例(VDC/IE 交代療法)

	1	2	3	4	5	6	～	8	～	15	～	21	
	125	80	80										制吐薬
	○	○	○	○	○								ハイドレーション (腎障害予防)
	○	○	○	○	○								制吐薬
	○	○	○										抗悪性腫瘍薬
	○○○	○○○	○○○	○○○	○○○								出血性膀胱炎対策
	○	○	○	○	○								抗悪性腫瘍薬

3週を1コースとして6コース繰り返す。
VDC/IE 交代療法では VDC 療法と IE 療法を3週毎に交互に合計17コース行う。

② 不妊になる可能性があるため初回治療前に専門家と家族計画を相談する。
③ 薬剤による免疫抑制のため，治療中はワクチン接種を避ける。
④ 脱水と膀胱炎を予防するため，一定量の排尿を維持する。
- 高齢者では ETP の骨髄抑制，腎毒性，消化管への影響，脱毛の増加するリスクがある。
- 抗悪性腫瘍薬投与期間の尿量は 3,000 mL 以上を確保し，必要に応じて輸液に 7% 炭酸水素ナトリウム注射液を混和し，尿のアルカリ化を図る。また尿量が少ない場合，水分負荷による体重増加がみられる場合は利尿薬(フロセミド注)を投与している(当院では尿量 1,000 mL 未満あるいは朝夕の体重が基準値の 1.5 kg 以上の場合にフロセミド注を投与)。

Ewing 肉腫，原始神経外胚葉腫瘍（PNET）

VDC（VCR＋DXR＋CPA）療法（入院）

投与順	薬剤名	投与量	投与経路	点滴時間	備考
1	アプレピタント	day 1：125 mg day 2～3：80 mg	p.o.	day 1：点滴ルート確保時 day 2～3：朝食後	
2	ブドウ糖-電解質液（開始液） 炭酸水素ナトリウム注7％ 補正用塩化カリウム液	3,000 mL 60 mL 60 mEq	div（末梢メイン）	24 h	
3	グラニセトロンバッグ デキサメタゾン（p. 300）	1 mg/50 mL 9.9 mg	div（末梢側管）	15 min	
4	VCR（p. 293） 生理食塩液	1.5 mg/m^2（最大 2 mg/body） 50 mL（備考参照）	div（末梢側管）	10 min	VCR 1 mg/V を生理食塩液 10 mL で溶解し，生理食塩液 50 mL で希釈
5	DXR[*1]（p. 288） 生理食塩液	75 mg/m^2 50 mL	div（末梢側管）	30 min	
6	CPA（p. 270） 生理食塩液	1,200 mg/m^2 250 mL（備考参照）	div（末梢側管）	2 h	CPA 500 mg/V を生理食塩液 25 mL で溶解し，生理食塩液 250 mL で希釈
8	デキサメタゾン（p. 300）	8 mg（1回 4 mg 1日 2回）	p.o.	朝・昼食後	
9	フィルグラスチム	5 μg/kg	s.c.		

[*1] DXR の総投与量が 375 mg/m^2 を超えたら ACT-D 1.25 mg/m^2 に変更（VAC 療法）。
[*2] 適正使用。抗悪性腫瘍薬投与 6 日目から 1 日 1 回，好中球数が最低値を迎え 5,000/μL 以上になるまで継続。

レジメン施行にあたって

- 小児の転移性 Ewing 肉腫/PNET に対する標準的レジメン。成人ではデータが少なく標準治療が定まっていないため，小児に準じた治療を行う。
- Ewing 肉腫，PNET と診断された t(11；22)染色体転座をもつ 30 歳以下の患者（518 人）を対象とした多施設共同ランダム化比較試験（INT-0091）の結果を以下に示す[1]。

	診断時転移なし（n=398）		遠隔転移あり（n=138）	
	5ys-PFS	5ys-OS	5ys-PFS	5ys-OS
VDC（VAC）群	54%	61%	22%	34%
VDC（VAC）/IE 交代療法群	69%	74%	22%	35%

レジメン施行中・施行後の注意点

- 減量・休止・中止等の目安[2)]
  ① 好中球数 1,000/μL，血小板数 10 万/μL に回復するまで延期。
  ② 感染症（虫垂炎，髄膜炎，酸素吸入を要する肺炎）が起きたときのみ投与量を調節。
  ③ 骨髄抑制遅延する場合，CPA 投与量を 75％ 減量。
- 主な副作用は以下の通り
  ① 死亡（感染症 1 人，心毒性 4 人），FN（詳細不明）[1)]
  ② Grade 3～5（数字は％）：FN 61，貧血 53，好中球減少 14，血小板減少 14，嘔吐 9，カテー

適応患者 ・遠隔転移のある Ewing 肉腫，PNET（遠隔転移のない症例では VDC/IE 交代療法）

1	2	3	4	5	6	7	~	15	~	21	
125	80	80									制吐薬
○											ハイドレーション（腎障害予防）
○											制吐薬
○											抗悪性腫瘍薬
○											抗悪性腫瘍薬
○											抗悪性腫瘍薬
	4/4	4/4	4/4								制吐薬
					※2						好中球減少予防

3週毎に17コース行う（DXR が 375 mg/m² を超えたら ACT-D に変更して VAC 療法を行う）。VDC/IE 交代療法では VDC 療法と IE 療法を3週毎に交互に計17コース。

テル感染9（但し VDC/IE 交代療法を最低1コース施行後，かつ G-CSF 投与ありの数字）[2]

ワンポイントアドバイス

- 患者に対しては，以下の内容について指導
  ①治療後1〜2日間は尿が赤く変色する可能性がある。
  ②水痘，帯状疱疹への曝露を避ける。もし感染した場合は直ちに専門医に連絡。
  ③治療を受けた男女は不妊になる可能性があるため，初回治療前に専門家と家族計画を相談する。
  ④治療終了後6ヵ月間は確実に避妊：治療を受けている男女が妊娠すると催奇形性を引き起こす可能性があるため。
  ⑤副腎摘除を行っている患者は毒性の増加するリスクが高い。
  ⑥治療日に一定量の排尿を維持。
  ⑦出血性膀胱炎が起こる可能性があるので，血尿があれば連絡。
- 治療成績に影響するため dose-intensity を保つことが重要。骨髄抑制による治療延期・中止を防ぐため，また FN の頻度が高いため G-CSF の併用を積極的に行い，血小板減少時には出血傾向になるため輸血を行う[1〜3]。

悪性軟部腫瘍

AI(DXR+IFM)療法(入院)

投与順	薬剤名	投与量	投与経路	点滴時間	備考
1	アプレピタント	day 1:125 mg day 2〜3:80 mg	p.o.	day 1:点滴ルート確保時 day 2〜3:朝食後	
2	ブドウ糖-電解質液(開始液) 炭酸水素ナトリウム注7% 補正用塩化カリウム液	3,000 mL 60 mL 60 mEq	div(末梢メイン)	24 h	
3	グラニセトロンバッグ デキサメタゾン(p. 300)	1 mg/50 mL 9.9 mg	div(末梢側管)	15 min	
4	メスナ注(p. 314) 生理食塩液	備考参照 50 mL	div(末梢側管)	30 min を1日3回(IFM投与時,4時間後,8時間後)	1回量:IFMの1日量の20%相当量
5	IFM[*1](p. 271) 生理食塩液	2 g/m^2 500 mL	div(末梢側管)	4 h	
6	DXR(p. 288) 生理食塩液	30 mg/m^2 250 mL	div(末梢側管)	2 h	

[*1] 1 g を生理食塩液 20 mL で溶解し,生理食塩液 500 mL に希釈。

■ レジメン施行にあたって

- 切除不能・転移性の軟部肉腫(非円形細胞肉腫)または,切除軟部肉腫の術前後の化学療法のオプションの1つ。
- AI療法は,DXR単剤より奏効率が高いとする報告もあり,腫瘍による症状が強い場合や根治手術が前提の術前化学療法に併用療法を検討する(併用療法の奏効率の多変量解析では,若年,肝転移なし,組織学的悪性度が高い,脂肪肉腫が良好因子であった)。
- 進行再発悪性軟部腫瘍患者 279 例(解析には 262 例)を対象としたランダム化第Ⅲ相試験においてDXR単剤群,AI療法群,DXR+MMC+CDDPのRRは20%,34%,32%であり,DXR単剤群に対してAI療法群で有意な向上を認めた(p=0.03)。またMSTは約9ヵ月,約12ヵ月,約9ヵ月でありDXR単剤群に対してAI療法群でよい傾向にあったが,OSの延長を認めていない[1]。
- 663例を対象としたランダム化第Ⅲ相比較試験(EORTC)の結果を以下に示す[2]。
  ⇒RRはDXR単剤群23%,AI療法群28%で生存率にも有意差なし。

■ レジメン施行中・施行後の注意点

- 開始基準は以下の通り[1]
  白血球:4,000/μL 以上,血小板:12.5万/μL 以上,Ht:28%以上,SCr:1.5 mg/dL 以下,血清Bil:2 mg/dL 以下,ECOG:PS 0〜2
- 主な副作用は以下の通り[1]
  骨髄抑制:(Grade 3/4/5)80%,白血球減少:(Grade 4)44%,悪心・嘔吐:severe or worse 18%
  ※骨髄抑制による消化管出血,呼吸停止,心停止による治療関連死含む。

■ ワンポイントアドバイス

- 患者に対しては,以下の内容について指導
  ①尿や汗の着色:DXRにより1〜2日間,尿や汗が赤色に着色することがある。

適応患者 ・軟部肉腫の術前術後化学療法あるいは進行再発悪性軟部腫瘍，PS 0〜2

1	2	3	4	5	6	7	8	〜	14	〜	21	
125	80	80										制吐薬
○	○	○	○	○	○							ハイドレーション（腎障害予防）
○	○	○	○	○								制吐薬
○ ○ ○	○ ○ ○	○ ○ ○	○ ○ ○	○ ○ ○	○ ○ ○							出血性膀胱炎対策
○	○	○	○	○								抗悪性腫瘍薬
○	○											抗悪性腫瘍薬

3週を1コースとし6コース繰り返す。

②うがいと歯磨きを励行：口内炎悪化防止のため。
③飲水と頻回の排尿を励行：出血性膀胱炎予防のため。

- 蓄積性心毒性予防のため，DXR の総投与量は 500 mg/m^2 以上を超えない。
- IFM の1時間前から，できるだけ頻回に，かつ大量の経口水分摂取を行い，投与終了の翌日まで1日尿量 3,000 mL 以上を確保。必要に応じて輸液に 7% 炭酸水素ナトリウム注射液を混和し，尿のアルカリ化を図る。また尿量が少ない場合，水分負荷による体重増加がみられる場合は利尿薬（フロセミド注）を投与（当院では尿量 1,000 mL 未満あるいは朝夕の体重が基準値の 1.5 kg 以上の場合にフロセミド注を投与）。
- 骨髄抑制が強く，FN に注意を要する。リンパ球低値が続く場合は，ニューモシスチス肺炎等の感染症にも注意する（ST 合剤予防投与を検討）。
- IFM による中枢神経障害：不眠，意識障害，昏睡等さまざま。PS，CDDP 前投与による腎障害等がリスク因子[3)4)]。

Modify & Advance
非進行例を対象とした補助療法として，DXR を含む14試験を集めたメタアナリシスの結果，局所再発，遠隔転移の出現を遅らせ，四肢発生例においては生存率を向上させることが示された（14報中1報に AI 療法を含む）[5)]。

骨・軟部肉腫(pp. 246〜255)の文献

骨肉腫　AP(DXR+CDDP)療法(入院)
1) Bramwell VH, et al: J Clin Oncol 10: 1579-1591, 1992
2) Souhami RL, et al: Lancet 350: 911-917, 1997
3) Ettinger LJ, et al: Cancer 47: 248-254, 1981

骨肉腫　HD-MTX(High Dose MTX)療法
1) Meyers PA, et al: J Clin Oncol 23: 2004-2011, 2005
2) 福間久俊, 他：癌と化学療法 7：1641-1652, 1980
3) Jaffe N, et al: N Engl J Med 291: 994-997, 1974
4) Edmonson JH, et al: J Clin Oncol 2: 152-156, 1984
5) Winkler K, et al: J Clin Oncol 6: 329-337, 1988

骨肉腫，Ewing肉腫，原始神経外胚葉腫瘍　IE(IFM+ETP)療法
1) Miser JS, et al: J Clin Oncol 5: 1191-1198, 1987
2) Grier HE, et al: N Engl J Med 348: 694-701, 2003
3) Kung FH, et al: Cancer 71: 1898-1903, 1993

Ewing肉腫，原始神経外胚葉腫瘍(PNET)　VDC(VCR+DXR+CPA)療法(入院)
1) Grier HE, et al: N Engl J Med 348: 694-701, 2003
2) Spunt SL, et al: J Clin Oncol 28: 1329-1336, 2010
3) Smith M, et al: Oncologist 1: 293-304, 1996

悪性軟部腫瘍　AI(DXR+IFM)療法(入院)
1) Edmonson JH, et al: J Clin Oncol 11: 1269-1275, 1993
2) Santoro A, et al: J Clin Oncol 13: 1537-1545, 1995
3) Antman KH, et al: J Clin Oncol 7: 126-131, 1989
4) Demetri GD, et al: Hematol Oncol Clin North Am 9: 765-785, 1995
5) Sarcoma Meta-analysis Collaboration: Lancet 350: 1647-1654, 1997

悪性黒色腫

- ■ 悪性黒色腫　DTIC 療法(外来) ･･････････････････････････････ 258
- ■ 文献 ･･ 259

悪性黒色腫

DTIC 療法(外来)

投与順	薬剤名	投与量	投与経路	点滴時間	備考
1	アプレピタント	day 1：125 mg day 2〜3：80 mg	p.o.		day 1：点滴ルート確保時 day 2〜3：朝食後
2	グラニセトロンバッグ デキサメタゾン(p.300)	1 mg/50 mL 9.9 mg	div(末梢メイン)	15 min	
3	DTIC(p.272) 5%ブドウ糖液	800〜1,000 mg/m^2 500 mL	div(末梢メイン)	4 h	

■ レジメン施行にあたって

- 進行期悪性黒色腫に対する標準的化学療法。
- 240例のIV期悪性黒色腫患者における多施設共同ランダム化第III相試験で，Dartmouthレジメン(DTIC＋CDDP＋カルムスチン＋タモキシフェン)はDTIC単剤群(1,000 mg/m^2)に対し，生存(MST 7ヵ月，両群に差はなし)，奏効率(18.5% vs 10.2%)ともに統計学的差がなかったことから，DTIC単剤が標準治療とされた[1]。
- 進行期悪性黒色腫に対する化学療法としてDTICおよび他の抗悪性腫瘍薬や併用療法を行ったランダム化比較試験48報のレビューでは，DTIC療法においてRRは5.3〜28.0%(平均15.3%)であった[2]。
- 日本の承認用量・用法はDTICとして1日100〜200 mgを5日間連日静注し，以後約4週間休薬することとなっている。上記レビュー[2]でもDTICの投与スケジュールはさまざまであり，定まったものがないのが現状である。

■ レジメン施行中・施行後の注意点

- 減量・休止・中止等の目安[3]
  ①Grade 4の血液毒性・非血液毒性が認められた場合，投与中止。
  ②5コース目以降，Grade 3以上の血液毒性・非血液毒性が認められた場合，投与をスキップ。Grade1以下に回復した場合，次コースより投与再開。回復が認められない場合，次コースはスキップし，再開時は減量。
- 主な副作用は以下の通り(数字は%)[2)4)]
  (いずれもGrade 3以上)悪心・嘔吐10，貧血3，血小板減少7，好中球減少6

■ ワンポイントアドバイス

- 患者に対しては，以下の内容について指導
  DTICにより静脈炎，血管痛を起こすことがあることを伝え，血管痛が現れた場合はすぐに連絡。
- DTICの光分解物は激しい血管痛の原因となるため，DTIC溶解後は遮光しすみやかに投与。
- DTICの血管外漏出により注射部位に硬結・壊死を起こすことがあるので注意。

Modify & Advance
ニボルマブ，イピリムマブの登場によりDTICの位置づけが変わったので注意する。

適応患者 ・進行・再発悪性黒色腫

1	2	3	4〜21	
125	80	80		制吐薬
○				制吐薬
○				抗悪性腫瘍薬

3週を1コースとして6コース繰り返す。

悪性黒色腫（pp. 258〜259）の文献

悪性黒色腫　DTIC療法（外来）
1) Chapman PB, et al: J Clin Oncol 17: 2745-2751, 1999
2) Lui P, et al: Cancer Treat Rev 33: 665-680, 2007
3) Robert C, et al: N Engl Med 364: 2517-2526, 2011
4) Hill GJ 2nd, et al: Cancer 53: 1299-1305, 1984

脳腫瘍

- 脳腫瘍　TMZ 療法（注射剤・カプセル剤） ･･････････････････････ 262
　　　　　TMZ＋放射線療法（注射剤・カプセル剤） ･･････････････ 264
- 文献 ･･ 267

脳腫瘍

TMZ療法（注射剤・カプセル剤）

（注射剤）

投与順	薬剤名	投与量	投与経路	点滴時間	備考
1	TMZ(p. 273) 注射用水	150 mg/m² 備考参照	div(末梢メイン)	1.5 h	TMZ 100 mg を注用水 41 mL で溶解し 2.5 mg/mL とする

（カプセル剤）

投与順	薬剤名	投与量	投与経路	投与時間	備考
1	5-HT₃受容体拮抗薬	常用量	p.o.		TMZ と同時服用
2	TMZ(p. 273)	150 mg/m²	p.o.		

■ レジメン施行にあたって

- 神経膠芽腫，退形成性星細胞腫に対する初回治療は，手術，術後化学放射線療法，補助化学療法が標準治療である．これらの化学放射線療法，補助化学療法では，TMZ が標準的レジメンとなっている．また，初回治療に TMZ を投与していない場合は，再発症例に対しても用いられる．
- 111 例の初回再発未分化星状細胞腫または退形成性乏突起星細胞腫を対象とした，TMZ カプセル薬単独療法の有用性試験[1]の結果を以下に示す．
  ⇒ PFS：5.4 ヵ月，MST：13.6 ヵ月，RR：35%

■ レジメン施行中・施行後の注意点

- 減量・休止・中止等の目安
  ① DLT：骨髄抑制
  ② Grade 3 以上の血液毒性，非血液毒性が認められた場合，次コースより減量[1]．
  ③ 好中球数の最低値が 1,500/μL 以上，および血小板数の最低値が 100,000/μL 以上の場合，次コースを 200 mg/m²/日に増量可能．
  好中球数が 1,500/μL 以上，血小板数が 100,000/μL 以上になるまで投与を延期．
  直前のコースにおいて好中球数の最低値が 1,000/μL 未満，血小板数の最低値が 50,000/μL 未満，脱毛・悪心・嘔吐を除く Grade 3 の非血液毒性が出現した場合，次コースより 50 mg/m² 減量．100 mg/m²/日未満に減量が必要となった場合，投与中止．
- 主な副作用は以下の通り（数字は%）[1]
  ① 血液毒性（Grade 3 以上）：好中球減少 2，血小板減少 6
  ② 非血液毒性（Grade 3 以上）：悪心 10，嘔吐 6，頭痛 6，倦怠感 5

■ ワンポイントアドバイス

- 患者には，以下の内容について指導
  ① カプセルの場合，コンプライアンスが保たれるよう，投与スケジュール（休薬期間）や用法用量の指導を特に注意して行う．
  ② 倦怠感，疲労が現れることがあるため，無理な運動は控え適度な休息をとる．
  ③ 頭痛が現れることがあるが，一時的な症状である．

適応患者　• 再発悪性神経膠腫

1	2	3	4	5	6	7	～	14	～	21	～	28	
○	○	○	○	○									抗悪性腫瘍薬

4週を1コースとする。PDになるまで繰り返す。

1	2	3	4	5	6	7	～	14	～	21	～	28	
○	○	○	○	○									制吐薬
○	○	○	○	○									抗悪性腫瘍薬

4週を1コースとする。PDになるまで繰り返す。

- 90分で点滴静注する場合とカプセルとは生物学的に同等であるため，切り替えが可能。
- 好中球数，血小板数が最低値に達するのは投与後22日以降と比較的遅いため，適切な時期に血液検査を実施し次クールでの用量調整の必要性について判断する。
- リンパ球減少時は，Grade 1以下に回復するまでニューモシスチス肺炎に対する予防処置として，ペンタミジン吸入もしくはST合剤内服のいずれかを実施。
- TMZとDTICは中間代謝物が共通しているため，TMZまたはDTICに対し過敏症の既往歴のある患者には禁忌。
- 特殊調製のため，手順書を確認しながら調製（100 mgに注射用水41 mLを加え，穏やかに円を描くように回して溶解し2.5 mg/mLとする。その際，振り混ぜない）。
- 調製後は14時間以内に投与を終了。

脳腫瘍

TMZ＋放射線療法（注射剤・カプセル剤）

（注射剤）
【1】放射線療法中

投与順	薬剤名	投与量	投与経路	点滴時間	備考
1	TMZ[※1]（p. 273） 注射用水	75 mg/m^2 備考参照	div（末梢メイン）	1.5 h	TMZ 100 mg を注射用水 41 mL で溶解し 2.5 mg/mL とする
2	5-HT$_3$ 受容体拮抗薬 メトクロプラミド	常用量 常用量	p.o. p.o.		局所放射線との併用前に投与
(−)	RT	60 Gy/30 F （1日〜6週目）	脳局所照射		

[※1] 最長 49 日

【2】放射線療法後

投与順	薬剤名	投与量	投与経路	点滴時間	備考
1	TMZ（p. 273） 注射用水	150 mg/m^2 備考参照	div（末梢メイン）	1.5 h	TMZ 100 mg を注射用水 41 mL で溶解し 2.5 mg/mL とする

（カプセル剤）
【1】放射線療法中

投与順	薬剤名	投与量	投与経路	投与時間	備考
1	5-HT$_3$ 受容体拮抗薬	常用量 備考参照	p.o.	頓用	day 1〜42 の TMZ 投与と同時に投与
2	TMZ[※1]（p. 273）	75 mg/m^2	p.o.		
3	メトクロプラミド	常用量	p.o.		局所放射線との併用前に投与
(−)	RT	60 Gy/30 F （1日〜6週目）	脳局所照射		

[※1] 最長 49 日

【2】放射線療法後

投与順	薬剤名	投与量	投与経路	投与時間	備考
1	5-HT$_3$ 受容体拮抗薬	常用量	p.o.		TMZ と同時服用
2	TMZ（p. 273）	150 mg/m^2	p.o.		

適応患者
- 悪性神経膠腫

1	2	3	~	14	~	21	~	28	~	35	~	42[※1]	
○	○	○	○	○	○	○	○	○	○	○	○	○	抗悪性腫瘍薬
													制吐薬
週5日×6週													放射線療法

放射線療法中は6週を1コースとし，4週間休薬．

1	2	3	4	5	6	7	~	14	~	21	~	28	
○	○	○	○	○									抗悪性腫瘍薬

放射線療法後は4週を1コースとして6コース繰り返す．

1	2	3	~	14	~	21	~	28	~	35	~	42[※1]	
○	○	○	○	○	○	○	○	○	○	○	○	○	制吐薬
○	○	○	○	○	○	○	○	○	○	○	○	○	抗悪性腫瘍薬
													制吐薬
週5日×6週													放射線療法

放射線療法中は6週を1コースとし，4週間休薬．

1	2	3	4	5	6	7	~	14	~	21	~	28	
○	○	○	○	○									制吐薬
○	○	○	○	○									抗悪性腫瘍薬

放射線療法後は4週を1コースとして6コース繰り返す．

■レジメン施行にあたって

- 神経膠芽腫，退形成性星細胞腫に対する初回治療は，手術，術後化学放射線療法，補助化学療法が標準治療である．これらの化学放射線療法，補助化学療法では TMZ が標準的レジメンとなっている．また，初回治療に TMZ を投与していない場合は再発症例に対しても用いられる．
- 573 例の初発膠芽腫に対し，放射線単独療法を対照群とした TMZ カプセルと局所放射線併用療法(RT＋TMZ 群)のランダム化第Ⅲ相臨床試験[1]の結果を以下に示す．
  ⇒MST は RT＋TMZ 群が 14.6 ヵ月，放射線単独群が 12.1 ヵ月($p<0.0001$)，2 年生存率は RT＋TMZ 群が 26.5％，放射線単独群が 10.4％，PFS は RT＋TMZ 群が 6.9 ヵ月，放射線単独群が 5.0 ヵ月であった($p<0.0001$)．

■レジメン施行中・施行後の注意点

- 減量・休止・中止等の目安
  ①DLT：骨髄抑制
  ②放射線照射との併用時
  - 好中球数が 500/μL 以上 1,500/μL 未満，血小板数が 10,000/μL 以上 100,000/μL 未満の場合，好中球数が 1,500/μL 以上，血小板数が 100,000/μL になるまで投与を延期．好中球数が 500/μL 未満，血小板数が 10,000/μL 未満の場合，投与中止．
  - 脱毛・悪心・嘔吐を除く Grade 2 の副作用が出現した場合，Grade 1 以下になるまで投与を延期．脱毛・悪心・嘔吐を除く Grade 3 以上の副作用が出現した場合，投与中止．
  - 放射線照射の中断により放射線療法期間が延長した場合，上記の継続基準の条件を満たしたときに限り，42 日間連日点滴静注を最長 49 日まで延長可能．
  ③放射線照射後の単剤投与時
  - 1 コース中，好中球数の最低値が 1,500/μL 以上，血小板数の最低値が 100,000/μL 以上，および脱毛・悪心・嘔吐を除く非血液毒性が Grade 2 以下の場合，2 コース目を 200 mg/m^2/日に増量．2 コース目開始時に増量できなかった場合，それ以後のコースでは増量しない．好中球数が 1,500/μL 以上，血小板数が 100,000/μL 以上になるまで投与を延期．
  - 直前のコースにおいて好中球数の最低値が 1,000/μL 未満，血小板数の最低値が 50,000/μL 未満，脱毛・悪心・嘔吐を除く Grade 3 の非血液毒性が出現した場合，次コースより 50 mg/m^2 減量．
  - 脱毛・悪心・嘔吐を除く Grade 4 の非血液毒性が出現した場合，100 mg/m^2/日未満に減量が必要となった場合，脱毛・悪心・嘔吐を除く，減量後に直前のクールと同じ Grade 3 の非血液毒性が再度出現した場合，投与中止．
- 主な副作用は以下の通り(いずれも Grade 3 以上，数字は％)[1]
  ①白血球減少：放射線療法との併用下では 2，放射線療法後は 5
  ②好中球減少：放射線療法との併用下では 4，放射線療法後は 4
  ③血小板減少：放射線療法との併用下では 3，放射線療法後は 11
  ④貧血：放射線治療との併用下では 1 未満，放射線療法後は 1

■ワンポイントアドバイス

- 『脳腫瘍　TMZ 療法(注射剤・カプセル剤)』(p.262)を参照．
- 患者には，以下の内容について指導
  ①カプセルの場合，コンプライアンスが保たれるよう，投与スケジュール(休薬期間)や用法用量の指導を特に注意して行う．
  ②倦怠感，疲労が現れることがあるため，無理な運動は控え適度な休息をとる．
  ③頭痛が現れることがあるが，一時的な症状である．
- 90 分で点滴静注する場合とカプセルとは生物学的に同等であるため，切り替えが可能．
- 好中球数，血小板数が最低値に達するのは投与後 22 日以降と比較的遅いため，適切な時期に

血液検査を実施し次クールでの用量調整の必要性について判断する。
- リンパ球減少時は，Grade 1 以下に回復するまでニューモシスチス肺炎に対する予防処置として，ペンタミジン吸入もしくは ST 合剤内服のいずれかを実施。
- TMZ と DTIC は中間代謝物が共通しているため，TMZ または DTIC に対し過敏症の既往歴のある患者には禁忌。
- 特殊調製のため，手順書を確認しながら調製(100 mg に注射用水 41 mL を加え，穏やかに円を描くように回して溶解し 2.5 mg/mL とする。その際，振り混ぜない)。
- 調製後は 14 時間以内に投与を終了。

脳腫瘍(pp. 262～267)の文献

脳腫瘍　TMZ 療法(注射剤・カプセル剤)
1) Yung WK, et al: J Clin Oncol 17: 2762-2771, 1999

脳腫瘍　TMZ＋放射線療法(注射剤・カプセル剤)
1) Stupp R, et al: N Engl J Med 352: 987-996, 2005

薬剤情報

- アルキル化薬　シクロホスファミド　270／イホスファミド　271／ベンダムスチン　271／ラニムスチン　272／ダカルバジン　272／テモゾロミド　273
- 白金製剤　シスプラチン　273／カルボプラチン　275／オキサリプラチン　276／ネダプラチン　277
- 抗腫瘍性抗生物質　ブレオマイシン　277／マイトマイシンC　278
- 葉酸拮抗薬　メトトレキサート　279／ペメトレキセドナトリウム　280
- ピリミジン拮抗薬―フッ化ピリミジン系　フルオロウラシル　280／テガフール・ギメラシル・オテラシルカリウム　282／カペシタビン　283
- ピリミジン拮抗薬―シチジン系　シタラビン　283／ゲムシタビン　284／ネララビン　285／アザシチジン　286
- トポイソメラーゼⅠ阻害薬　イリノテカン　286／ノギテカン　287
- トポイソメラーゼⅡ阻害薬　アントラサイクリン系　ドキソルビシン　288／ドキソルビシンリポソーム製剤　289／エピルビシン　290／イダルビシン　291／アムルビシン　291
- トポイソメラーゼⅡ阻害薬　エピポドフィロトキシン　エトポシド　292
- ビンカアルカロイド系　ビンクリスチン　293／ビンブラスチン　293／ビノレルビン　294／ビンデシン　295
- タキサン系　パクリタキセル　295／パクリタキセル(アルブミン懸濁型)　296／ドセタキセル　297
- ハリコンドリンB誘導体　エリブリン　298
- ステロイド　プレドニゾロン　298／メチルプレドニゾロン　300／デキサメタゾン　300／デキサメタゾン　302
- チロシンキナーゼ阻害薬(BCR-ABL)　イマチニブ　303／ダサチニブ　304／ニロチニブ　304
- チロシンキナーゼ阻害薬(EGFR)　ゲフィチニブ　305／エルロチニブ　305
- チロシンキナーゼ阻害薬(ALK)　クリゾチニブ　306
- モノクローナル抗体　リツキシマブ　306／トラスツズマブ　307／セツキシマブ　307／パニツムマブ　308／ベバシズマブ　308
- 薬剤結合抗体　イブリツモマブ　チウキセタン　309／ゲムツズマブ　オゾガマイシン　309
- プロテアソーム阻害薬　ボルテゾミブ　310
- 免疫調整薬　サリドマイド　311／レナリドミド　311
- BRM　ホリナートカルシウム　312／レボホリナートカルシウム　313
- 支持療法薬　メスナ　314

アルキル化薬 ナイトロジェンマスタード類
シクロホスファミド水和物（cyclophosphamide hydrate：CPA，CPM，CY）
（先発品）
- 末 エンドキサン（100 mg／瓶）〔塩野義〕
- 錠 エンドキサン（50 mg）〔塩野義〕
- 注射用 エンドキサン（100 mg・500 mg）〔塩野義〕

【治療レジメン】
- 乳がん：AC（DXR＋CPA）療法（60/600 mg/m^2）あるいは EC（EPI＋CPA）療法（90/600 mg/m^2）（外来）（⇒ p.64），AC（DXR＋CPA）療法（40/500 mg/m^2）あるいは EC（EPI＋CPA）療法（60/500 mg/m^2）（外来）（⇒ p.66），CEF（CPA＋EPI＋5-FU）100療法（外来）（⇒ p.68），CMF（CPA＋MTX＋5-FU）療法（外来）（⇒ p.70），TC（DTX＋CPA）療法（⇒ p.72）
- 非ホジキンリンパ腫（NHL）：R-CHOP（リツキシマブ＋CPA＋DXR＋VCR＋PSL）療法（⇒ p.196），（R）-CODOX-M/（R）-IVAC療法（⇒ p.198），EPOCH（ETP＋PSL＋VCR＋CPA＋DXR）療法（⇒ p.208）
- 成人T細胞性白血病・リンパ腫：mLSG15〔VCAP（VCR＋CPA＋DXR＋PSL）-AMP（DXR＋MCNU＋PSL）-VECP（VDS＋ETP＋CBDCA＋PSL）〕療法（⇒ p.230）
- Ewing肉腫，原始神経外胚葉腫瘍（PNET）：VDC（VCR＋DXR＋CPA）療法（入院）（⇒ p.252）

【作用機序】
- 生体内で活性化された後，腫瘍細胞のDNA合成を阻害し抗腫瘍作用を現す

【禁忌】
- ペントスタチンを投与中
- 本剤の成分に対し重篤な過敏症既往歴
- 重症感染症を合併

【重篤な副作用】
- （共通）ショック，アナフィラキシー，骨髄抑制，出血性膀胱炎，排尿障害，イレウス，胃腸出血，間質性肺炎，肺線維症，心筋障害，心不全，抗利尿ホルモン不適合分泌症候群，中毒性表皮壊死融解症，皮膚粘膜眼症候群，肝機能障害，黄疸，急性腎不全，横紋筋融解症
- （注射のみ）心タンポナーデ，心膜炎

【相互作用】
（共通）
- ペントスタチン，抗悪性腫瘍薬，アロプリノール，放射線照射，フェノバルビタール，ステロイド，クロラムフェニコール，インスリン，オキシトシン，バソプレシン，アントラサイクリン系薬，脱分極性筋弛緩薬

注射用 のみ
- チオテパ

【その他】
- ▶副作用対策等：出血性膀胱炎予防のため多めの水分摂取と排尿を促す（次頁イホスファミドの副作用対策も参照）
- ▶調製・投与の際の注意：揮発性抗悪性腫瘍薬であるため，閉鎖式薬物混合機器（クローズドシステム）を用いる
- ▶用量規制因子：骨髄抑制，出血性膀胱炎
- ▶血管外漏出時の皮膚障害：炎症性（irritant）
- ▶催吐性リスク分類
  注射用 ≥1,500 mg/m^2，AC療法，EC療法：高度（催吐頻度＞90％）
  ＜1,500 mg/m^2：中等度（催吐頻度30〜90％）

末 錠 中等度(催吐頻度30～90％)

イホスファミド(ifosfamide：IFM，IFX，IFO)
(先発品)
注射用 イホマイド(1 g)〔塩野義〕
【治療レジメン】
- 精巣腫瘍(胚細胞腫瘍)：VIP(ETP＋IFM＋CDDP)療法(⇒ p.190)
- 非ホジキンリンパ腫：(R)-CODOX-M/(R)-IVAC 療法(⇒ p.200)，ICE(IFM＋CBDCA＋ETP)療法(入院)(⇒ p.204)
- 骨肉腫，Ewing 肉腫，原始神経外胚葉腫瘍：IE(IFM＋ETP)療法(⇒ p.250)
- 悪性軟部腫瘍：AI(DXR＋IFM)療法(入院)(⇒ p.254)

【作用機序】
- 生体内で活性化された後，腫瘍細胞の DNA 合成を阻害し抗腫瘍作用を現す

【禁忌】
- ペントスタチンを投与中
- 本剤の成分に対し重篤な過敏症既往歴
- 腎または膀胱に重篤な障害

【重篤な副作用】
- 骨髄抑制，出血性膀胱炎，排尿障害，ファンコニー症候群，急性腎不全，意識障害，幻覚，錯乱，錐体外路症状，脳症，間質性肺炎，肺水腫，心筋障害，不整脈，抗利尿ホルモン不適合分泌症候群，急性膵炎

【相互作用】
- ペントスタチン，抗悪性腫瘍薬，アロプリノール，放射線照射，フェノバルビタール，インスリン，SU 系薬，メスナ

【その他】
▶ 副作用対策等：出血性膀胱炎の予防として本剤投与1時間前からできるだけ頻回にかつ大量に経口水分摂取を行い，投与終了の翌日まで1日尿量3,000 mL 以上を確保する．必要に応じて輸液に7％炭酸水素ナトリウム注を混和し尿のアルカリ化を図る．また尿量が少ない場合，水分負荷による体重増加がみられる場合は利尿薬を投与する
▶ 用量規制因子：骨髄抑制，出血性膀胱炎
▶ 調製・投与の際の注意：揮発性抗悪性腫瘍薬であるため，閉鎖式薬物混合機器(クローズドシステム)を用いる
▶ 血管外漏出時の皮膚障害：炎症性(irritant)
▶ 催吐性リスク分類：中等度(催吐頻度30～90％)

ベンダムスチン塩酸塩(bendamustine hydrochloride)
(先発品)
注射用 トレアキシン(100 mg)〔シンバイオ〕
【治療レジメン】
- 非ホジキンリンパ腫，マントル細胞リンパ腫：ベンダムスチン療法(⇒ p.210)

【作用機序】
- アルキル化作用により DNA を損傷し，p53 依存性および非依存性のアポトーシス誘導，有糸分裂期のチェックポイント阻害による分裂期崩壊誘導等複数の機序を介して殺細胞作用を示す
- 他のアルキル化薬と交差耐性を有しない

【禁忌】
- 本剤の成分に対し重篤な過敏症既往歴
- 妊婦または妊娠している可能性

【重篤な副作用】
- 骨髄抑制，感染症，間質性肺疾患，腫瘍崩壊症候群，重篤な皮膚症状，ショック，アナフィラキシー様症状

【相互作用】
- 抗悪性腫瘍薬

【その他】
▶用量規制因子：骨髄障害
▶催吐性リスク分類：中等度（催吐頻度 30〜90%）

≡ アルキル化薬　ニトロソウレア類

ラニムスチン（ranimustine：MCNU）

（先発品）
[注射用] サイメリン（50 mg・100 mg）〔田辺三菱〕

【治療レジメン】
- 成人 T 細胞性白血病・リンパ腫：mLSG15〔VCAP（VCR＋CPA＋DXR＋PSL）-AMP（DXR＋MCNU＋PSL）-VECP（VDS＋ETP＋CBDCA＋PSL）〕療法（⇒ p.230）

【作用機序】
- がん細胞の DNA，蛋白，RNA をアルキル化し，特に DNA 合成を強く阻害，DNA 単鎖を切断する。また，RNA プロセシング阻害をきたすことによりがん細胞の増殖阻害，殺細胞作用を示すと推測されている

【重篤な副作用】
- 骨髄抑制，間質性肺炎

【相互作用】
- 抗悪性腫瘍薬，放射線照射

【その他】
▶用量規制因子：骨髄障害
▶催吐性リスク分類：軽度（催吐頻度 10〜30%）

≡ アルキル化薬　non-classic alkylating agents

ダカルバジン（dacarbazine：DTIC）

（先発品）
[注射用] ダカルバジン（100 mg）〔協和発酵キリン〕

【治療レジメン】
- ホジキンリンパ腫：ABVD（DXR＋BLM＋VLB＋DTIC）療法（外来）（⇒ p.216）
- 悪性黒色腫：DTIC 療法（外来）（⇒ p.258）

【作用機序】
- 生体内代謝で生じるジアゾメタンを介して，アルキル化作用により抗腫瘍効果を示すと考えられている。細胞周期に対する影響では，低濃度の場合は G_1 期細胞，高濃度の場合は G_2 期細胞にも作用する

【禁忌】
- 本剤の成分に対し重篤な過敏症既往歴
- 妊婦または妊娠している可能性

【重篤な副作用】
・アナフィラキシーショック，汎血球減少・貧血・白血球減少・血小板減少等の骨髄抑制，肝静脈血栓症および幹細胞壊死を伴う重篤な肝障害

【相互作用】
・抗悪性腫瘍薬，放射線照射

【その他】
▶ 副作用対策等：本剤の光分解物は激しい血管痛の原因となるため，溶解後は遮光し速やかに投与
▶ 調製・投与の際の注意：残液がある場合は DTIC 100 mg を注射用水 10 mL で溶解し混和する
▶ 血管外漏出時の皮膚障害：血管外漏出により注射部位に硬結・壊死を起こすことがあるので注意
▶ 用量規制因子：骨髄抑制
▶ 催吐性リスク分類：高度（催吐頻度＞90％）

テモゾロミド（temozolomide：TMZ）

（先発品）
カ テモダール（20 mg・100 mg）〔MSD〕
注射用 テモダール（100 mg）〔MSD〕

【治療レジメン】
・脳腫瘍：TMZ 療法（⇒ p.262），TMZ ＋ 放射線療法（⇒ p.264）

【作用機序】
・DNA のグアニンの 6 位の酸素原子をメチル化することにより DNA 損傷を引き起こし，細胞周期の停止およびアポトーシスを誘導することにより細胞増殖抑制作用を示す

【禁忌】
・本剤またはダカルバジンに対し過敏症既往歴
・妊婦または妊娠している可能性

【重篤な副作用】
・骨髄抑制，ニューモシスチス肺炎，感染症，間質性肺炎，脳出血，アナフィラキシー，肝機能障害，黄疸，中毒性表皮壊死融解症，皮膚粘膜眼症候群

【その他】
▶ 調製・投与の際の注意
注射用 特殊調製のため手順書を確認しながら調製（100 mg に注射用水 41 mL を加え，穏やかに円を描くように回して溶解し 2.5 mg/mL とする。その際，振り混ぜない）。調製後は 14 時間以内に投与を終了
▶ 用量規制因子：骨髄抑制
▶ 催吐性リスク分類：中等度（催吐頻度 30〜90％）

■ 白金製剤

シスプラチン（cisplatin：CDDP）

（先発品）
注 ブリプラチン（10 mg/20 mL・25 mg/50 mL・50 mg/100 mL）〔ブリストル〕，ランダ（10 mg/20 mL・25 mg/50 mL・50 mg/100 mL）〔日本化薬〕
（後発品）
注 シスプラチン（10 mg/20 mL・25 mg/50 mL・50 mg/100 mL）〔日医工〕〔日医工ファーマ〕〔ファイザー〕

【治療レジメン】
・小細胞肺がん：CDDP ＋ CPT-11 療法（入院）（⇒ p.42），CDDP ＋ ETP 療法（入院）（⇒ p.44），

CDDP＋ETP＋加速過分割照射療法（AHFRT）（入院）（⇒ p. 46），CODE（CDDP＋VCR＋DXR＋ETP）療法（入院）（⇒ p. 56）
- 非小細胞肺がん：CDDP＋DTX 療法（入院）（⇒ p. 12），CDDP＋VNR 療法（入院）（⇒ p. 14），CDDP＋VNR＋胸部放射線同時併用療法（入院）（⇒ p. 16），CDDP＋GEM 療法（入院）（⇒ p. 18），CDDP＋CPT-11 療法（入院）（⇒ p. 20），CDDP＋PEM 療法（入院）（⇒ p. 22）
- 胃がん：S-1＋CDDP 療法（⇒ p. 92），CPT-11＋CDDP 療法（⇒ p. 94），XP（カペシタビン＋CDDP）＋トラスツズマブ療法（⇒ p. 102）
- 食道がん：FP（5-FU＋CDDP）療法（入院）（⇒ p. 110），FP radiation（60 Gy）療法（JCOG レジメン）（入院）（⇒ p. 114），FP radiation（50.4 Gy）療法（RTOG レジメン）（入院）（⇒ p. 118）
- 胆道がん：CDDP＋GEM 療法（入院・外来）（⇒ p. 152）
- 子宮頸がん：TP（PTX＋CDDP）療法（⇒ p. 176），wCDDP＋RT（Weekly CDDP＋放射線）療法（外来）（⇒ p. 178）
- 子宮体がん：AP（DXR＋CDDP）療法（外来）（⇒ p. 180）
- 膀胱がん：M-VAC（MTX＋VLB＋DXR＋CDDP）療法（⇒ p. 184）
- 精巣膿瘍（胚細胞腫瘍）：BEP（BLM＋ETP＋CDDP）療法（p. 188），VIP（ETP＋IFM＋CDDP）療法（⇒ p. 190）
- 非ホジキンリンパ腫：ESHAP（ETP＋mPSL＋Ara-C＋CDDP）療法（⇒ p. 206）
- 骨肉腫：AP（DXR＋CDDP）療法（入院）（⇒ p. 246）

【作用機序】
- がん細胞内の DNA と結合し，DNA 合成およびそれに引き続くがん細胞の分裂を阻害する

【禁忌】
- 重篤な腎障害
- 本剤または他の白金を含む薬剤に対し過敏症既往歴
- 妊婦または妊娠している可能性

【重篤な副作用】
- （共通）急性腎不全，汎血球減少等の骨髄抑制，ショック，アナフィラキシー様症状，球後視神経炎，皮質盲，脳梗塞，溶血性尿毒症症候群，心筋梗塞，狭心症，うっ血性心不全，不整脈，溶血性貧血，間質性肺炎，抗利尿ホルモン不適合分泌症候群，劇症肝炎，肝機能障害，黄疸，消化管出血，消化性潰瘍，消化管穿孔，急性膵炎，高血糖，糖尿病の悪化，横紋筋融解症
- （アイエーコール以外）聴力低下・難聴，耳鳴，うっ血乳頭，一過性脳虚血発作，白質脳症（可逆性後白質脳症症候群を含む），静脈血栓塞栓症
- （アイエーコールのみ）血小板減少，肝・胆道障害，肺結核，聴覚障害，乳頭浮腫

【相互作用】
- 抗悪性腫瘍薬，放射線照射，アミノグリコシド系抗菌薬，バンコマイシン，アムホテリシン B，フロセミド，頭蓋内放射線照射，ピレタニド，フェニトイン

【その他】
▶ 副作用対策等
- アミノ配糖体抗菌薬，バンコマイシン等腎排泄の抗菌薬との併用で腎障害リスクが増大
- 腎毒性軽減のため本剤投与前後に十分量のハイドレーションを行い，尿量確保にも注意する（必要に応じて D-マンニトールやフロセミドを投与）
- 腎障害予防目的での硫酸マグネシウム補充の有効性がランダム化 II 相試験で報告されている
- 投与量の増加に伴い聴器障害の発現頻度が高くなり，総投与量 $300\ mg/m^2$ を超えるとその傾向は顕著となる
- 末梢神経障害の出現は一般的に総投与量に相関する．多くの場合は投与中止後数ヵ月で回復するが，不可逆的なこともあるため早期発見が重要

▶調製・投与の際の注意
- 塩化物イオン濃度が低い輸液を用いる場合には活性が低下するので,必ず生理食塩液と混和
- 光により分解するので直射日光を避ける.点滴時間が長時間に及ぶ場合には遮光して投与
▶用量規制因子:骨髄抑制,腎毒性,神経障害
▶血管外漏出時の皮膚障害:炎症性(irritant)
▶催吐性リスク分類:高度(催吐頻度>90%)

カルボプラチン(carboplatin:CBDCA)

(先発品)
注 パラプラチン(50 mg/5 mL・150 mg/15 mL・450 mg/45 mL)〔ブリストル〕
(後発品)
注 カルボプラチン(50 mg/5 mL・150 mg/15 mL・450 mg/45 mL)〔沢井〕〔サンド〕〔大正薬〕〔日医工〕〔マイラン〕

【治療レジメン】
- 小細胞肺がん:CBDCA+ETP療法(⇒p.50)
- 非小細胞肺がん:CBDCA+GEM療法(⇒p.26),CBDCA+PTX+BV療法(⇒p.28),CBDCA+PEM療法(⇒p.30)
- 卵巣がん:TC(PTX+CBDCA)療法(⇒p.162),wTC(Weekly PTX+CBDCA)療法(外来・入院)(⇒p.164),ddTC(dose-dense PTX+CBDCA)療法(外来)(⇒p.166),DJ(DTX+CBDCA)療法(外来)(⇒p.168),CD(CBDCA+Pegylated Liposomal DXR)療法(外来)(⇒p.170),CBDCA療法(⇒p.172)
- 非ホジキンリンパ腫:ICE(IFM+CBDCA+ETP)療法(入院)(⇒p.204)
- 成人T細胞性白血病・リンパ腫:mLSG15〔VCAP(VCR+CPA+DXR+PSL)-AMP(DXR+MCNU+PSL)-VECP(VDS+ETP+CBDCA+PSL)〕療法(⇒p.230)

【作用機序】
- がん細胞内のDNA鎖と結合し,DNA合成およびそれに引き続くがん細胞の分裂を阻害する

【禁忌】
- 重篤な骨髄抑制
- 本剤または他の白金を含む薬剤に対し重篤な過敏症既往歴
- 妊婦または妊娠している可能性

【重篤な副作用】
- 汎血球減少等の骨髄抑制,ショック,アナフィラキシー,間質性肺炎,急性腎不全,ファンコニー症候群,肝不全,肝機能障害,黄疸,消化管壊死,消化管穿孔,消化管出血,消化管潰瘍,出血性腸炎,偽膜性大腸炎,麻痺性イレウス,脳梗塞,肺梗塞,血栓・塞栓症,心筋梗塞,うっ血性心不全,溶血性尿毒症症候群,急性呼吸窮迫症候群,DIC,急性膵炎,難聴,白質脳症(可逆性後白質脳症症候群を含む),腫瘍崩壊症候群

【相互作用】
- 放射線照射,抗悪性腫瘍薬,腎毒性および聴器毒性を有する薬剤(アミノグリコシド系抗菌薬等)

【その他】
▶副作用対策等
- 本剤投与前後の水分負荷や排尿励行は不要
- 血小板減少との相関を根拠として投与量の決定にはCalvert式を用いることが多い
 投与量(mg) = target AUC(mg/mL×min) ×〔GFR(mL/min)+25〕
 ※GFRはCockcroft-Gaultの式で推定

▶調製・投与の際の注意
- イオウを含むアミノ酸（メチオニンおよびシスチン）輸液中で分解が起こるため，アミノ酸輸液との配合を避ける
- アルミニウムと反応して沈殿物を形成し活性が低下するので，使用にあたってはアルミニウムを含む医療器具を用いない
- 生理食塩液等の無機塩類（NaCl，KCl，$CaCl_2$ 等）を含有する輸液に混和するときは，安定性が悪いため調製後 8 時間以内に投与を終了させる

▶用量規制因子：骨髄抑制
▶血管外漏出時の皮膚障害：炎症性（irritant）
▶催吐性リスク分類：中等度（催吐頻度 30〜90％）

オキサリプラチン（oxaliplatin：L-OHP）

（先発品）
注 エルプラット（50 mg/10 mL・100 mg/20 mL・200 mg/40 mL）〔ヤクルト〕
（後発品）
注 オキサリプラチン（50 mg/10 mL・100 mg/20 mL・200 mg/40 mL）〔共和クリティケア〕〔沢井〕〔サンド〕〔第一三共エスファ〕〔テバ〕〔東和薬〕〔ナガセ〕〔日医工〕〔ニプロ〕〔日本化薬〕〔富士フイルム〕〔ホスピーラ〕〔マイラン〕

【治療レジメン】
- 大腸がん：mFOLFOX6（ℓ-LV＋5-FU＋L-OHP）療法（⇒ p.126），mFOLFOX6（ℓ-LV＋5-FU＋L-OHP）＋BV 療法（⇒ p.130），XELOX（CapeOX：カペシタビン＋L-OHP）療法（⇒ p.134），XELOX（CapeOX：カペシタビン＋L-OHP）＋BV 療法（⇒ p.138）
- 膵がん：FOLFIRINOX 療法（入院・外来）（⇒ p.156）

【作用機序】
- 生体内変換体〔ジクロロ 1,2-ジアミノシクロヘキサン（DACH）白金，モノアクオモノクロロ DACH 白金，ジアクオ DACH 白金〕を形成し，がん細胞内の DNA 鎖と共有結合することで DNA 鎖内および鎖間の両者に白金-DNA 架橋を形成する。これらの架橋が DNA の複製および転写を阻害する

【禁忌】
- 機能障害を伴う重度の感覚異常または知覚不全
- 本剤の成分または他の白金を含む薬剤に対し過敏症既往歴
- 妊婦または妊娠している可能性

【重篤な副作用】
- 末梢神経症状，ショック，アナフィラキシー，間質性肺炎，肺線維症，骨髄抑制，溶血性尿毒症症候群，薬剤誘発性血小板減少症，溶血性貧血，視野欠損，視野障害，視神経炎，視力低下，血栓塞栓症，心室性不整脈，心筋梗塞，肝静脈閉塞症，急性腎不全，白質脳症（可逆性後白質脳症症候群を含む），高アンモニア血症，横紋筋融解症，難聴，感染症，肝機能障害

【相互作用】
- 抗悪性腫瘍薬，放射線照射

【その他】
▶副作用対策等
- 末梢神経症状の悪化や回復遅延が認められると感覚性の機能障害（外国では累積投与量 850 mg/m^2 で 10％，1,020 mg/m^2 で 20％ に認められたと報告）が現れることがあるので，減量，休薬，中止等の適切な処置を行う
- stop and go strategy（FOLFOX7 を 6 サイクル投与した後 L-OHP をいったん休薬し，その後 12 サイクル経過するか増悪した際に再導入する方法）によって，効果を落とさず神経障害を有

意に軽減することがOPTIMOX1試験で示された
▶調製・投与の際の注意
- 塩化物含有溶液により分解するため，生理食塩液等の塩化物を含む輸液との配合を避ける
▶用量規制因子：骨髄抑制，手，足や口唇周囲部等の感覚異常または知覚不全（末梢神経症状）
▶血管外漏出時の皮膚障害：炎症性（irritant）。まれに壊死性皮膚障害を起こすことがある
▶催吐性リスク分類：中等度（催吐頻度30〜90％）

ネダプラチン（nedaplatin：NDP，254-S）
（先発品）
注射用 アクプラ（10 mg・50 mg・100 mg）〔塩野義〕
【治療レジメン】
- 食道がん：ネダプラチン＋5-FU療法（⇒ p.108）

【作用機序】
- 細胞内に入った後，グリコレート配位子のアルコール性酸素と白金の結合が切れて，白金に水が付加したイオン種（活性種，すなわちアコ錯体）を生成する。次に，一方が外れたグリコレート配位子は不安定になって脱離し，種々のイオン種に変化し，これらのイオン種がDNAと結合する。このようにシスプラチンと同様の経路でDNAと結合し，その結果DNAの複製を阻害することにより抗腫瘍作用を示す

【禁忌】
- 重篤な骨髄抑制
- 重篤な腎障害
- 本剤または他の白金を含む薬剤に対し重篤な過敏症既往歴
- 妊婦または妊娠している可能性

【重篤な副作用】
- ショック，アナフィラキシー様症状，骨髄抑制，腎不全，アダムス・ストークス発作，難聴・聴力低下，耳鳴，間質性肺炎，抗利尿ホルモン不適合分泌症候群

【相互作用】
- 抗悪性腫瘍薬，放射線照射，アミノグリコシド系抗菌薬，バンコマイシン

【その他】
▶副作用対策等
- 腎毒性はCDDPより軽減しているが水分負荷は必要
- CDDPに比べて消化器毒性と全身倦怠感は少ないが，血液毒性はCDDPより発現頻度が高いため十分な注意が必要
▶血管外漏出時の皮膚障害：炎症性（irritant）
▶催吐性リスク分類：中等度（催吐頻度30〜90％）

▮抗腫瘍性抗生物質

ブレオマイシン（bleomycin：BLM）
（先発品）
注射用 ブレオ（5 mg・15 mg）〔日本化薬〕
軟膏 ブレオS（5 mg/g）〔日本化薬〕
【治療レジメン】
- 精巣腫瘍（胚細胞腫瘍）：BEP（BLM＋ETP＋CDDP）療法（⇒ p.188）
- ホジキンリンパ腫：ABVD（DXR＋BLM＋VLB＋DTIC）療法（外来）（⇒ p.216）

【作用機序】
- DNA合成阻害およびDNA鎖切断作用

【禁忌】
- 重篤な肺機能障害，胸部X線写真上びまん性の線維化病変および著明な病変
- 本剤の成分および類似化合物（ペプロマイシン）に対し過敏症既往歴
- 重篤な腎機能障害
- 重篤な心疾患
- 胸部およびその周辺部への放射線照射を受けている患者

【重篤な副作用】
- （共通）間質性肺炎，肺線維症
- （注射のみ）ショック，出血

【相互作用】
- 放射線照射，抗悪性腫瘍薬

【その他】
▶副作用対策等
- 本剤投与後4〜5時間頃に遅れて発熱することがある．発熱と1回投与量との間には用量反応性があるので，発熱が強い場合は投与量を減量し投与間隔を短縮するか，本剤投与前後に抗ヒスタミン薬，解熱薬を投与する等適切な処置を行う
- 累積投与量が多いほど肺毒性が現れる頻度が高くなる．総投与量300 mgを超える場合は，間質性肺炎または肺線維症等の肺症状の発現率が高まる可能性があるので注意

▶血管外漏出時の皮膚障害：炎症性（irritant）
▶催吐性リスク分類：最小度（催吐頻度＜10％）

マイトマイシンC（mitomycin C：MMC）

【薬剤分類】
- 抗腫瘍性抗生物質

【薬剤基本情報】
（先発品）
注射用 マイトマイシン（2 mg・10 mg）〔協和発酵キリン〕

【治療レジメン】
- 肛門管がん：5-FU＋MMC＋RT療法（⇒ p.148）

【作用機序】
- 腫瘍細胞のDNAと結合し，二重鎖DNAへの架橋形成を介してDNAの複製を阻害し抗腫瘍効果を示す．なお，DNA合成前期（G1）後半からDNA合成期（S）前半の細胞は本剤に高い感受性を示すことが確認されている

【禁忌】
本剤の成分に対し重篤な過敏症既往歴

【重篤な副作用】
- 溶血性尿毒症症候群，微小血管症性溶血性貧血，急性腎不全等の重篤な腎障害，汎血球減少・白血球減少・好中球減少・血小板減少・出血・貧血等の骨髄抑制，間質性肺炎，肺線維症，ショック，アナフィラキシー，肝・胆道障害

【相互作用】
- 抗悪性腫瘍薬，放射線照射

【その他】
▶血管外漏出時の皮膚障害：起壊死性（vesicant）
▶催吐性リスク分類：軽度（催吐頻度10〜30％）

代謝拮抗薬 葉酸拮抗薬
メトトレキサート(methotrexate：MTX)
(先発品)
- 錠 メソトレキセート(2.5 mg)〔ファイザー〕
- 注 メソトレキセート(200 mg/8 mL・1,000 mg/40 mL)〔ファイザー〕
- 注射用 メソトレキセート(5 mg・50 mg)〔ファイザー〕

【治療レジメン】
- 乳がん：CMF(CPA＋MTX＋5-FU)療法(外来)(⇒ p.70)
- 胃がん：MF(MTX＋5-FU)療法(⇒ p.100)
- 膀胱がん：M-VAC(MTX＋VLB＋DXR＋CDDP)療法(⇒ p.184)
- 非ホジキンリンパ腫：(R)-CODOX-M/(R)-IVAC 療法(⇒ p.198, p.200)
- 成人 T 細胞性白血病・リンパ腫：mLSG15〔VCAP(VCR＋CPA＋DXR＋PSL)-AMP(DXR＋MCNU＋PSL)-VECP(VDS＋ETP＋CBDCA＋PSL)〕療法(⇒ p.230)
- 骨肉腫：HD-MTX(High Dose MTX)療法(⇒ p.248)

【作用機序】
- 葉酸を核酸合成に必要な活性型葉酸に還元させる酵素ジヒドロ葉酸レダクターゼ(DHFR)の働きを阻止し，チミジル酸合成およびプリン合成系を阻害して細胞増殖を抑制する

【禁忌】
- 本剤の成分に対し重篤な過敏症既往歴
- 肝障害
- 腎障害
- 胸水，腹水等

【重篤な副作用】
(共通)
- ショック，アナフィラキシー，骨髄抑制，感染症，劇症肝炎，肝不全，急性腎不全，尿細管壊死，重症ネフロパチー，間質性肺炎，肺線維症，胸水，中毒性表皮壊死融解症，皮膚粘膜眼症候群，出血性腸炎，壊死性腸炎，膵炎，骨粗鬆症，脳症(白質脳症を含む)

注 注射用
- その他の中枢神経障害，ギランバレー症候群

【相互作用】
- サリチル酸等の NSAIDs，スルホンアミド系薬，テトラサイクリン，クロラムフェニコール，フェニトイン，バルビツール酸誘導体，ST 合剤，ペニシリン，プロベネシド，シプロフロキサシン，レフルノミド，プロトンポンプ阻害薬，ポルフィマーナトリウム

【その他】
▶ 副作用対策等
- 尿が酸性に傾くことで MTX の結晶が析出し尿細管沈着を起こし腎炎の原因となることから，炭酸水素ナトリウムの投与により尿のアルカリ化に努める
- 尿を酸性化する利尿薬(フロセミド)の使用を避け，利尿および尿のアルカリ化作用を有するアセタゾラミドを使用。また，腎障害の予防のために 500 mL 以上の補液を行う
- 口内炎のリスクが高いため口腔内の衛生管理に注意する
- NSAIDs やシプロフロキサシン等の併用は MTX の排泄に影響を及ぼし副作用が増強する可能性があるため，使用状況の確認および代替薬への変更が必要

▶ 血管外漏出時の皮膚障害：非壊死性(non-vesicant)
▶ 用量規制因子：骨髄抑制

▶催吐性リスク分類
[注] [注射用] ≧250 mg/m^2：中等度(催吐頻度 30～90%)
　　　　　　 50～250 mg/m^2：軽度(催吐頻度 10～30%)
　　　　　　 ≦50 mg/m^2：最小度(催吐頻度＜10%)
[錠] 最小度(催吐頻度＜10%)

ペメトレキセドナトリウム水和物(pemetrexed sodium hydrate：PEM，MTA)
(先発品)
[注射用] アリムタ(100 mg・500 mg)〔イーライリリー〕
【治療レジメン】
- 非小細胞肺がん：CDDP＋PEM 療法(入院)(⇒ p.22)，CBDCA＋PEM 療法(⇒ p.30)，PEM 療法(入院・外来)(⇒ p.34)

【作用機序】
- 複数の葉酸代謝酵素を同時に阻害することにより DNA 合成を阻害して抗腫瘍効果を示す．細胞内に取り込まれた後にポリグルタミン酸化を受け，チミジル酸シンターゼ(TS)，ジヒドロ葉酸レダクターゼ(DHFR)，グリシンアミドリボヌクレオチドホルミルトランスフェラーゼ(GARFT)等を阻害する

【禁忌】
- 本剤の成分に対し重篤な過敏症既往歴
- 高度の骨髄抑制
- 妊婦または妊娠している可能性

【重篤な副作用】
- 骨髄抑制，感染症，間質性肺炎，ショック，アナフィラキシー，重度の下痢，脱水，腎不全，中毒性表皮壊死融解症，皮膚粘膜眼症候群

【相互作用】
- NSAIDs，腎毒性を有する薬剤または腎排泄型薬剤，抗悪性腫瘍薬

【その他】
▶副作用対策等
- 血液毒性，非血液毒性を軽減する目的で，本剤投与 1 週間前から投与中止後 22 日目まで葉酸を連日経口投与．ビタミン B$_{12}$ を 9 週毎に筋注
- 皮疹発現および重症化を軽減するため，ステロイドの併用を考慮
- 間質性肺炎が報告されているため，呼吸困難，発熱，咳嗽増加等の初期症状に注意する
- NSAIDs(イブプロフェン)の併用による本剤の AUC 増加(20%)が報告．腎機能障害防止のため CL$_{cr}$ 45～79 mL/min では半減期の短い NSAIDs は本剤投与前後 2 日間のみ使用を控え，長い NSAIDs では本剤投与 5 日前から投与 2 日後まで使用を控えることが推奨される

▶調製・投与の際の注意
- 溶解は生理食塩液に限る．溶解液は 100 mg 製品の場合 4.2 mL，500 mg 製品の場合 20 mL を使用する．液量は 100 mL 程度が望ましい

▶血管外漏出時の皮膚障害：非壊死性(non-vesicant)
▶用量規制因子：骨髄抑制，発疹，感染，肝機能異常
▶催吐性リスク分類：軽度(催吐頻度 10～30%)

≡ 代謝拮抗薬　ピリミジン拮抗薬－フッ化ピリミジン系

フルオロウラシル(fluorouracil：5-FU)
(先発品)
[錠] 5-FU(50 mg・100 mg)〔協和発酵キリン〕

- 注 5-FU(250 mg/5 mL・1,000 mg/20 mL)〔協和発酵キリン〕
- 膏 5-FU(5%)〔協和発酵キリン〕

(後発品)
- 注 フルオロウラシル(250 mg/5 mL・1,000 mg/20 mL)〔東和薬〕

【治療レジメン】
- 乳がん：CEF(CPA＋EPI＋5-FU)100 療法(外来)(⇒ p.68)，CMF(CPA＋MTX＋5-FU)療法(外来)(⇒ p.70)
- 胃がん：MF(MTX＋5-FU)療法(⇒ p.100)
- 食道がん：ネダプラチン＋5-FU 療法(⇒ p.108)，FP(5-FU＋CDDP)療法(入院)(⇒ p.110)，FP radiation(60 Gy)療法(JCOG レジメン)(入院)(⇒ p.114)，FP radiation(50.4 Gy)療法(RTOG レジメン)(入院)(⇒ p.118)
- 大腸がん：FOLFIRI(ℓ-LV＋5-FU＋CPT-11)療法(⇒ p.124)，mFOLFOX6(ℓ-LV＋5-FU＋L-OHP)療法(⇒ p.126)，mFOLFOX6(ℓ-LV＋5-FU＋L-OHP)＋BV 療法(⇒ p.130)，5-FU＋ℓ-LV 療法(RPMI レジメン)(⇒ p.132)
- 肛門管がん：5-FU＋MMC＋RT 療法(⇒ p.148)
- 膵がん：FOLFIRINOX 療法(入院・外来)(⇒ p.156)

【作用機序】
- 抗腫瘍効果は主として DNA の合成阻害に基づくと考えられており，腫瘍細胞内に取り込まれた 5-FU がウラシルと同じ経路で代謝を受けて生じる F-deoxy UMP がチミジル酸合成酵素上で deoxy UMP と拮抗してチミジル酸の合成を抑制することにより，DNA の合成が阻害される。他方，ウラシルと同じく RNA にも組み込まれて F-RNA を生成することや，リボソーム RNA の形成を阻害することも知られており，これらも抗腫瘍効果発現に関与すると考えられている

【禁忌】
錠 注
- 本剤の成分に対し重篤な過敏症既往歴
- テガフール・ギメラシル・オテラシルカリウム配合剤投与中および投与中止後 7 日以内

【重篤な副作用】
錠 注
- 脱水症状，出血性腸炎・虚血性腸炎・壊死性腸炎等の重篤な腸炎，汎血球減少・白血球減少・好中球減少・貧血・血小板減少等の骨髄抑制，白質脳症，うっ血性心不全，心筋梗塞，安静狭心症，急性腎不全，間質性肺炎，肝機能障害，黄疸，消化管潰瘍，重篤な口内炎，急性膵炎，嗅覚障害，嗅覚脱失，劇症肝炎等の重篤な肝障害，肝硬変，ネフローゼ症候群，心室性頻拍，中毒性表皮壊死融解症，皮膚粘膜眼症候群，溶血性貧血

注 のみ
- ショック，アナフィラキシー，肝不全，意識障害を伴う高アンモニア血症，肝・胆道障害，手足症候群

軟 のみ
- 皮膚塗布部の激しい疼痛

【相互作用】
注 錠
- フェニトイン，ワルファリン，抗悪性腫瘍薬，放射線照射

【その他】
▶ 副作用対策等：口内炎のリスクが高いため口腔内の衛生管理に注意する。対症療法としてはステロイド軟膏を使用
▶ 調製・投与の際の注意
注 アンプル製剤を使用する場合は，ガラス片混入予防のためフィルター(0.8 μm 程度)を通して

調製
▶血管外漏出時の皮膚障害
注 炎症性(irritant)
▶催吐性リスク分類：注 軽度(催吐頻度10〜30％)

テガフール・ギメラシル・オテラシルカリウム配合剤(tegafur gimeracil oteracil potassium：S-1，TS-1)

(先発品)
錠 ティーエスワンOD(20 mg・25 mg)〔大鵬〕
カ ティーエスワン(20 mg・25 mg)〔大鵬〕
顆 ティーエスワン(20 mg/包・25 mg/包)〔大鵬〕

(後発品)
錠 エスワンケーケー(20 mg・25 mg)〔小林化〕，EEエスワン(20 mg・25 mg)〔エルメッド〕
カ エスエーワン(20 mg・25 mg)〔沢井〕，エスワンエヌピー(20 mg・25 mg)〔ニプロ〕，エスワンメイジ(20 mg・25 mg)〔MeijiSeika〕，エヌケーエスワン(20 mg・25 mg)〔日本化薬〕，テノックス(20 mg・25 mg)〔あすか〕，テメラール(20 mg・25 mg)〔共和〕
顆 エスエーワン(20 mg/包・25 mg/包)〔沢井〕，エヌケーエスワン(20 mg/包・25 mg/包)〔日本化薬〕

※いずれもテガフール相当量

【治療レジメン】
・胃がん：S-1＋CDDP療法(⇒ p.92)

【作用機序】
・テガフール，ギメラシルおよびオテラシルカリウムの3成分を含有する製剤であり，経口投与後の抗腫瘍効果は体内でテガフールから徐々に変換される5-FUに基づいている。ギメラシルは主として肝に多く分布する5-FU異化代謝酵素のDPDを選択的に拮抗阻害することによって，テガフールより派生する5-FU濃度を上昇させる。5-FU濃度の上昇に伴って，腫瘍内では5-FUのリン酸化代謝物である5-フルオロヌクレオチドが高濃度持続し，抗腫瘍効果が増強する。また，オテラシルカリウムは経口投与により主として消化管組織に分布してorotate phosphoribosyltransferaseを選択的に拮抗阻害し，5-FUからFUTPへの生成を選択的に抑制する。その結果，5-FUの強い抗腫瘍効果を損なうことなく消化器毒性が軽減される

【禁忌】
・本剤の成分に対し重篤な過敏症既往歴
・重篤な骨髄抑制
・重篤な腎障害
・重篤な肝障害
・他のフッ化ピリミジン系抗悪性腫瘍薬(これらの薬剤との併用療法を含む)を投与中
・フルシトシンを投与中
・妊婦または妊娠している可能性

【重篤な副作用】
・骨髄抑制，溶血性貧血，DIC，劇症肝炎等の重篤な肝障害，脱水症状，重篤な腸炎，間質性肺炎，心筋梗塞，狭心症，不整脈，心不全，重篤な口内炎，消化管潰瘍，消化管出血，消化管穿孔，急性腎不全，ネフローゼ症候群，皮膚粘膜眼症候群，中毒性表皮壊死融解症，白質脳症等を含む精神神経障害，急性膵炎，横紋筋融解症，嗅覚脱失，涙道閉塞

【相互作用】
・フッ化ピリミジン系抗真菌薬，フェニトイン，ワルファリン，抗悪性腫瘍薬，放射線照射

【その他】
▶ 副作用対策等：内服開始から2〜3週間後に顔や手が黒くなる等色素沈着を呈することがある。色素沈着は日光にあたり続けることで増悪することがあるため，外出時には日焼け止めクリームの使用を勧める
▶ 用量規制因子：骨髄抑制

カペシタビン（capecitabine：Cap，CAP）

（先発品）
錠 ゼローダ（300 mg）〔中外〕
【治療レジメン】
- 胃がん：XP（カペシタビン＋CDDP）＋トラスツズマブ療法（⇒ p.102）
- 大腸がん：XELOX（CapeOX：カペシタビン＋L-OHP）療法（p.134），XELOX（CapeOX：カペシタビン＋L-OHP）＋BV療法（⇒ p.138）

【作用機序】
- 消化管より未変化体のまま吸収され，肝臓でカルボキシルエステラーゼにより5'-DFCRに代謝される。次に主として肝臓や腫瘍組織に存在するシチジンデアミナーゼにより5'-DFURに変換される。さらに，腫瘍組織に高レベルで存在するチミジンホスホリラーゼにより活性体である5-FUに変換され抗腫瘍効果を発揮する。5-FUはFdUMPに代謝され，チミジル酸合成酵素および5,10-メチレンテトラヒドロ葉酸と不活性複合体を形成する。その結果チミジル酸合成を抑制することによりDNA合成を阻害する。また，5-FUはFUTPに代謝され，UTPの代わりにRNAに取り込まれてF-RNAを生成し，リボソームRNAおよびメッセンジャーRNAの機能を障害する

【禁忌】
- 本剤の成分またはフルオロウラシルに対し過敏症既往歴
- テガフール・ギメラシル・オテラシルカリウム配合剤投与中および投与中止後7日以内
- 重篤な腎障害
- 妊婦または妊娠している可能性

【重篤な副作用】
- 脱水症状，手足症候群，心障害，肝障害，黄疸，腎障害，骨髄抑制，口内炎，間質性肺炎，重篤な腸炎，重篤な精神神経系障害（白質脳症等），血栓塞栓症，皮膚粘膜眼症候群

【相互作用】
- テガフール・ギメラシル・オテラシルカリウム配合剤，ワルファリン，フェニトイン，トリフルリジン・チピラシル塩酸塩配合剤

【その他】
▶ 副作用対策等：手足症候群に対しては，治療開始時からの保湿が症状の発現を遅らせ重症化を減らすという報告があり，保清・保湿に心がける
▶ 用量規制因子：手足症候群，出血性胃潰瘍
▶ 催吐性リスク分類：軽度（催吐頻度10〜30％）

代謝拮抗薬　ピリミジン拮抗薬－シチジン系

シタラビン（cytarabine：Ara-C）

（先発品）
カ スタラシド（50 mg・100 mg）〔日本化薬〕
注 キロサイド（20 mg/1 mL・40 mg/2 mL・60 mg/3 mL・100 mg/5 mL・200 mg/10 mL）〔日本新薬〕，キロサイドN（400 mg/20 mL・1 g/50 mL）〔日本新薬〕

(後発品)

注 シタラビン（400 mg/20 mL・1 g/50 mL）〔テバ〕

【治療レジメン】
- 非ホジキンリンパ腫：(R)-CODOX-M/(R)-IVAC 療法（⇒ p.198, p.200）
- 悪性リンパ腫：ESHAP（ETP＋mPSL＋Ara-C＋CDDP）療法（⇒ p.206）
- 急性骨髄性白血病：IDR＋Ara-C（3＋7）療法（寛解導入療法）（⇒ p.218），大量 Ara-C 療法（⇒ p.220）
- 成人 T 細胞性白血病・リンパ腫：mLSG15〔VCAP（VCR＋CPA＋DXR＋PSL）-AMP（DXR＋MCNU＋PSL）-VECP（VDS＋ETP＋CBDCA＋PSL）〕療法（⇒ p.230）

【作用機序】
- Ara-C のプロドラッグであり，体内で活性代謝物の ara-C に代謝された後，腫瘍細胞内で ara-CTP となり，DNA ポリメラーゼを阻害することにより抗腫瘍作用を示す

【禁忌】
- 本剤に対する重篤な過敏症既往歴
- （400 mg/20 mL・1 g/50 mL 製剤のみ）重篤な感染症の合併

【原則禁忌】
- （400 mg/20 mL・1 g/50 mL 製剤のみ）骨髄機能抑制

【重篤な副作用】

カ
- 汎血球減少等の骨髄抑制，間質性肺炎

注
- 骨髄機能抑制に伴う血液障害，ショック，急性呼吸促迫症候群，間質性肺炎，消化管障害，中枢神経系障害
- （400 mg/20 mL・1 g/50 mL 製剤以外）急性心膜炎，心嚢液貯留
- （400 mg/20 mL・1 g/50 mL 製剤のみ）シタラビン症候群，肝機能障害，黄疸，不整脈，心不全，肝膿瘍，急性膵炎，肺浮腫，有痛性紅斑

【相互作用】
(共通)
- 抗悪性腫瘍薬

注
- 放射線照射，フルシトシン，フルダラビン
- （400 mg/20 mL・1 g/50 mL 製剤以外）他剤併用療法

【その他】
- ▶ 副作用対策等：本剤が涙液，眼房水中に移行し結膜炎や羞明等の症状を引き起こすため，0.1％ ベタメタゾンリン酸エステルナトリウム点眼液を本剤投与直前，投与終了後，終了後3時間の1日3回点眼し副作用の予防，軽減に努める
- ▶ 血管外漏出時の皮膚障害：非壊死性（non-vesicant）
- ▶ 用量規制因子：中枢神経毒性
- ▶ 催吐性リスク分類
  $>200\,mg/m^2$：中等度（催吐頻度 30〜90％）
  $100〜200\,mg/m^2$：軽度（催吐頻度 10〜30％）
  $<100\,mg/m^2$：最小度（催吐頻度＜10％）

ゲムシタビン塩酸塩（gemcitabine hydrochloride：GEM）

(先発品)

注射用 ジェムザール（200 mg・1,000 mg）〔イーライリリー〕

(後発品)
|注| ゲムシタビン(200 mg/5 mL・1 g/25 mL)〔サンド〕，(200 mg/5.3 mL・1 g/26.3 mL)〔ホスピーラ〕
|注射用| ゲムシタビン(200 mg・1,000 mg)〔沢井〕〔サンド〕〔大正薬〕〔大鵬〕〔高田〕〔日医工〕〔日本化薬〕〔ファイザー〕〔ホスピーラ〕

【治療レジメン】
- 非小細胞肺がん：CDDP＋GEM 療法(入院)(⇒ p.18)，CBDCA＋GEM 療法(⇒ p.26)
- 乳がん：GEM 療法(外来)(⇒ p.86)
- 膵がん：GEM 療法(外来)(⇒ p.154)
- 胆道がん：CDDP＋GEM 療法(入院・外来)(⇒ p.152)

【作用機序】
- 細胞内で代謝されて活性型のヌクレオチドである二リン酸化物(dFdCDP)および三リン酸化物(dFdCTP)となり，これらが DNA 合成を直接的および間接的に阻害することにより殺細胞作用を示す
- 直接的には dFdCTP がデオキシシチジン三リン酸(dCTP)と競合しながら DNA ポリメラーゼにより DNA 鎖に取り込まれた後，アポトーシスを誘発する．また，dFdCDP はリボヌクレオチドレダクターゼを阻害することにより，細胞内の dCTP 濃度を低下させるため，間接的に DNA 合成阻害が増強される

【禁忌】
- 高度な骨髄抑制
- 胸部単純 X 線写真で明らかで，かつ臨床症状のある間質性肺炎または肺線維症
- 胸部への放射線療法の施行
- 重症感染症の合併
- 本剤の成分に対し重篤な過敏症既往歴
- 妊婦または妊娠している可能性

【重篤な副作用】
- 骨髄抑制，間質性肺炎，アナフィラキシー，心筋梗塞，うっ血性心不全，肺水腫，気管支痙攣，成人呼吸促迫症候群，腎不全，溶血性尿毒症症候群，皮膚障害，肝機能障害，黄疸，白質脳症(可逆性後白質脳症症候群を含む)

【相互作用】
- 胸部放射線照射，腹部放射線照射，抗悪性腫瘍薬

【その他】
▶ 調製・投与の際の注意：40 mg/mL 以上の生理食塩液に溶解し 30 分間で点滴静注(60 分以上かけての点滴静，あるいは週 2 回以上の投与で副作用が増強した例が報告されている)
▶ 用量規制因子：骨髄抑制
▶ 血管外漏出時の皮膚障害：炎症性(irritant)，血管痛が認められた場合は患部を温める
▶ 催吐性リスク分類：軽度(催吐頻度 10～30％)

ネララビン(nelarabine：Ara-G，NEL)

(先発品)
|注| アラノンジー(250 mg/50 mL)〔gsk〕

【治療レジメン】
- 非ホジキンリンパ腫：NEL 療法(外来・入院)(⇒ p.214)

【作用機序】
- アデノシンデアミナーゼによって速やかに ara-G に脱メチル化された後，デオキシグアノシンキナーゼおよびデオキシシチジンキナーゼによって細胞内で 5'-一リン酸化体にリン酸化さ

れる．5'-一リン酸化体はさらに細胞内で活性 5'-三リン酸化体の ara-GTP にリン酸化される．白血病芽球内に ara-GTP が蓄積すると DNA に ara-GTP が優先的に取り込まれ，そのために DNA 合成が阻害されて最終的に細胞死が誘導される

【禁忌】
- 本剤の成分に対し過敏症既往歴

【重篤な副作用】
- 神経系障害，血液障害，錯乱状態，感染症，腫瘍崩壊症候群，横紋筋融解症，劇症肝炎，肝機能障害，黄疸

【相互作用】
- アデノシンデアミナーゼ阻害薬（ペントスタチン）

【その他】
▶ 用量規制因子：神経毒性
▶ 催吐性リスク分類：最小度（催吐頻度＜10％）

アザシチジン(azacitidine：AZA，5-AZA)

（先発品）
注射用 ビダーザ（100 mg）〔日本新薬〕

【治療レジメン】
- 骨髄異形成症候群：アザシチジン療法（外来・入院）（⇒ p.234）

【作用機序】
- DNA および RNA に取り込まれることで，主に蛋白質合成を阻害し殺細胞作用を示す

【禁忌】
- 本剤の成分に対し過敏症既往歴
- 妊婦または妊娠している可能性

【重篤な副作用】
- 骨髄抑制，感染症，出血，間質性肺疾患，心障害，ショック，アナフィラキシー様症状，肝機能障害，黄疸，腎不全，腎尿細管性アシドーシス，低血圧

【その他】
▶ 副作用対策等
- 注射液量が多いため皮下注射実施時に疼痛が起こりやすいことを患者に説明．投与量に応じて2か所以上の部位に分割し投与
- 原則皮下注射で実施するが，投与部位反応や血小板低値等により皮下投与が困難な場合は点滴静注も可能
▶ 催吐性リスク分類：中等度（催吐頻度 30〜90％）

≡ トポイソメラーゼⅠ阻害薬 カンプトテシン誘導体

イリノテカン塩酸塩水和物(irinotecan hydrochloride hydrate：CPT-11)

（先発品）
注 カンプト（40 mg/2 mL・100 mg/5 mL）〔ヤクルト〕，トポテシン（40 mg/2 mL・100 mg/5 mL）〔第一三共〕

（後発品）
注 イリノテカン塩酸塩（40 mg/2 mL・100 mg/5 mL）〔あすか〕〔沢井〕〔サンド〕〔大鵬〕〔テバ〕〔東和薬〕〔ニプロ〕〔日医工〕〔ホスピーラ〕〔マイラン〕

【治療レジメン】
- 小細胞肺がん：CDDP＋CPT-11 療法（入院）（⇒ p.42）
- 非小細胞肺がん：CDDP＋CPT-11 療法（入院）（⇒ p.20）

- 胃がん：CPT-11＋CDDP療法(⇒ p.94)，CPT-11療法(p.96)
- 大腸がん：FOLFIRI(ℓ-LV＋5-FU＋CPT-11)療法(⇒ p.124)，CPT-11＋セツキシマブ療法(⇒ p.142)
- 膵がん：FOLFIRINOX療法(入院・外来)(⇒ p.156)

【作用機序】
- Ⅰ型DNAトポイソメラーゼを阻害することによってDNA合成を阻害する．殺細胞効果は細胞周期のS期に特異的であり，制限付時間依存性に効果を示す薬剤である

【禁忌】
- 骨髄機能抑制
- 感染症を合併
- 下痢(水様便)
- 腸管麻痺，腸閉塞
- 間質性肺炎または肺線維症
- 多量の腹水，胸水
- 黄疸
- アタザナビルを投与中
- 本剤の成分に対し過敏症既往歴

【重篤な副作用】
- 骨髄抑制，高度な下痢，腸炎，腸管穿孔，消化管出血，腸閉塞，間質性肺炎，ショック，アナフィラキシー，肝機能障害，黄疸，急性腎不全，血栓塞栓症，脳梗塞，心筋梗塞，狭心症発作，心室性期外収縮

【相互作用】
- アタザナビル，抗悪性腫瘍薬，放射線療法，末梢性筋弛緩薬，CYP3A4阻害薬，グレープフルーツジュース，CYP3A4誘導薬，セイヨウオトギリソウ含有食品，ソラフェニブ，ラパチニブ，レゴラフェニブ

【その他】
▶副作用対策等
- CPT-11の活性代謝物であるSN-38は肝臓でUGT1A1によってグルクロン酸抱合を受けSN-38Gに変換され胆汁中に排泄され解毒される．UGT1A1の2つの遺伝子多型(*UGT1A1*6*，*UGT1A1*28*)について，いずれかをホモ接合体(*UGT1A1*6/*6*，*UGT1A1*28/*28*)またはいずれもヘテロ接合体(*UGT1A1*6/*28*)としてもつ患者では，UGT1A1のグルクロン酸抱合能が低下し，SN-38の代謝が遅延することにより，好中球減少の発現の可能性が高くなることも報告されているため十分注意する
- 本剤投与後，4日間の炭酸水素ナトリウムや酸化マグネシウム，アルカリイオン水等の摂取や排便コントロールにて，本剤による重篤な遅発性下痢の発現を予防できる可能性がある

▶調製・投与の際の注意：投与量180 mg/m^{2}では500 mL以上の生理食塩液，ブドウ糖液または電解質維持液に混和し，90分以上かけて点滴静注
▶血管外漏出時の皮膚障害：炎症性(irritant)
▶用量規制因子：骨髄抑制，下痢
▶催吐性リスク分類：中等度(催吐頻度30〜90％)

ノギテカン塩酸塩(トポテカン)(nogitecan hydrochloride：NGT)
(先発品)

注射用 ハイカムチン(1.1 mg)〔日本化薬〕

【治療レジメン】
- 小細胞肺がん：NGT(topotecan)療法(入院・外来)(⇒ p.52)
- 卵巣がん：NGT(topotecan)療法(⇒ p.174)

【作用機序】
- DNA と複合体を形成した I 型トポイソメラーゼに選択的に結合し，その構造を安定化させ，DNA 超ラセン構造の弛緩阻害と DNA の断片化を引き起こし細胞死を誘導する

【禁忌】
- 重篤な骨髄抑制
- 重篤な感染症を合併
- 妊婦または妊娠している可能性
- 授乳中
- 本剤の成分に対し過敏症既往歴

【重篤な副作用】
- 骨髄抑制，消化管出血，間質性肺炎，肺塞栓症，深部静脈血栓症

【相互作用】
- 抗悪性腫瘍薬，放射線照射，腎陰イオン輸送系阻害薬

【その他】
▶ 血管外漏出時の皮膚障害：炎症性（irritant）
▶ 用量規制因子：骨髄抑制
▶ 催吐性リスク分類：軽度（催吐頻度 10〜30％）

トポイソメラーゼⅡ阻害薬 アントラサイクリン系

ドキソルビシン塩酸塩（doxorubicin hydrochloride：DXR，ADR，ADM）

（先発品）
注射用 アドリアシン（10 mg・50 mg）〔協和発酵キリン〕
（後発品）
注 ドキソルビシン塩酸塩（10 mg /5 mL・50 mg /25 mL）〔サンド〕
注射用 ドキソルビシン塩酸塩（10 mg・50 mg）〔日本化薬〕

【治療レジメン】
- 小細胞肺がん：CODE（CDDP＋VCR＋DXR＋ETP）療法（入院）（⇒ p. 56）
- 乳がん：AC（DXR＋CPA）療法（60/600 mg/m^2）（外来）（⇒ p. 64），AC（DXR＋CPA）療法（40/500 mg/m^2）（外来）（⇒ p. 66）
- 子宮体がん：AP（DXR＋CDDP）療法（外来）（⇒ p. 180）
- 膀胱がん：M-VAC（MTX＋VLB＋DXR＋CDDP）療法（⇒ p. 184）
- 非ホジキンリンパ腫：R-CHOP（リツキシマブ＋CPA＋DXR＋VCR＋PSL）療法（⇒ p. 196），(R)-CODOX-M/(R)-IVAC 療法（⇒ p. 198），EPOCH（ETP＋PSL＋VCR＋CPA＋DXR）療法（⇒ p. 208）
- ホジキンリンパ腫：ABVD（DXR＋BLM＋VLB＋DTIC）療法（外来）（⇒ p. 216）
- 成人 T 細胞性白血病・リンパ腫：mLSG15〔VCAP（VCR＋CPA＋DXR＋PSL）-AMP（DXR＋MCNU＋PSL）-VECP（VDS＋ETP＋CBDCA＋PSL）〕療法（⇒ p. 230）
- 悪性軟部腫瘍：AI（DXR＋IFM）療法（入院）（⇒ p. 254）
- Ewing 肉腫，原始神経外胚葉腫瘍（PNET）：VDC（VCR＋DXR＋CPA）療法（入院）（⇒ p. 252）
- 骨肉腫：AP（DXR＋CDDP）療法（入院）（⇒ p. 246）

【作用機序】
- 腫瘍細胞の DNA と complex を形成することによって DNA ポリメラーゼ反応，RNA ポリメラーゼ反応を阻害し，DNA，RNA の双方の生合成を抑制することによって抗腫瘍効果を示す

【禁忌】
注射用
- 心機能異常またはその既往歴
- 本剤の成分に対し重篤な過敏症既往歴

【重篤な副作用】
- 心筋障害，汎血球減少・貧血・白血球減少・好中球減少・血小板減少等の骨髄抑制，間質性肺炎
- 心不全，出血，ショック，萎縮膀胱

【相互作用】
- 抗悪性腫瘍薬(特に潜在的に心毒性を有するもの)，放射線照射(特に投与前の心臓部あるいは縦隔への照射)
- パクリタキセル

【その他】
▶ 副作用対策等
- 投与後 1〜2 日間は尿や汗が赤色に着色する場合があるが，その後もとに戻る
- 蓄積性心毒性予防のため総投与量は 500 mg/m^2 を超えない(治療前に LVEF を評価しておくことが望ましい)
▶ 用量規制因子：骨髄抑制，心毒性
▶ 血管外漏出時の皮膚障害：起壊死性(vesicant)
▶ 催吐性リスク分類
  中等度(催吐頻度 30〜90％)
  AC 療法：高度(催吐頻度＞90％)

ドキソルビシン塩酸塩(リポソーム製剤)(doxorubicin hydrochloride：DXR，ADR，ADM)

(先発品)
注 ドキシル(20 mg /10 mL)〔ヤンセン〕

【治療レジメン】
- 卵巣がん：CD(CBDCA＋Pegylated Liposomal DXR)療法(外来)(⇒ p.170)

【作用機序】
- 腫瘍細胞の DNA と複合体を形成することによって DNA ポリメラーゼ反応，RNA ポリメラーゼ反応を阻害し，DNA，RNA の双方の生合成を抑制することによって抗腫瘍効果を示す

【禁忌】
- 従来のドキソルビシン塩酸塩製剤または本剤成分に対して過敏症既往歴

【重篤な副作用】
- 心筋障害，汎血球減少・貧血・白血球減少・好中球減少・血小板減少等の骨髄抑制，間質性肺炎
- infusion reaction，手足症候群，口内炎，肝機能障害，肺塞栓症，深部静脈血栓症

【相互作用】
- 抗悪性腫瘍薬(特に潜在的に心毒性を有するもの)，放射線療法(特に投与前の心臓部あるいは縦隔への照射)

【その他】
▶ 副作用対策等
- 投与後 1〜2 日間は尿や汗が赤色に着色する場合があるが，その後もとに戻る
- 蓄積性心毒性予防のため総投与量は 500 mg/m^2 を超えない(治療前に LVEF を評価しておくことが望ましい)

- 手足症候群が高頻度にみられる。手や足に加重が加わることは点滴前から避け，洗剤等手への刺激が強いものにも注意。足底の硬い靴は避け，クッション性の優れたものを使う。口内炎も高頻度にみられる。可能な限り治療開始前に歯科受診を行い，虫歯や歯肉炎等の治療を済ませる。また，うがい，ブラッシング等行い口腔内を清潔に保つ
- ▶調製・投与の際の注意：リポソーム化製剤なので点滴ルートにインラインフィルターを付けてはならない。また，5％ブドウ糖液以外の補液には混合しない
- ▶用量規制因子：骨髄抑制，心毒性
- ▶血管外漏出時の皮膚障害：起壊死性（vesicant）
- ▶催吐性リスク分類
  中等度（催吐頻度 30〜90％）
  AC 療法：高度（催吐頻度＞90％）

エピルビシン塩酸塩（epirubicin hydrochloride：EPI）

（先発品）
注 ファルモルビシン RTU（10 mg/5 mL・50 mg/25 mL）〔ファイザー〕
注射用 ファルモルビシン（10 mg・50 mg）〔ファイザー〕
（後発品）
注 エピルビシン塩酸塩（10 mg/5 mL・50 mg/25 mL）〔沢井〕〔サンド〕〔日本化薬〕〔ホスピーラ〕
注射用 エピルビシン塩酸塩（10 mg・50 mg）〔沢井〕〔マイラン〕
【治療レジメン】
乳がん：EC（EPI＋CPA）療法（90/600 mg/m^2）（外来）（⇒ p.64），EC（EPI＋CPA）療法（60/500 mg/m^2）（外来）（⇒ p.66），CEF（CPA＋EPI＋5-FU）100 療法（外来）（⇒ p.68）
【作用機序】
- 腫瘍細胞の DNA と complex を形成することにより，DNA ポリメラーゼ反応，RNA ポリメラーゼ反応を阻害し，DNA，RNA の双方の生合成を抑制することによって抗腫瘍効果を示す

【禁忌】
- 心機能異常またはその既往歴
- 本剤に対し重篤な過敏症既往歴
- 他のアントラサイクリン系薬剤等心毒性を有する薬剤による前治療が限界量（ドキソルビシンでは総投与量が 500 mg/m^2，ダウノルビシンでは総投与量が 25 mg/kg 等）に達している患者

【重篤な副作用】
- 心筋障害，骨髄抑制，ショック，アナフィラキシー，間質性肺炎，萎縮膀胱，肝・胆道障害，胃潰瘍，十二指腸潰瘍，消化管出血（肝動脈内投与の場合）

【相互作用】
- 抗悪性腫瘍薬（特に潜在的に心毒性を有するもの），放射線療法（特に投与前の心臓部あるいは縦隔への照射），シメチジン

【その他】
- ▶副作用対策等
- 投与後 1〜2 日間は尿や汗が赤色に着色する場合があるが，その後もとに戻る
- 蓄積性心毒性予防のため総投与量は 900 mg/m^2 を超えない
- ▶血管外漏出時の皮膚障害：起壊死性（vesicant）
- ▶用量規制因子：骨髄抑制，心毒性
- ▶催吐性リスク分類
  中等度（催吐頻度 30〜90％）
  EC 療法：高度（催吐頻度＞90％）

イダルビシン塩酸塩（idarubicin hydrochloride：IDR）
（先発品）
[注射用] イダマイシン（5 mg）〔ファイザー〕
【治療レジメン】
- 急性骨髄性白血病：IDR＋Ara-C（3＋7）療法（寛解導入療法）（⇒ p.218）

【作用機序】
- ダウノルビシンの4位が脱メトキシル化された構造のため脂溶性が増し，その結果，速やかに，かつ高濃度に細胞内へ取り込まれる。DNAと結合した後，核酸ポリメラーゼ活性を阻害し，また，トポイソメラーゼⅡ阻害によりDNA鎖を切断する

【禁忌】
- 心機能異常またはその既往歴
- 本剤に対し重篤な過敏症既往歴
- 重篤な感染症の合併
- 他のアントラサイクリン系薬剤等心毒性を有する薬剤による前治療が限界量（ダウノルビシンでは総投与量が25 mg/kg，エピルビシンでは総投与量がアントラサイクリン系薬剤未治療例で900 mg/m^2 等）に達している患者
- 重篤な肝障害
- 重篤な腎障害者

【重篤な副作用】
- 心筋障害，骨髄抑制，口内炎，ショック，完全房室ブロック等の不整脈

【相互作用】
- 抗悪性腫瘍薬（特に潜在的に心毒性のあるもの），放射線療法（特に心臓部または縦隔への照射）

【その他】
▶ 用量規制因子：骨髄抑制
▶ 血管外漏出時の皮膚障害：起壊死性（vesicant）
▶ 催吐性リスク分類：中等度（催吐頻度30〜90％）

アムルビシン塩酸塩（amrubicin hydrochloride：AMR）
（先発品）
[注射用] カルセド（20 mg・50 mg）〔大日本住友〕
【治療レジメン】
- 小細胞肺がん：AMR療法（入院・外来）（⇒ p.54）

【作用機序】
- 第3世代のアントラサイクリン系薬。強力なトポイソメラーゼⅡ阻害作用をもつ
- アムルビシンおよび活性代謝物アムルビシノールは，DNAインターカレーション活性，トポイソメラーゼⅡ阻害作用，トポイソメラーゼⅡによるcleavable complexの安定化を介したDNA切断作用，ラジカル産生作用を示す

【禁忌】
- 重篤な骨髄機能抑制
- 重篤な感染症の合併
- 胸部単純X線写真で明らかで，かつ臨床症状のある間質性肺炎または肺線維症
- 心機能異常またはその既往歴
- 他のアントラサイクリン系薬剤等心毒性を有する薬剤による前治療が限界量（ダウノルビシンでは総投与量が25 mg/kg，ドキソルビシンでは総投与量が500 mg/m^2，エピルビシンでは総投与量が900 mg/m^2，ピラルビシンでは総投与量が950 mg/m^2 等）に達している患者
- 本剤の成分に対し重篤な過敏症既往歴

- 妊婦または妊娠している可能性

【重篤な副作用】
- 骨髄抑制，間質性肺炎，胃・十二指腸潰瘍

【相互作用】
- 抗悪性腫瘍薬(特に潜在的に心毒性を有するもの)，放射線照射(特に投与前の心臓部あるいは縦隔への照射)

【その他】
▶ 副作用対策等：胃痛を訴える患者がいるため，症状によってH_2受容体拮抗薬を併用
▶ 血管外漏出時の皮膚障害：起壊死性(vesicant)
▶ 催吐性リスク分類：中等度(催吐頻度30～90％)

■ トポイソメラーゼⅡ阻害薬　エピポドフィロトキシン
エトポシド(etoposide：ETP)

(先発品)
カ ベプシド(25 mg・50 mg)〔ブリストル〕，ラステットS(25 mg・50 mg)〔日本化薬〕
注 ベプシド(100 mg/5 mL)〔ブリストル〕，ラステット(100 mg/5 mL)〔日本化薬〕
(後発品)
注 エトポシド(100 mg/5 mL)〔サンド〕〔シオノ〕〔大興〕〔テバ〕

【治療レジメン】
- 小細胞肺がん：CDDP＋ETP療法(入院)(⇒ p.44)，CDDP＋ETP＋加速過分割照射療法(AH-FRT)(入院)(⇒ p.46)，CBDCA＋ETP療法(⇒ p.50)，CODE(CDDP＋VCR＋DXR＋ETP)療法(入院)(⇒ p.56, p.58)
- 精巣腫瘍(胚細胞腫瘍)：BEP(BLM＋ETP＋CDDP)療法(⇒ p.188)
- 精巣膿瘍(胚細胞腫瘍)：VIP(ETP＋IFM＋CDDP)療法(⇒ p.190)
- 非ホジキンリンパ腫：(R)-CODOX-M/(R)-IVAC療法(⇒ p.200)，ICE(IFM＋CBDCA＋ETP)療法(入院)(⇒ p.204)，EPOCH(ETP＋PSL＋VCR＋CPA＋DXR)療法(⇒ p.208)
- 悪性リンパ腫：ESHAP(ETP＋mPSL＋Ara-C＋CDDP)療法(⇒ p.206)
- 成人T細胞性白血病・リンパ腫：mLSG15〔VCAP(VCR＋CPA＋DXR＋PSL)-AMP(DXR＋MCNU＋PSL)-VECP(VDS＋ETP＋CBDCA＋PSL)〕療法(⇒ p.230)
- 骨肉腫，Ewing肉腫，原始神経外胚葉腫瘍：IE(IFM＋ETP)療法(⇒ p.250)

【作用機序】
- 細胞周期のS期後半からG_2期にある細胞に対して殺細胞作用を示す。機序はDNAに対する直接作用ではなく，DNA構造変換を行う酵素トポイソメラーゼⅡの活性を阻害する等が考えられる。また，この殺細胞作用は作用濃度と作用時間の双方に依存して増強する

【禁忌】
- 重篤な骨髄抑制
- 本剤に対する重篤な過敏症既往歴
- 妊婦または妊娠している可能性

【重篤な副作用】
(共通)
- 汎血球減少などの骨髄抑制，間質性肺炎
注
- ショック，アナフィラキシー様症状

【相互作用】
- 抗悪性腫瘍薬，放射線照射

【その他】
▶調製・投与の際の注意
注 生理食塩液等で希釈。溶解時の濃度により結晶が析出することがあるので，0.4 mg/mL 濃度以下になるよう輸液に溶解して投与
▶血管外漏出時の皮膚障害
注 炎症性(irritant)，漏出時には患部の加温が推奨されている
▶用量規制因子：骨髄抑制
▶催吐性リスク分類：軽度(催吐頻度 10～30％)

微小管阻害薬 ビンカアルカロイド系
ビンクリスチン硫酸塩(vincristine sulfate：VCR)
(先発品)
注射用 オンコビン(1 mg)〔日本化薬〕
【治療レジメン】
- 小細胞肺がん：CODE(CDDP＋VCR＋DXR＋ETP)療法(入院)(⇒ p.56)
- 非ホジキンリンパ腫：R-CHOP(リツキシマブ＋CPA＋DXR＋VCR＋PSL)療法(⇒ p.196)，(R)-CODOX-M/(R)-IVAC 療法(⇒ p.198)，EPOCH(ETP＋PSL＋VCR＋CPA＋DXR)療法(⇒ p.208)
- 成人 T 細胞性白血病・リンパ腫：mLSG15〔VCAP(VCR＋CPA＋DXR＋PSL)-AMP(DXR＋MCNU＋PSL)-VECP(VDS＋ETP＋CBDCA＋PSL)〕療法(⇒ p.230)
- Ewing 肉腫，原始神経外胚葉腫瘍(PNET)：VDC(VCR＋DXR＋CPA)療法(入院)(⇒ p.252)

【作用機序】
- 詳細はまだ明らかにされていないが，紡錘体を形成している微小管のチュブリンに結合することにより細胞周期を分裂中期で停止させると考えられている

【禁忌】
- 本剤の成分に対し重篤な過敏症既往歴
- 脱髄性シャルコー・マリー・トゥース病
- 髄腔内への投与

【重篤な副作用】
- 末梢神経障害，骨髄抑制，錯乱，昏睡，イレウス，消化管出血，消化管穿孔，抗利尿ホルモン不適合分泌症候群，アナフィラキシー，心筋虚血，脳梗塞，難聴，呼吸困難および気管支痙攣，間質性肺炎，肝機能障害，黄疸

【相互作用】
- アゾール系抗真菌薬，フェニトイン，神経毒性を有する薬剤，抗悪性腫瘍薬，放射線照射

【その他】
▶血管外漏出時の皮膚障害：起壊死性(vesicant)
▶用量規制因子：神経障害
▶催吐性リスク分類：最小度(催吐頻度＜10％)

ビンブラスチン硫酸塩(vinblastine sulfate：VLB，VBL)
(先発品)
注射用 エクザール(10 mg)〔日本化薬〕
【治療レジメン】
- 膀胱がん：M-VAC(MTX＋VLB＋DXR＋CDDP)療法(⇒ p.184)
- ホジキンリンパ腫：ABVD(DXR＋BLM＋VLB＋DTIC)療法(外来)(⇒ p.216)

【作用機序】
- 詳細はまだ明らかにされていないが，紡錘体を形成している微小管のチュブリンに結合することにより細胞周期を分裂中期で停止させると考えられている

【禁忌】
- 本剤の成分に対し重篤な過敏症既往歴
- 髄腔内への投与

【重篤な副作用】
- 骨髄抑制，知覚異常，末梢神経炎，痙攣，錯乱，昏睡，昏蒙，イレウス，消化管出血，ショック，アナフィラキシー様症状，心筋虚血，脳梗塞，難聴，呼吸困難および気管支痙攣，抗利尿ホルモン不適合分泌症候群

【相互作用】
- アゾール系抗真菌薬，マクロライド系抗菌薬，フェニトイン，抗悪性腫瘍薬，放射線照射

【その他】
▶血管外漏出時の皮膚障害：起壊死性(vesicant)
▶用量規制因子：骨髄抑制
▶催吐性リスク分類：最小度(催吐頻度＜10％)

ビノレルビン酒石酸塩(vinorelbine ditartrate：VNR，VNB，VRL)

(先発品)
注 ナベルビン(10 mg/1 mL・40 mg/4 mL)〔協和発酵キリン〕
(後発品)
注 ロゼウス(10 mg/1 mL・40 mg/4 mL)〔日本化薬〕

【治療レジメン】
- 非小細胞肺がん：CDDP＋VNR療法(入院)(⇒ p.14)，CDDP＋VNR＋胸部放射線同時併用療法(入院)(⇒ p.16)
- 乳がん：VNR療法(外来)(⇒ p.84)

【作用機序】
- 有糸分裂微小管の構成蛋白質チュブリンに選択的に作用し，その重合を阻害することにより抗腫瘍効果を示す

【禁忌】
- 著しい骨髄機能低下
- 重篤な感染症の合併
- 本剤および他のビンカアルカロイド系抗悪性腫瘍薬の成分に対し重篤な過敏症既往歴
- 髄腔内への投与

【重篤な副作用】
- 汎血球減少・無顆粒球症・白血球減少・好中球減少・貧血・血小板減少等の骨髄抑制，間質性肺炎，肺水腫，気管支痙攣，麻痺性イレウス，心不全，心筋梗塞，狭心症，ショック，アナフィラキシー，肺塞栓症，抗利尿ホルモン不適合分泌症候群，急性腎不全，急性膵炎

【相互作用】
- アゾール系抗真菌薬，マクロライド系抗菌薬，Ca拮抗薬，ベンゾジアゼピン系薬，抗悪性腫瘍薬，放射線療法

【その他】
▶副作用対策等
- 投与中に血管痛や刺入部の異常がない場合でも，遅発性に静脈炎が発現する可能性がある．血管痛や発赤，腫脹，熱感等の異常がみられた場合には，保冷剤による冷湿布を行う
- 投与時の血管痛，静脈炎および薬液の血管外漏出による重篤な組織障害を軽減する目的で，本

剤を予め約 20 mL または 50 mL に希釈し，10 分以内に投与終了することが望ましい
▶血管外漏出時の皮膚障害：起壊死性（vesicant）
▶催吐性リスク分類：最小度（催吐頻度＜10％）

ビンデシン硫酸塩（vindesine sulfate：VDS）
（先発品）
注射用 フィルデシン（1 mg・3 mg）〔塩野義〕
【治療レジメン】
- 成人 T 細胞性白血病・リンパ腫：mLSG15〔VCAP（VCR＋CPA＋DXR＋PSL）－AMP（DXR＋MCNU＋PSL）－VECP（VDS＋ETP＋CBDCA＋PSL）〕療法（⇒ p.230）

【作用機序】
- 詳細はまだ明らかにされていないが，微小管あるいはその構成蛋白であるチュブリンに関連して細胞毒性を発現するものと考えられている

【禁忌】
- 本剤の成分に対し重篤な過敏症既往歴
- 髄腔内への投与

【重篤な副作用】
- 骨髄抑制，抗利尿ホルモン不適合分泌症候群，麻痺性イレウス，消化管出血，間質性肺炎，心筋虚血，脳梗塞，神経麻痺，痙攣，聴覚異常，筋力低下，知覚異常，末梢神経障害，アナフィラキシー様症状

【相互作用】
- 抗悪性腫瘍薬，放射線照射，アゾール系抗真菌薬，フェニトイン

【その他】
▶血管外漏出時の皮膚障害：起壊死性（vesicant）
▶催吐性リスク分類：最小度（催吐頻度＜10％）

微小管阻害薬　タキサン系
パクリタキセル（paclitaxel：PTX，TAX，TXL）
（先発品）
注 タキソール（30 mg/5 mL・100 mg/16.7 mL）〔ブリストル〕
（後発品）
注 パクリタキセル（30 mg/5 mL・100 mg/16.7 mL）〔サンド〕〔ニプロ〕〔日本化薬〕〔ホスピーラ〕〔マイラン〕，（30 mg/5 mL・100 mg/16.7 mL・150 mg/25 mL）〔沢井〕

【治療レジメン】
- 非小細胞肺がん：CBDCA＋PTX＋BV 療法（⇒ p.28）
- 乳がん：PTX（80 mg/m^2）週 1 回療法（⇒ p.74），PTX（175 mg/m^2）3 週 1 回療法（⇒ p.76）
- 胃がん：Weekly PTX 療法（外来）（⇒ p.98）
- 卵巣がん：TC（PTX＋CBDCA）療法（⇒ p.162），wTC（Weekly PTX＋CBDCA）療法（外来・入院）（⇒ p.164），ddTC（dose-dense PTX＋CBDCA）療法（外来）（⇒ p.166）
- 子宮頸がん：TP（PTX＋CDDP）療法（⇒ p.176）

【作用機序】
- 微小管蛋白重合を促進することにより微小管の安定化・過剰形成を引き起こし，紡錘体の機能を障害することにより細胞分裂を阻害して抗腫瘍活性を発揮する

【禁忌】
- 重篤な骨髄抑制
- 感染症の合併

- 本剤またはポリオキシエチレンヒマシ油含有製剤（たとえばシクロスポリン注等）に対し過敏症既往歴
- 妊婦または妊娠している可能性
- ジスルフィラム，シアナミド，プロカルバジンを投与中

【重篤な副作用】
- ショック，アナフィラキシー様症状，白血球減少等の骨髄抑制，末梢神経障害，麻痺，間質性肺炎，肺線維症，急性呼吸窮迫症候群，心筋梗塞，うっ血性心不全，心伝導障害，肺塞栓，血栓性静脈炎，脳卒中，肺水腫，難聴，耳鳴，消化管壊死，消化管穿孔，消化管出血，消化管潰瘍，重篤な腸炎，腸管閉塞，腸管麻痺，肝機能障害，黄疸，膵炎，急性腎不全，中毒性表皮壊死融解症，皮膚粘膜眼症候群，DIC，腫瘍崩壊症候群，白質脳症（可逆性後白質脳症症候群を含む）

【相互作用】
- ジスルフィラム，シアナミド，放射線照射，抗悪性腫瘍薬，ビタミンA，アゾール系抗真菌薬，マクロライド系抗菌薬，ステロイド系ホルモン，ジヒドロピリジン系Ca拮抗薬，シクロスポリン，ベラパミル，キニジン，ミダゾラム，フェナセチン，N-メチルテトラゾールチオメチル基を有するセフェム系抗菌薬，メトロニダゾール

【その他】
▶ 調製・投与の際の注意
- 希釈液は過飽和状態にあるためパクリタキセルが結晶として析出する可能性があるため，0.22 μm以下のメンブランフィルターを通して投与する
- 本剤に含まれる溶剤の影響で，ポリ塩化ビニル製輸液装置から可塑剤 DEHP｛di-(2-ethylhexyl)phthalate｝が溶出されるため，可塑剤としてDEHPを含有している輸液装置の使用は避ける
- 粘性が強いため細い注射針での調製は難しい．調製時に泡立ちやすい

▶ 用量規制因子：骨髄抑制，末梢神経毒性
▶ 血管外漏出時の皮膚障害：起壊死性（vesicant）
▶ 催吐性リスク分類：軽度（催吐頻度 10～30％）

パクリタキセル（アルブミン懸濁型）（paclitaxel：ABI-007，nab-PTX）

（先発品）
注射用 アブラキサン（100 mg）〔大鵬薬品〕

【治療レジメン】
- 乳がん：nab-PTX（nanoparticle albumin-bound paclitaxel）療法（⇒ p.78）

【作用機序】
- 微小管蛋白重合を促進することにより微小管の安定化・過剰形成を引き起こし，紡錘体の機能を障害することにより細胞分裂を阻害して抗腫瘍活性を発揮する

【禁忌】
- 重篤な骨髄抑制
- 感染症の合併
- 本剤またはパクリタキセル，アルブミンに対し過敏症既往歴
- 妊婦または妊娠している可能性

【重篤な副作用】
- 白血球減少等の骨髄抑制，感染症，末梢神経障害，麻痺，脳神経麻痺，ショック，アナフィラキシー，間質性肺炎，肺線維症，急性呼吸窮迫症候群，心筋梗塞，うっ血性心不全，心伝導障害，脳卒中，肺塞栓，肺水腫，血栓性静脈炎，難聴，耳鳴，消化管壊死，消化管穿孔，消化管出血，消化管潰瘍，重篤な腸炎，腸管閉塞，腸管麻痺，肝機能障害，黄疸，膵炎，急性腎不

全，皮膚粘膜眼症候群，中毒性表皮壊死融解症，DIC
【相互作用】
- 放射線療法，抗悪性腫瘍薬，ビタミン A，アゾール系抗真菌薬，マクロライド系抗菌薬，ステロイド系ホルモン，ジヒドロピリジン系 Ca 拮抗薬，シクロスポリン，ベラパミル，キニジン，ミダゾラム

【その他】
▶ 副作用対策等
- 従来の PTX とは異なり溶媒にポリオキシエチレンヒマシ油や無水アルコールを使用していないので，ステロイドを含む前投薬は必須ではない
- 従来の PTX よりも末梢神経障害が高頻度に認められることに注意(回復傾向は従来の PTX に比べ早い。長期使用により発現する)

▶ 調製・投与の際の注意：
- 調製時には必ず生理食塩液で懸濁。調製したバイアルは速やかに使用するか冷蔵庫(2〜8℃)に遮光保存して 8 時間以内に使用
- 懸濁液は他の薬剤と混注しない。未懸濁物，沈殿物のある懸濁液は使用しない。懸濁液を生理食塩液に入れて希釈しない

▶ 催吐性リスク分類：軽度(催吐頻度 10〜30%)

ドセタキセル水和物(docetaxel hydrate：DTX，TXT)

(先発品)
注 タキソテール(20 mg/0.5 mL・80 mg/2 mL)〔サノフィ〕
注 ワンタキソテール(20 mg/1 mL・80 mg/4 mL)〔サノフィ〕
(後発品)
注 ドセタキセル(20 mg/0.5 mL・80 mg/2 mL)〔あすか Actavis〕，〔沢井〕
注 ドセタキセル(20 mg/1 mL・80 mg/4 mL)〔エルメッド〕〔沢井〕〔大興〕〔テバ〕〔東和薬〕〔ナガセ〕〔ニプロ〕〔日本化薬〕〔マイラン〕〔ヤクルト〕，(20 mg/2 mL・80 mg/8 mL)〔サンド〕(20 mg/2 mL・80 mg/8 mL・120 mg/12 mL)〔ホスピーラ〕

【治療レジメン】
- 非小細胞肺がん：CDDP＋DTX 療法(入院)(⇒ p.12)，DTX 療法(入院・外来)(⇒ p.32)
- 乳がん：TC(DTX＋CPA)療法(⇒ p.72)，DTX 療法(外来)(⇒ p.80)
- 卵巣がん：DJ(DTX＋CBDCA)療法(外来)(⇒ p.168)

【作用機序】
- チュブリンの重合を促進し安定な微小管を形成するとともに，その脱重合を抑制する。また，細胞内においては形態的に異常な微小管束を形成する。これらの作用により細胞の有糸分裂を停止させる

【禁忌】
- 重篤な骨髄抑制
- 感染症の合併
- 発熱を有し感染症の疑われる患者
- 本剤またはポリソルベート 80 含有製剤に対し重篤な過敏症既往歴
- 妊婦または妊娠している可能性

【重篤な副作用】
- 骨髄抑制，ショック症状・アナフィラキシー，黄疸，肝不全，肝機能障害，急性腎不全，間質性肺炎，肺線維症，心不全，DIC，腸管穿孔，胃腸出血，虚血性大腸炎，大腸炎，イレウス，急性呼吸促迫症候群，急性膵炎，皮膚粘膜眼症候群，中毒性表皮壊死融解症，多形紅斑，心タンポナーデ，肺水腫，浮腫・体液貯留，心筋梗塞，静脈血栓塞栓症，感染症，抗利尿ホルモン

不適合分泌症候群，粘膜炎，血管炎，末梢神経障害，末梢性運動障害，radiation recall 現象
【相互作用】
- 抗悪性腫瘍薬，放射線療法，アゾール系抗真菌薬，エリスロマイシン，クラリスロマイシン，シクロスポリン，ミダゾラム

【その他】
▶副作用対策等
- 浮腫等の体液貯留が高頻度にみられ，総投与量が 350〜400 mg/m^2 (489.7 mg/m^2 IF) を超えると発現頻度が上がる．浮腫の発症は毛細血管漏出症候群によるもので，発症後はデキサメタゾン等を投与．浮腫に対する利尿薬の投与については明確なエビデンスはない
- 頻度はあまり高くはないが，副作用として末梢神経障害がある．総投与量が 370 mg/m^2 を超えると発現頻度が上がる

▶調製・投与の際の注意
- 析出の可能性があるため，混和から点滴終了までの時間を 4 時間程度とする
- DTX の添付溶解液は 13% エタノール溶液であるため，アルコール歴について問診をしておく．アルコール過敏症の患者に対しては溶解液を変更する必要がある（ワンタキソテール® を除く）

▶血管外漏出時の皮膚障害：炎症性 (irritant)
▶用量規制因子：骨髄抑制
▶催吐性リスク分類：軽度 (催吐頻度 10〜30%)

微小管阻害薬　ハリコンドリン B 誘導体

エリブリンメシル酸塩 (eribulin mesilate)

(先発品)

注 ハラヴェン (1 mg/2 mL) [エーザイ]

【治療レジメン】
- 乳がん：エリブリン療法 (外来) (⇒ p. 88)

【作用機序】
- チューブリンの重合を阻害して微小管の伸長を抑制することで正常な紡錘体形成を妨げる．その結果，G_2/M 期で細胞分裂を停止させてアポトーシスを誘導し，腫瘍増殖抑制作用を示す

【禁忌】
- 高度な骨髄抑制
- 本剤の成分に対し過敏症既往歴
- 妊婦または妊娠している可能性

【重篤な副作用】
- 骨髄抑制，感染症，末梢神経障害，肝機能障害，間質性肺炎

【相互作用】
- 抗悪性腫瘍薬，放射線療法

【その他】
▶調製・投与の際の注意：5% ブドウ糖注射液で希釈すると反応生成物が検出されるため，希釈する場合は生理食塩液を用いる
▶催吐性リスク分類：軽度 (催吐頻度 10〜30%)

ホルモン療法薬　ステロイド

プレドニゾロン (prednisolone：PSL)

散 プレドニゾロン (1%) [武田]
錠 プレドニゾロン (1 mg・5 mg) [旭化成] [マイラン]，(2.5 mg・5 mg) [ニプロ]，(5 mg)

〔キョーリン〕〔武田〕〔東和薬〕〔陽進堂〕，プレドニン（5 mg）〔塩野義〕
注射用 水溶性プレドニン（10 mg・20 mg・50 mg）〔塩野義〕，プレドニゾロンコハク酸エステルNa（10 mg・20 mg）〔富士製〕

【治療レジメン】
- 非ホジキンリンパ腫：R-CHOP（リツキシマブ＋CPA＋DXR＋VCR＋PSL）療法（⇒ p.196），(R)-CODOX-M/(R)-IVAC療法（⇒ p.198, p.200），EPOCH（ETP＋PSL＋VCR＋CPA＋DXR）療法（⇒ p.208）
- 成人T細胞性白血病・リンパ腫：mLSG15〔VCAP（VCR＋CPA＋DXR＋PSL）-AMP（DXR＋MCNU＋PSL）-VECP（VDS＋ETP＋CBDCA＋PSL）〕療法（⇒ p.230）

【作用機序】
- 不明

【禁忌】
（②③は 注射用 のみ）
①本剤の成分に対し過敏症既往歴
②感染症のある関節腔内，滑液囊内，腱鞘内または腱周囲への投与
③動揺関節の関節腔内への投与

【原則禁忌】
（⑬は 注射用 のみ）
①有効な抗菌薬の存在しない感染症，全身の真菌症
②消化性潰瘍
③精神病
④結核性疾患
⑤単純疱疹性角膜炎
⑥後囊白内障
⑦緑内障
⑧高血圧症
⑨電解質異常
⑩血栓症
⑪最近行った内臓の手術創のある患者
⑫急性心筋梗塞を起こした患者
⑬ウイルス性結膜・角膜疾患，結核性眼疾患，真菌性眼疾患および急性化膿性眼疾患に対する眼科的投与

【重篤な副作用】
（共通）
- 誘発感染症，感染症の増悪，続発性副腎皮質機能不全，糖尿病，消化管潰瘍，消化管穿孔，消化管出血，膵炎，精神変調，うつ状態，痙攣，骨粗鬆症，大腿骨および上腕骨等の骨頭無菌性壊死，ミオパチー，緑内障，後囊白内障，中心性漿液性網脈絡膜症，多発性後極部網膜色素上皮症，血栓症，心筋梗塞，脳梗塞，動脈瘤

散 錠
- 硬膜外脂肪腫，腱断裂

注射用
- ショック，アナフィラキシー，喘息発作の増悪

【相互作用】
- バルビツール酸誘導体，フェニトイン，リファンピシン，サリチル酸誘導体，抗凝血薬，経口糖尿病用薬，インスリン製剤，利尿薬（カリウム保持性利尿薬を除く），活性型ビタミンD_3製剤，シクロスポリン，エリスロマイシン，非脱分極性筋弛緩薬

メチルプレドニゾロン（methylprednisolone：mPSL）

（先発品）
|注射用| ソル・メドロール（40 mg・125 mg・500 mg・1,000 mg）〔ファイザー〕
（後発品）
|注射用| ソル・メルコート（40 mg・125 mg・500 mg・1,000 mg）〔富士製〕，メチルプレドニゾロンコハク酸エステル Na（40 mg・125 mg・500 mg・1,000 mg）〔エール〕，〔沢井〕

【治療レジメン】
- 非ホジキンリンパ腫：ESHAP（ETP＋mPSL＋Ara-C＋CDDP）療法（⇒ p.206）

【作用機序】
- 不明

【禁忌】
- 本剤の成分に対し過敏症既往歴
- 生ワクチンまたは弱毒生ワクチンの投与

【重篤な副作用】
- ショック，心停止，循環性虚脱，不整脈，感染症，続発性副腎皮質機能不全，骨粗鬆症，骨頭無菌性壊死，胃腸穿孔，消化管出血，消化性潰瘍，ミオパチー，血栓症，頭蓋内圧亢進，痙攣，精神変調，うつ状態，糖尿病，緑内障，後嚢白内障，中心性漿液性網脈絡膜症，多発性後極部網膜色素上皮症，気管支喘息，心破裂，膵炎，うっ血性心不全，食道炎，カポジ肉腫，腱断裂，肝機能障害，黄疸

【相互作用】
- 生ワクチンまたは弱毒生ワクチン，シクロスポリン，エリスロマイシン，イトラコナゾール，ミコナゾール，キヌプリスチン，ダルホプリスチン，エストロゲン（経口避妊薬を含む），アプレピタント，抗凝血薬，非脱分極性筋弛緩薬，NSAIDs，カリウム排泄型利尿薬，ジゴキシン，サリチル酸誘導体，バルビツール酸誘導体，フェニトイン，リファンピシン，カルバマゼピン，経口糖尿病用薬，インスリン製剤

デキサメタゾン（dexamethasone：DEX）

|錠| デカドロン（0.5 mg・4 mg）〔日医工〕
|注| オルガドロン（1.9 mg/0.5 mL・3.8 mg/1 mL・19 mg/5 mL）〔共和クリティケア〕，デカドロン（1.65 mg/0.5 mL・3.3 mg/1 mL・6.6 mg/2 mL）〔アスペンジャパン〕
（後発品）
|注| デキサート（1.65 mg/0.5 mL・3.3 mg/1 mL・6.6 mg/2 mL）〔富士製〕

【治療レジメン】
- 小細胞肺がん：CDDP＋CPT-11 療法（入院）（⇒ p.42），CDDP＋ETP 療法（入院）（⇒ p.44），CDDP＋ETP＋加速過分割照射療法（AHFRT）（入院）（⇒ p.46），CBDCA＋ETP 療法（⇒ p.50），NGT（topotecan）療法（入院・外来）（⇒ p.52），CODE（CDDP＋VCR＋DXR＋ETP）療法（入院）（⇒ p.56）
- 非小細胞肺がん：CDDP＋DTX 療法（入院）（⇒ p.12），CDDP＋VNR 療法（入院）（⇒ p.14），CDDP＋VNR＋胸部放射線同時併用療法（入院）（⇒ p.16），CDDP＋GEM 療法（入院）（⇒ p.18），CDDP＋CPT-11 療法（入院）（⇒ p.20），CDDP＋PEM 療法（入院）（⇒ p.22），CBDCA＋GEM 療法（⇒ p.26），CBDCA＋PTX＋BV 療法（⇒ p.28），CBDCA＋PEM 療法（⇒ p.30），DTX療法（入院・外来）（⇒ p.32），PEM療法（入院・外来）（⇒ p.34）
- 乳がん：AC（DXR＋CPA）療法（60/600 mg/m^2）あるいは EC（EPI＋CPA）療法（90/600 mg/m^2）（外来）（⇒ p.64），AC（DXR＋CPA）療法（40/500 mg/m^2）あるいは EC（EPI＋CPA）療法（60/500 mg/m^2）（外来）（⇒ p.66），CEF（CPA＋EPI＋5-FU）100 療法（外来）（⇒ p.68），TC（DTX＋CPA）療法（⇒ p.72），PTX（80 mg/m^2）週1回療法（⇒ p.74），PTX（175 mg/m^2）3週

1回療法(⇒ p.76)，DTX 療法(外来)(⇒ p.80)，GEM 療法(外来)(⇒ p.86)
- 胃がん：S-1＋CDDP 療法(⇒ p.92)，CPT-11＋CDDP 療法(⇒ p.94)，CPT-11 療法(⇒ p.96)，Weekly PTX 療法(外来)(⇒ p.98)，MF(MTX＋5-FU)療法(⇒ p.100)，XP(カペシタビン＋CDDP)＋トラスツズマブ療法(⇒ p.102)
- 食道がん：ネダプラチン＋5-FU 療法(⇒ p.108)，FP(5-FU＋CDDP)療法(入院)(⇒ p.110)，FP radiation(60 Gy)療法(JCOG レジメン)(入院)(⇒ p.114)，FP radiation(50.4 Gy)療法(RTOG レジメン)(入院)(⇒ p.118)
- 大腸がん：FOLFIRI(ℓ-LV＋5-FU＋CPT-11)療法(⇒ p.124)，mFOLFOX6(ℓ-LV＋5-FU＋L-OHP)療法(⇒ p.126)，mFOLFOX6(ℓ-LV＋5-FU＋L-OHP)＋BV 療法(⇒ p.130)，5-FU＋ℓ-LV 療法(RPMI レジメン)(⇒ p.132)，XELOX(CapeOX：カペシタビン＋L-OHP)療法(⇒ p.134)，XELOX(CapeOX：カペシタビン＋L-OHP)＋BV 療法(⇒ p.138)，セツキシマブ療法(⇒ p.140)，CPT-11＋セツキシマブ療法(⇒ p.142)
- 肛門管がん：5-FU＋MMC＋RT 療法(⇒ p.148)
- 胆道がん：CDDP＋GEM 療法(入院・外来)(⇒ p.152)
- 膵がん：FOLFIRINOX 療法(入院・外来)(⇒ p.156)
- 卵巣がん：TC(PTX＋CBDCA)療法(⇒ p.162)，wTC(Weekly PTX＋CBDCA)療法(外来・入院)(⇒ p.164)，ddTC(dose-dense PTX＋CBDCA)療法(外来)(⇒ p.166)，DJ(DTX＋CBDCA)療法(外来)(⇒ p.168)，CD(CBDCA＋Pegylated Liposomal DXR)療法(外来)(⇒ p.170)，CBDCA 療法(⇒ p.172)，NGT(topotecan)療法(⇒ p.174)
- 子宮頸がん：TP(PTX＋CDDP)療法(⇒ p.176)，wCDDP＋RT(Weekly CDDP＋放射線)療法(外来)(⇒ p.178)
- 子宮体がん：AP(DXR＋CDDP)療法(外来)(⇒ p.180)
- 膀胱がん：M-VAC(MTX＋VLB＋DXR＋CDDP)療法(⇒ p.184)
- 精巣腫瘍(胚細胞腫瘍)：BEP(BLM＋ETP＋CDDP)療法(⇒ p.188)
- 精巣腫瘍(胚細胞腫瘍)：VIP(ETP＋IFM＋CDDP)療法(⇒ p.190)
- 非ホジキンリンパ腫：ベンダムスチン療法(⇒ p.210)
- 骨肉腫：AP(DXR＋CDDP)療法(入院)(⇒ p.246)，HD-MTX(High Dose MTX)療法(⇒ p.248)
- 骨肉腫，Ewing 肉腫，原始神経外胚葉腫瘍：IE(IFM＋ETP)療法(⇒ p.250)
- 悪性軟部腫瘍：AI(DXR＋IFM)療法(入院)(⇒ p.254)
- Ewing 肉腫，原始神経外胚葉腫瘍(PNET)：VDC(VCR＋DXR＋CPA)療法(入院)(⇒ p.252)
- 悪性黒色腫：DTIC 療法(外来)(⇒ p.258)

【作用機序】
- 末梢血中のリンパ球(特に T リンパ球)を減少し，未熟な B リンパ球にアポトーシスを誘導する。B リンパ球が増殖因子(IL-4)により活性化し，増殖する初期の過程を特に抑制する

【禁忌】
(②③は注のみ)
①本剤の成分に対し過敏症既往歴
②感染症のある関節腔内，滑液嚢内，腱鞘内または腱周囲への投与
③動揺関節の関節腔内への投与

【原則禁忌】
(⑭は注のみ)
①有効な抗菌薬の存在しない感染症，全身の真菌症
②消化性潰瘍
③精神病
④結核性疾患
⑤単純疱疹性角膜炎

⑥後嚢白内障
⑦緑内障
⑧高血圧症
⑨電解質異常
⑩血栓症
⑪最近行った内臓の手術創のある患者
⑫急性心筋梗塞を起こした患者
⑬コントロール不良の糖尿病
⑭ウイルス性結膜・角膜疾患，結核性眼疾患，真菌性眼疾患および急性化膿性眼疾患に対する眼科的投与

【重篤な副作用】
(共通)
- 誘発感染症，感染症の増悪，続発性副腎皮質機能不全，糖尿病，消化性潰瘍，消化管穿孔，膵炎，精神変調，うつ状態，痙攣，骨粗鬆症，大腿骨および上腕骨等の骨頭無菌性壊死，ミオパシー，脊椎圧迫骨折，長骨の病的骨折，緑内障，後嚢白内障，血栓塞栓症

注
- ショック，アナフィラキシー，喘息発作

【相互作用】
- バルビツール酸誘導体，リファンピシン，カルバマゼピン，フェニトイン，サリチル酸誘導体，抗凝血薬，経口糖尿病用薬，インスリン製剤，血圧降下薬，利尿薬(カリウム保持性利尿薬を除く)，シクロスポリン，マクロライド系抗菌薬，アゾール系抗真菌薬，HIVプロテアーゼ阻害薬，エフェドリン，サリドマイド

デキサメタゾン(dexamethasone：DEX)

(先発品)
錠 レナデックス(4 mg)〔セルジーン〕

【治療レジメン】
- 多発性骨髄腫：BD(ボルテゾミブ+DEX)療法(⇒ p.236)，レナリドミド+DEX療法(⇒ p.240)

【作用機序】
- 多発性骨髄腫増殖抑制作用の機序の詳細は不明であるが，アポトーシスの誘導が関与することが示唆されている

【禁忌】
- 本剤の成分に対し過敏症既往歴

【原則禁忌】
- 有効な抗菌薬の存在しない感染症，全身の真菌症
- 消化性潰瘍
- 精神病
- 結核性疾患
- 単純疱疹性角膜炎
- 後嚢白内障
- 緑内障
- 高血圧症
- 電解質異常
- 血栓症
- 最近行った内臓の手術創のある患者

- 急性心筋梗塞を起こした患者
- コントロール不良の糖尿病

【重篤な副作用】
- 誘発感染症，感染症の増悪，続発性副腎皮質機能不全，糖尿病，消化性潰瘍，消化管穿孔，膵炎，精神変調，うつ状態，痙攣，骨粗鬆症，大腿骨および上腕骨等の骨頭無菌性壊死，ミオパシー，脊椎圧迫骨折，長骨の病的骨折，緑内障，後嚢白内障，血栓塞栓症

【相互作用】
- バルビツール酸誘導体，リファンピシン，カルバマゼピン，フェニトイン，サリチル酸誘導体，抗凝血薬，経口糖尿病用薬，インスリン製剤，血圧降下薬，利尿薬（カリウム保持性利尿薬を除く），シクロスポリン，マクロライド系抗菌薬，アゾール系抗真菌薬，HIVプロテアーゼ阻害薬，エフェドリン，サリドマイド

■ 分子標的薬－低分子化合薬　チロシンキナーゼ阻害薬（BCR-ABL）
イマチニブメシル酸塩（imatinib mesilate：GLI）

（先発品）
錠　グリベック（100 mg）〔ノバルティス〕
（後発品）
錠　イマチニブ（100 mg）〔エール〕〔エルメッド〕〔大原〕〔ケミファ〕〔小林化〕〔第一三共エスファ〕〔辰巳〕〔日本化薬〕〔日本ジェネリック〕〔マイラン〕，（100 mg・200 mg）〔沢井〕〔高田〕〔東和薬〕〔日医工〕〔ニプロ〕〔Meiji Seika〕

【治療レジメン】
- 慢性骨髄性白血病：イマチニブ療法（⇒ p.224）

【作用機序】
- チロシンキナーゼ活性阻害薬であり，Bcr-Abl，v-Abl，c-Abl チロシンキナーゼ活性を阻害する。さらに，血小板由来成長因子（PDGF）受容体およびSCF受容体であるKITのチロシンキナーゼ活性を阻害し，PDGFやSCFが介する細胞内シグナル伝達を阻害する

【禁忌】
- 本剤の成分に対し過敏症既往歴
- 妊婦または妊娠している可能性

【重篤な副作用】
- 骨髄抑制，出血（脳出血，硬膜下出血），消化管出血，胃前庭部毛細血管拡張症，消化管穿孔，腫瘍出血，肝機能障害，黄疸，肝不全，重篤な体液貯留，感染症，重篤な腎障害，間質性肺炎，肺線維症，重篤な皮膚症状，ショック，アナフィラキシー，心膜炎，脳浮腫，頭蓋内圧上昇，麻痺性イレウス，血栓症，塞栓症，横紋筋融解症，腫瘍崩壊症候群，肺高血圧症

【相互作用】
- L-アスパラギナーゼ，アゾール系抗真菌薬，エリスロマイシン，クラリスロマイシン，フェニトイン，デキサメタゾン，カルバマゼピン，リファンピシン，フェノバルビタール，セイヨウオトギリソウ含有食品，シンバスタチン，シクロスポリン，ピモジド，トリアゾラム，ジヒドロピリジン系Ca拮抗薬，ニロチニブ，ワルファリン，アセトアミノフェン，グレープフルーツジュース

【その他】
▶ 副作用対策等：消化管刺激作用を最低限に抑えるため食後に多めの水で服用。原則的に1日1回投与であるが，消化管毒性が強い場合に1日2回に分割して投与することが可能
▶ 催吐性リスク分類：中等度（催吐頻度30〜90％）

ダサチニブ水和物（dasatinib hydrate）
（先発品）
錠 スプリセル（20 mg・50 mg）〔ブリストル〕
【治療レジメン】
- 慢性骨髄性白血病：ダサチニブ療法（⇒ p.228）

【作用機序】
- 特定の蛋白チロシンキナーゼのキナーゼドメインにある ATP 結合部位において ATP と競合する。BCR-ABL のみならず SRC ファミリーキナーゼ(SRC，LCK，YES，FYN)，c-KIT，EPH（エフリン）A2 受容体および血小板由来増殖因子(PDGF)β受容体を阻害する

【禁忌】
- 本剤の成分に対し過敏症既往歴
- 妊婦または妊娠している可能性

【重篤な副作用】
- 骨髄抑制，出血(脳出血・硬膜下出血，消化管出血)，体液貯留，感染症，間質性肺疾患，腫瘍崩壊症候群，QT 延長，心不全，心筋梗塞，急性腎不全，肺動脈性肺高血圧症

【相互作用】
- CYP3A4 阻害薬，グレープフルーツジュース，CYP3A4 誘導薬，セイヨウオトギリソウ含有食品，制酸薬，H_2 受容体拮抗薬，プロトンポンプ阻害薬，CYP3A4 の基質となる薬剤，QT 間隔延長を起こすことが知られている薬剤，抗不整脈薬

ニロチニブ塩酸塩水和物（nilotinib hydrochloride hydrate）
（先発品）
カ タシグナ（150 mg・200 mg）〔ノバルティス〕
【治療レジメン】
- 慢性骨髄性白血病：ニロチニブ療法（⇒ p.226）

【作用機序】
- ATP と競合的に拮抗し，Bcr-Abl チロシンキナーゼを阻害することによって Bcr-Abl 発現細胞に細胞死を誘導する。Bcr-Abl だけでなく幹細胞因子(SCF)受容体の c-kit および血小板由来成長因子(PDGF)受容体チロシンキナーゼを阻害するが，イマチニブよりも Bcr-Abl に対し選択的に作用する。また，疎水性相互作用によってイマチニブ抵抗性 Bcr-Abl 変異体にも結合することが可能であり，多くのイマチニブ抵抗性 Bcr-Abl 変異体も阻害する

【禁忌】
- 本剤の成分に対し過敏症既往歴
- 妊婦または妊娠している可能性

【重篤な副作用】
- 骨髄抑制，QT 間隔延長，心筋梗塞，狭心症，心不全，末梢動脈閉塞性疾患，脳梗塞，一過性脳虚血発作，高血糖，心膜炎，出血(頭蓋内出血，消化管出血，後腹膜出血)，感染症，肝炎，肝機能障害，黄疸，膵炎，体液貯留，間質性肺疾患，脳浮腫，消化管穿孔，腫瘍崩壊症候群

【相互作用】
- CYP3A4 阻害薬，CYP3A4 誘導薬，CYP3A4 により代謝される薬剤，CYP3A4・P 糖蛋白の基質および阻害する薬剤，抗不整脈薬，QT 間隔延長を起こすおそれのある他の薬剤，胃内の pH を上昇させる薬剤

【その他】
▶ 副作用対策等
- QT 間隔延長のおそれがあるため，服用開始前，服用開始後は適宜心電図検査を行う
- 特徴的な副作用として血糖上昇や膵酵素(アミラーゼ，リパーゼ)の上昇がある

分子標的薬―低分子化合物 チロシンキナーゼ阻害薬（EGFR）

ゲフィチニブ（gefitinib）
（先発品）
錠 イレッサ（250 mg）〔アストラゼネカ〕

【治療レジメン】
- 非小細胞肺がん：ゲフィチニブ療法（⇒ p.36）

【作用機序】
- EGFR チロシンキナーゼを選択的に阻害し腫瘍細胞の増殖能を低下させる．また，DNA 断片化および組織形態学的観察に基づきアポトーシスを誘導するとの報告がある．さらに，血管内皮増殖因子（VEGF）の産生抑制を介して腫瘍内の血管新生を阻害することも報告されている．さらに野生型 EGFR よりも変異型 EGFR に対してより低濃度で阻害作用を示し，アポトーシスを誘導することにより悪性腫瘍の増殖抑制あるいは退縮を引き起こすことが報告されている

【禁忌】
- 本剤の成分に対し過敏症既往歴

【重篤な副作用】
- 急性肺障害，間質性肺炎，重度の下痢，脱水，中毒性表皮壊死融解症，皮膚粘膜眼症候群，多形紅斑，肝炎，肝機能障害，黄疸，肝不全，血尿，出血性膀胱炎，急性膵炎，消化管穿孔，消化管潰瘍，消化管出血

【相互作用】
- CYP3A4 誘導薬，CYP3A4 阻害薬，グレープフルーツジュース，プロトンポンプ阻害薬，H_2 受容体拮抗薬，ワルファリン

【その他】
▶ 副作用対策等
- 急性肺障害，間質性肺炎が投与初期に発生し，致死的な転帰に至る場合があるため，少なくとも投与開始後 4 週間は入院またはそれに準ずる管理の下で重篤な副作用の発現に注意する
▶ 催吐性リスク分類：最小度（催吐頻度＜10％）

エルロチニブ塩酸塩（erlotinib hydrochloride）
【薬剤基本情報】
（先発品）
錠 タルセバ（25 mg・100 mg・150 mg）〔中外〕

【治療レジメン】
- 非小細胞肺がん：エルロチニブ療法（⇒ p.38）

【作用機序】
- 上皮増殖因子受容体チロシンキナー（EGFR-TK）を選択的に阻害する．他のチロシンキナーゼ，c-src および v-abl に対する阻害活性は全長型 EGFR-TK の 1/1,000 以下であり，ヒトインスリン受容体および I 型インスリン様増殖因子受容体の細胞内ドメインのキナーゼに対する阻害活性は細胞内 EGFR-TK の 1/10,000 以下であった．また，細胞周期の G_1 期停止およびアポトーシス誘導作用が確認された．EGFR チロシンリン酸化の阻害を介し，細胞増殖の抑制およびアポトーシスの誘導に基づき腫瘍増殖を抑制すると推察される

【禁忌】
- 本剤の成分に対し過敏症既往歴

【重篤な副作用】
- 間質性肺疾患，肝炎，肝不全，肝機能障害，重度の下痢，急性腎不全，重度の皮膚障害，皮膚粘膜眼症候群，中毒性表皮壊死融解症，多形紅斑，消化管穿孔，消化管潰瘍，消化管出血，角膜穿孔，角膜潰瘍

【相互作用】
- CYP3A4 阻害薬，CYP3A4 誘導薬，シプロフロキサシン，プロトンポンプ阻害薬，H_2 受容体拮抗薬，抗凝血薬，喫煙

【その他】
▶ 調製・投与の際の注意
- 高脂肪・高カロリー食後に本剤を投与した場合，AUC 増加の報告。食事の影響を避けるため食事の 1 時間前から食後 2 時間までの間の服用は避ける

▶ 催吐性リスク分類：最小度(催吐頻度＜10％)

■ 分子標的薬－低分子化合物 チロシンキナーゼ阻害薬(ALK)
クリゾチニブ(crizotinib)

(先発品)
カ ザーコリ(200 mg・250 mg)〔ファイザー〕

【治療レジメン】
- 非小細胞肺がん：クリゾチニブ療法(⇒ p.40)

【作用機序】
- anaplastic lymphoma kinase(ALK)および c-Met/肝細胞増殖因子受容体(HGFR)の受容体チロシンキナーゼと，その発癌性変異体に対する ATP 競合性の選択的経口低分子阻害薬

【禁忌】
- 本剤の成分に対し過敏症既往歴

【重篤な副作用】
- 間質性肺疾患，劇症肝炎，肝不全，肝機能障害，QT 間隔延長，徐脈，血液障害，心不全

【相互作用】
- CYP3A の基質となる薬剤，CYP3A 阻害薬，CYP3A 誘導薬，QT 間隔延長を起こすことが知られている薬剤

【その他】
▶ 副作用対策等：視覚障害(残像等)が高頻度に出現。比較的早期(中央値 13 日)より暗所から明所への移動時によく認められる

■ 分子標的薬－モノクローナル抗体(CD20)
リツキシマブ(rituximab：RTX，RIT)

(先発品)
注 リツキサン(100 mg/10 mL・500 mg/50 mL)〔全薬〕

【治療レジメン】
- 非ホジキンリンパ腫：リツキシマブ療法(⇒ p.194)，R-CHOP(リツキシマブ＋CPA＋DXR＋VCR＋PSL)療法(⇒ p.196)，(R)-CODOX-M/(R)-IVAC 療法(⇒ p.198，p.200)，イブリツモマブによる RI(ラジオアイソトープ)標識抗体療法(⇒ p.212)

【作用機序】
- CD20 抗原を有する細胞に対して補体依存性細胞傷害作用，ならびに抗体依存性細胞介在性細胞傷害作用を有する

【禁忌】
- 本剤の成分またはマウス蛋白質由来製品に対する重篤な過敏症またはアナフィラキシー反応既往歴

【重篤な副作用】
- アナフィラキシー様症状，肺障害，心障害，腫瘍崩壊症候群，B 型肝炎ウイルスによる劇症肝炎，肝炎の増悪，肝機能障害，黄疸，皮膚粘膜症状，汎血球減少，白血球減少，好中球減少，

無顆粒球症，血小板減少，感染症，進行性多巣性白質脳症，間質性肺炎，心障害，腎障害，消化管穿孔・閉塞，血圧下降，可逆性後白質脳症症候群等の脳神経症状

【相互作用】
- 生ワクチンまたは弱毒生ワクチン，不活化ワクチン，免疫抑制薬

【その他】
- ▶副作用対策等：Infusion reaction 予防のため本剤投与 30 分前にアセトアミノフェン 400 mg/日と dl-クロルフェニラミンマレイン酸塩 2 mg/日を予防内服。初回点滴の 30 分以内に発現しやすい
- ▶催吐性リスク分類：最小度（催吐頻度＜10％）

分子標的薬—モノクローナル抗体（HER2）
トラスツズマブ（trastuzumab：Tmab）
（先発品）
注射用 ハーセプチン（60 mg・150 mg）〔中外〕

【治療レジメン】
- 乳がん：トラスツズマブ療法（⇒ p. 82）
- 胃がん：XP（カペシタビン＋CDDP）＋トラスツズマブ療法（⇒ p. 102）

【作用機序】
- IgG1 型ヒト化抗 HER2 抗体であり，細胞膜上の HER2 蛋白に直接結合するとともに，免疫を介した antibody-dependent cellular cytotoxicity（ADCC）による細胞破壊も作用メカニズムの大きな要素と考えられている

【禁忌】
- 本剤の成分に対し過敏症既往歴

【原則禁忌】
- 重篤な心障害

【重篤な副作用】
- 心障害，アナフィラキシー様症状，間質性肺炎，肺障害，白血球減少，好中球減少，血小板減少，貧血，肝不全，黄疸，肝炎，肝障害，腎障害，昏睡，脳血管障害，脳浮腫，敗血症

【その他】
- ▶調製・投与の際の注意：初回は 60 分かけて投与し，投与 2 回目以降 infusion reaction 等のアレルギー反応がなければ 30 分まで短縮可能。Infusion reaction は本剤投与中（特に投与終了直後）および 24 時間以内に多く現れ，主に初回投与時に現れやすい
- ▶副作用対策等：心機能障害のモニタリングとして，3〜6ヵ月に 1 回程度，心臓超音波検査による LVEF 評価が必要。心機能障害は可逆的であるため，投与中止により症状の改善が期待できる
- ▶催吐性リスク分類：最小度（催吐頻度＜10％）

分子標的薬—モノクローナル抗体（EGFR）
セツキシマブ（cetuximab：Cetu，Cmab）
（先発品）
注 アービタックス（100 mg/20 mL）〔メルクセローノ〕

【治療レジメン】
- 大腸がん：セツキシマブ療法（⇒ p. 140），CPT-11＋セツキシマブ療法（⇒ p. 142）

【作用機序】
- EGFR に対する IgG1 サブクラスのモノクローナルキメラ抗体であり，EGFR の細胞外ドメインに特異的に結合し，EGFR へのリガンド結合を阻害する競合的拮抗薬として作用する

【禁忌】
- 本剤の成分に対し重篤な過敏症既往歴

【重篤な副作用】
- 重度の infusion reaction，重度の皮膚症状，間質性肺疾患，心不全，重度の下痢，血栓塞栓症，感染症

【その他】
▶ 副作用対策等
- 皮膚障害は高頻度で出現し，症状によって出現時期が異なる（ざ瘡様皮膚炎は投与後 1～2 週間で出現し，2 週程度で軽快．皮膚乾燥は 5 週目頃から出現．爪囲炎は 8 週前後から出現）．予防として，肌の清潔保持，低刺激性石鹸の使用，ぬるま湯でのシャワー，シャワーや入浴後の保湿，外出時日焼け止めや帽子等による紫外線対策等．爪囲炎対策としてはサイズに余裕があるやわらかい靴の使用等
- infusion reaction 対策として抗ヒスタミン薬の前投薬を行うとともに，初回投与時は 2 時間，2 回目以降は 1 時間かけて投与
▶ 催吐性リスク分類：最小度（催吐頻度＜10％）

パニツムマブ（panitumumab：Pmab）
（先発品）
注 ベクティビックス（100 mg/5 mL・400 mg/20 mL）〔武田〕

【治療レジメン】
- 大腸がん：パニツムマブ療法（⇒ p.144）

【作用機序】
- EGFR に対する IgG2 完全ヒトモノクローナル抗体であり，セツキシマブと比較して infusion reaction やアレルギー反応の出現頻度はまれである．皮疹，下痢等の副作用についてはセツキシマブとほぼ同じ頻度で出現する

【禁忌】
- 本剤の成分に対し重度の過敏症既往歴

【重篤な副作用】
- 重度の皮膚障害，間質性肺疾患，重度の infusion reaction，重度の下痢，低 Mg 血症，中毒性表皮壊死融解症，皮膚粘膜眼症候群

【その他】
▶ 副作用対策等：皮膚障害は高頻度で出現し，症状によって出現時期が異なる（ざ瘡様皮膚炎は投与後 1～2 週間で出現し，2 週程度で軽快．皮膚乾燥は 5 週目頃から出現．爪囲炎は 8 週間後から出現）．予防として，肌の清潔保持，低刺激性石鹸の使用，ぬるま湯でのシャワー，シャワーや入浴後の保湿，外出時日焼け止めや帽子等による紫外線対策等．爪囲炎対策としてはサイズに余裕があるやわらかい靴の使用等
▶ 催吐性リスク分類：最小度（催吐頻度＜10％）

分子標的薬―モノクローナル抗体（VEGF）

ベバシズマブ（bevacizumab：Bev，BV）
（先発品）
注 アバスチン（100 mg/4 mL・400 mg/16 mL）〔中外〕

【治療レジメン】
- 非小細胞肺がん：CBDCA＋PTX＋BV 療法（⇒ p.28）
- 大腸がん：mFOLFOX6（ℓ-LV＋5-FU＋L-OHP）＋BV 療法（⇒ p.130），XELOX（CapeOX：カペシタビン＋L-OHP）＋BV 療法（⇒ p.138）

【作用機序】
- ヒトVEGFと特異的に結合することにより，VEGFと血管内皮細胞上に発現しているVEGF受容体との結合を阻害する．VEGFの生物活性を阻止することにより，腫瘍組織での血管新生を抑制し腫瘍の増殖を阻害する

【禁忌】
- 本剤の成分に対し過敏症既往歴
- 喀血（2.5 mL以上の鮮血の喀出）の既往

【重篤な副作用】
- ショック，アナフィラキシー，消化管穿孔，瘻孔，創傷治癒遅延，出血，血栓塞栓症，高血圧性脳症，高血圧性クリーゼ，可逆性後白質脳症症候群，ネフローゼ症候群，骨髄抑制，感染症，うっ血性心不全，間質性肺炎，血栓性微小血管症

【その他】
▶ 調製・投与の際の注意：添付文書での投与時間は「初回投与は90分で行いinfusion reactionがなければ以後60分→30分とする」とあるが，初回から0.5 mg/kg/minの投与速度を行っても，投与時間を回数毎に短くしていく方法と比較してinfusion reactionの発生頻度は変わらなかったとの報告がある
▶ 血管外漏出時の皮膚障害：非壊死性（non-vesicant）
▶ 催吐性リスク分類：最小度（催吐頻度<10％）

■ 分子標的薬—薬剤結合抗体

イブリツモマブ チウキセタン（ibritumomab tiuxetan）
（先発品）
注 ゼヴァリンイットリウム（3.2 mg/2 mL）〔ムンディファーマ〕
注 ゼヴァリンインジウム（3.2 mg/2 mL）〔ムンディファーマ〕

【治療レジメン】
- 非ホジキンリンパ腫：イブリツモマブによるRI（ラジオアイソトープ）標識抗体療法（⇒ p.212）

【作用機序】
- 放射性同位元素イットリウム90（^{90}Y）で標識された抗CD20抗体である．腫瘍細胞表面のCD20に結合しβ線を放出することで抗腫瘍効果を発揮する

【禁忌】
- 本品の成分，マウス蛋白質由来製品またはリツキシマブに対する重篤な過敏症既往歴
- 妊婦または妊娠している可能性

【重篤な副作用】
- 骨髄抑制，重篤な皮膚障害，感染症

【相互作用】
- 生ワクチンまたは弱毒生ワクチン，不活化ワクチン，免疫抑制薬

【その他】
▶ 調製・投与の際の注意：本剤から出るβ線は体内分布箇所を中心に平均5.3 mmの範囲にしか影響を及ぼさないため隔離の必要はない．しかし排泄物や体液には放射性同位元素が含まれるので，投与後3日間は蓄尿や採血は行わず，衣類の洗濯も病棟の洗濯機は使用しないことを患者に説明

ゲムツズマブ オゾガマイシン（gemtuzumab ozogamicin：GO）
（先発品）
注射用 マイロターグ（5 mg）〔ファイザー〕

【治療レジメン】
- 急性骨髄性白血病：ゲムツズマブ　オゾガマイシン（GO）療法（⇒ p.222）

【作用機序】
- ヒト化抗 CD33 抗体 hP67.6 と抗腫瘍性抗生物質であるカリケアマイシンの誘導体を結合した抗悪性腫瘍薬。CD33 抗原を発現した白血病細胞に結合し細胞内に取り込まれた後に，遊離したカリケアマイシン誘導体が殺細胞活性を発揮して抗腫瘍作用を示す

【禁忌】
- 本剤の成分に対し重篤な過敏症既往歴

【重篤な副作用】
- infusion reaction，重篤な過敏症，血液障害，感染症，出血，DIC，口内炎，肝障害，腎障害，腫瘍崩壊症候群，肺障害，間質性肺炎

【相互作用】
- ステロイド，マクロライド系抗菌薬，ケトライド系抗菌薬，ストレプトグラミン系抗菌薬，抗真菌薬

【その他】
▶ 副作用対策等：静脈閉塞性肝疾患（VOD）／類洞閉塞症候群（SOS）を合併する恐れがあり，治療後3ヵ月以内に HCT を受けた例でその頻度の増加が認められている
▶ 催吐性リスク分類：最小度（催吐頻度＜10％）

≡ 分子標的薬―その他　プロテアソーム阻害薬

ボルテゾミブ（bortezomib：BOR）

（先発品）
注射用 ベルケイド（3 mg）〔ヤンセン〕

【治療レジメン】
- 多発性骨髄腫：BD（ボルテゾミブ＋DEX）療法（⇒ p.236）

【作用機序】
- 骨髄腫細胞等の癌細胞のプロテアソームを阻害することによりその増殖を抑制し，アポトーシスを誘導する
- 細胞の増殖やアポトーシスを制御する転写因子 NF-κB の活性化を阻害する。NF-κB の活性化を阻害することにより，骨髄腫細胞と骨髄ストローマ細胞の接着を阻害し，IL-6 等のサイトカインの分泌を抑制し，骨髄腫細胞の増殖を抑制する

【禁忌】
- ボルテゾミブ，マンニトールまたはホウ素に対して過敏症既往歴

【重篤な副作用】
- 肺障害，心障害，末梢性神経障害，イレウス，骨髄抑制，肝機能障害，低血圧，腫瘍崩壊症候群，皮膚粘膜眼症候群，中毒性表皮壊死融解症，発熱，可逆性後白質脳症症候群，進行性多巣性白質脳症

【相互作用】
- CYP3A4 阻害薬，CYP3A4 誘導薬

【その他】
▶ 副作用対策等：末梢神経障害が現れる可能性があるため，圧力のかかる履物，靴下の着用を回避
▶ 用量規制因子：末梢性ニューロパシー
▶ 催吐性リスク分類：最小度（催吐頻度＜10％）

その他 免疫調整薬

サリドマイド(thalidomide：Thal，THAL)
(先発品)
カ サレド(25 mg・50 mg・100 mg)〔藤本〕

【治療レジメン】
- 多発性骨髄腫：サリドマイド療法(⇒ p.238)

【作用機序】
- ウサギ角膜において bFGF により誘導される血管新生を抑制する。LPS 刺激したヒト単球からの TNF-α 産生を抑制し，ヒト骨髄腫細胞等の腫瘍細胞とヒト骨髄ストローマ細胞との共培養により亢進する IL-6 産生を抑制する。多発性骨髄腫患者の末梢血中のナチュラルキラー細胞数を増加させる。また，T 細胞受容体刺激後の IL-2 および IFN-γ 産生を亢進させ，IL-2 依存的に T 細胞(特に細胞障害性 T 細胞)の増殖を促進させる。ヒト骨髄腫細胞等の腫瘍細胞に対してアポトーシス誘導と細胞増殖抑制を示す

【禁忌】
- 妊婦または妊娠している可能性
- 安全管理手順を遵守できない患者
- 本剤の成分に対し過敏症既往歴

【重篤な副作用】
- 催奇形性(サリドマイド胎芽病)，深部静脈血栓症，肺塞栓症，脳梗塞，末梢神経障害，骨髄抑制，感染症，間質性肺炎，消化管穿孔，虚血性心疾患，皮膚粘膜眼症候群，中毒性表皮壊死融解症，嗜眠状態，傾眠，鎮静，痙攣，起立性低血圧，心不全，不整脈，甲状腺機能低下症，腫瘍崩壊症候群，肝機能障害

【相互作用】
- 中枢神経抑制薬，アルコール，抗うつ薬，交感神経遮断薬，ヒスタミン H_1 受容体遮断薬，バクロフェン，ビンクリスチン，ジダノシン，ドキソルビシン，デキサメタゾン，経口避妊薬，デキサメタゾンリン酸エステルナトリウム，ゾレドロン酸

【その他】
- ▶調製・投与の際の注意：安全管理手順「サリドマイドの教育と安全使用に関する管理システム(Thalidomide Education and Risk Management System：TERMS®)」の実施を条件に承認された薬剤。薬剤管理および避妊を徹底する
- ▶副作用対策等
- 用量依存的に末梢神経障害の頻度が上がる
- DEX との併用により深部静脈血栓症が増加したとの報告がある
- ▶催吐性リスク分類：軽度(催吐頻度 10〜30％)

レナリドミド水和物(lenalidomide hydrate：Len，LEN)
(先発品)
カ レブラミド(2.5 mg・5 mg)〔セルジーン〕

【治療レジメン】
- 多発性骨髄腫：レナリドミド＋DEX 療法(⇒ p.240)

【作用機序】
- サイトカイン産生調節作用，造血器腫瘍細胞に対する増殖抑制作用，血管新生阻害作用をもつと考えられるが，詳細な作用機序は解明されていない

【禁忌】
- 妊婦または妊娠している可能性
- 適正管理手順を遵守できない患者

- 本剤の成分に対し過敏症既往歴

【重篤な副作用】
- 深部静脈血栓症，肺塞栓症，脳梗塞，一過性脳虚血発作，骨髄抑制，感染症，皮膚粘膜眼症候群，中毒性表皮壊死融解症，腫瘍崩壊症候群，間質性肺疾患，心筋梗塞，心不全，不整脈，末梢神経障害，甲状腺機能低下症，消化管穿孔，起立性低血圧，痙攣，肝機能障害，黄疸，重篤な腎障害

【相互作用】
- ジギタリス製剤

【その他】
▶ 調製・投与の際の注意：サリドマイド無効例，t(4；14)陽性例や13番染色体欠損例にも有効であるが，-17p13を有する症例では有効性が示されていない
▶ 副作用対策等
- 腎障害時の用量調節，血栓症の対処が必要
- 神経障害はないが，骨髄抑制があり幹細胞採取への影響がある
▶ 催吐性リスク分類：軽度（催吐頻度10〜30%）

≡ その他 BRM

ホリナートカルシウム（ロイコボリンカルシウム）（calcium folinate：LV）
（先発品）
錠 ユーゼル(25 mg)〔大鵬〕，ロイコボリン(5 mg・25 mg)〔ファイザー〕
注 ロイコボリン(3 mg/1 mL)〔ファイザー〕

【治療レジメン】
- 非ホジキンリンパ腫：(R)-CODOX-M/(R)-IVAC 療法(⇒ p.198)
- 骨肉腫：HD-MTX(High Dose MTX)療法(⇒ p.248)

【作用機序】
- (錠 25 mg)テガフール・ウラシルはフルオロウラシルのプロドラッグであるテガフールにフルオロウラシルの分解阻害作用を有するウラシルをモル比1：4（テガフール：ウラシル）で配合した抗悪性腫瘍剤である．ホリナートの光学活性体(l体)であるレボホリナートはBiochemical Modulationによりフルオロウラシルの抗腫瘍効果を増強させる．フルオロウラシルは活性代謝物であるフルオロデオキシウリジン一リン酸(FdUMP)が，チミジル酸合成酵素(TS)と結合し，TS活性を阻害することにより，チミジル酸合成を抑制しDNA合成を阻害する．レボホリナートは細胞内で還元され，5, 10-CH$_2$-THF となる．この5, 10-CH$_2$-THF は FdUMP，TSと強固な三元複合体(ternary complex)を形成し，TSの解離を遅延させることにより，フルオロウラシルの抗腫瘍効果を増強させる．したがって，ホリナートとテガフール・ウラシルの併用により，テガフールの分解産物であるフルオロウラシルの抗腫瘍効果が増強される
- (錠 5 mg，注)葉酸代謝拮抗薬であるメトトレキサートの毒性を軽減する．メトトレキサートは，2水素葉酸(DHF)を4水素葉酸(THF)に変換させる酵素である2水素葉酸還元酵素(DHFR)の働きを阻止し核酸合成を停止させる．一方，ロイコボリンはメトトレキサートが作用する酵素に関与せず，細胞の葉酸プールに取り込まれ，活性型葉酸(5, 10-methylenetetrahydrofolate等)となり，細胞の核酸合成を再開させる

【禁忌】
錠 5 mg，注
- 本剤の成分に対し重篤な過敏症既往歴

錠 25 mg
- 重篤な骨髄抑制
- 下痢(水様便)

- 重篤な感染症の合併
- 本剤の成分またはテガフール・ウラシル配合剤の成分に対し重篤な過敏症既往歴
- テガフール・ギメラシル・オテラシルカリウム配合剤投与中および投与中止後 7 日以内
- 妊婦または妊娠している可能性

【重篤な副作用】
- (共通)ショック，アナフィラキシー様症状
- (錠 25 mg のみ)骨髄抑制，溶血性貧血等の血液障害，劇症肝炎等の重篤な肝障害，肝硬変，脱水症状，重篤な腸炎，白質脳症等を含む精神神経障害，狭心症，心筋梗塞，不整脈，急性腎不全，ネフローゼ症候群，嗅覚脱失，間質性肺炎，急性膵炎，重篤な口内炎，消化管潰瘍，消化管出血，皮膚粘膜眼症候群，中毒性表皮壊死融解症

【相互作用】
- (共通)葉酸代謝拮抗薬
- (錠 25 mg のみ)テガフール・ギメラシル・オテラシルカリウム配合剤，フェニトイン，ワルファリン，抗悪性腫瘍薬，放射線療法

レボホリナートカルシウム(levofolinate calcium：l-LV)

(先発品)
注射用 アイソボリン(25 mg・100 mg)〔ファイザー〕

(後発品)
注射用 レボホリナート(25 mg・100 mg)〔大原〕〔コーアバイオテックベイ〕〔沢井〕〔高田〕〔東和薬〕〔テバ〕〔日医工〕〔ニプロ〕〔光〕〔富士製〕〔ヤクルト〕，レボホリナートカルシウム(25 mg・100 mg・125 mg)〔サンド〕〔マイラン〕

【治療レジメン】
- 大腸がん：FOLFIRI(l-LV+5-FU+CPT-11)療法(⇒ p.124)，mFOLFOX6(l-LV+5-FU+L-OHP)療法(⇒ p.126)，mFOLFOX6(l-LV+5-FU+L-OHP)+BV 療法(⇒ p.130)，5-FU+l-LV 療法(RPMI レジメン)(⇒ p.132)
- 膵がん：FOLFIRINOX 療法(入院・外来)(⇒ p.156)

【作用機序】
- Biochemical Modulation によりフルオロウラシルの抗腫瘍効果を増強させる。フルオロウラシルは活性代謝物であるフルオロデオキシウリジン一リン酸(FdUMP)が，チミジル酸合成酵素(TS)と結合し，TS 活性を阻害することにより。チミジル酸合成を抑制し DNA 合成を阻害する。レボホリナートは細胞内で還元され，5,10 メチレンテトラヒドロ葉酸(5,10-CH$_2$-THF)となる。この 5,10-CH$_2$-THF は FdUMP，TS と強固な三元複合体(ternary complex)を形成し，TS の解離を遅延させることにより，フルオロウラシルの抗腫瘍効果を増強させる

【禁忌】
- 重篤な骨髄抑制
- 下痢
- 重篤な感染症を合併
- 多量の腹水，胸水
- 重篤な心疾患またはその既往歴
- 全身状態の悪化
- 本剤の成分またはフルオロウラシルに対し重篤な過敏症既往歴
- テガフール・ギメラシル・オテラシルカリウム配合剤を投与中および投与中止後 7 日以内

【重篤な副作用】
- 激しい下痢，重篤な腸炎，骨髄抑制，ショック，アナフィラキシー，白質脳症，精神・神経障害，うっ血性心不全，心筋梗塞，安静狭心症，肝機能障害，黄疸，急性腎不全，間質性肺炎，

消化管潰瘍，重篤な口内炎，手足症候群，DIC，嗅覚脱失，高アンモニア血症，急性膵炎，劇症肝炎，肝硬変，心室性頻拍，ネフローゼ症候群，皮膚粘膜眼症候群，中毒性表皮壊死融解症，溶血性貧血

【相互作用】
- テガフール・ギメラシル・オテラシルカリウム配合剤，フェニトイン，ワルファリン，他の化学療法，放射線治療，葉酸代謝拮抗薬

その他の支持療法薬
メスナ(mesna)
(先発品)
注 注ウロミテキサン(100 mg/1 mL・400 mg/4 mL)〔塩野義〕

【治療レジメン】
- 精巣膿瘍(胚細胞腫瘍)：VIP(ETP＋IFM＋CDDP)療法(⇒ p.190)
- 非ホジキンリンパ腫：(R)-CODOX-M/(R)-IVAC 療法(⇒ p.200)，ICE(IFM＋CBDCA＋ETP)療法(入院)(⇒ p.204)
- 骨肉腫，Ewing 肉腫，原始神経外胚葉腫瘍：IE(IFM＋ETP)療法(⇒ p.250)
- 悪性軟部腫瘍：AI(DXR＋IFM)療法(入院)(⇒ p.254)

【作用機序】
- IFM または CPA の代謝物であるアクロレイン等が尿中に排泄される際に，尿路粘膜を障害して発現するとされている．メスナは組織移行が少なく，急速に腎を通して排泄され，尿中にてアクロレイン等と結合して無害化することにより泌尿器系障害を防止するとされる

【禁忌】
- 本剤の成分または他のチオール化合物に対し過敏症既往歴

【相互作用】
- イホスファミド

抗悪性腫瘍薬一覧

一般名	代表的商品名	略名
アキシチニブ(axitinib)	インライタ錠	
アクチノマイシン D(actinomycin D)	コスメゲン注	ACT-D
アクラルビシン塩酸塩(aclarubicin hydrochloride)	アクラシノン注	ACR
アザシチジン(azacitidine)	ビダーザ注	AZA, 5-AZA
L-アスパラギナーゼ(L-asparaginase)	ロイナーゼ注	L-ASP
アナストロゾール(anastrozole)	アリミデックス錠	ANA, ANZ
アビラテロン酢酸エステル(abiraterone acetate)	ザイティガ錠	
アファチニブマレイン酸塩(afatinib maleate)	ジオトリフ錠	
アムルビシン塩酸塩(amrubicin hydrochloride)	カルセド注	AMR
アレクチニブ塩酸塩(alectinib hydrochloride)	アレセンサ Cap	
アレムツズマブ(alemtuzumab)	マブキャンパス注	
イダルビシン塩酸塩(idarubicin hydrochloride)	イダマイシン注	IDR
イブリツモマブチウキセタン(ibritumomab tiuxetan)	ゼヴァリン イットリウム注, ゼヴァリン インジウム注	
イホスファミド(ifosfamide)	イホマイド注	IFM, IFX, IFO
イマチニブメシル酸塩(imatinib mesilate)	グリベック錠	GLI
イリノテカン塩酸塩水和物(irinotecan hydrochloride hydrate)	カンプト注, トポテシン注	CPT-11
インターフェロンアルファ(interferon alfa)	スミフェロン注	IFN α
インターフェロンアルファ-2b(interferon alfa-2b)	イントロン A 注	IFN α-2b
インターフェロンベータ(interferon beta)	フエロン注	IFN β
インターフェロンガンマ-1a(interferon gamma-1a)	イムノマックス-γ注	IFN γ-1a
ウベニメクス(ubenimex)	ベスタチン Cap	
エキセメスタン(exemestane)	アロマシン錠	EXE
エストラムスチンリン酸エステルナトリウム水和物(estramustine phosphate sodium hydrate)	エストラサイト Cap	EP
エチニルエストラジオール(ethinylestradiol)	プロセキソール錠	EE
エトポシド(etoposide)	ベプシド Cap/注, ラステット S Cap/注	VP-16, ETP
エノシタビン(enocitabine)	サンラビン注	BH-AC
エピルビシン塩酸塩(epirubicin hydrochloride)	ファルモルビシン注/RTU 注	EPI
エベロリムス(everolimus)	アフィニトール錠	
エリブリンメシル酸塩(eribulin mesilate)	ハラヴェン注	
エルロチニブ塩酸塩(erlotinib hydrochloride)	タルセバ錠	
ピラルビシン塩酸塩(pirarubicin hydrochloride)	テラルビシン注, ピノルビン注	THP-ADM
エンザルタミド(enzalutamide)	イクスタンジ Cap	
オキサリプラチン(oxaliplatin)	エルプラット注	L-OHP

一般名	代表的商品名	略名
オクトレオチド酢酸塩(octreotide acetate)	サンドスタチン注	OCT
オファツムマブ(ofatumumab)	アーゼラ注	
カバジタキセル アセトン付加物(cabazitaxel acetonate)	ジェブタナ注	
カペシタビン(capecitabine)	ゼローダ錠	Cap，CAP
カルボプラチン(carboplatin)	パラプラチン注	CBDCA
カルムスチン(carmustine)	ギリアデル脳内留置用剤	BCNU
かわらたけ多糖体製剤末	クレスチン細	PSK
乾燥BCG(膀胱内用)(freeze-dried BCG)	イムノブラダー膀注用	
クラドリビン(cladribine)	ロイスタチン注	2-CdA
クリゾチニブ(crizotinib)	ザーコリCap	
クロファラビン(clofarabine)	エボルトラ注	
クロルマジノン酢酸エステル(chlormadinone acetate)	プロスタール錠	CMA
ゲフィチニブ(gefitinib)	イレッサ錠	
ゲムシタビン塩酸塩(gemcitabine hydrochloride)	ジェムザール注	GEM
ゲムツズマブオゾガマイシン(gemtuzumab ozogamicin)	マイロターグ注	GO
抗悪性腫瘍溶連菌製剤	ピシバニール注	OK-432
ゴセレリン酢酸塩(goserelin acetate)	ゾラデックスデポ，ゾラデックスLAデポ	ZOL
サリドマイド(thalidomide)	サレドCap	Thal，THAL
三酸化ヒ素(亜ヒ酸)(arsenic trioxide)	トリセノックス注	ATO
シクロホスファミド水和物(cyclophosphamide hydrate)	エンドキサン錠/注/末	CPA，CPM，CY
シスプラチン(cisplatin)	ブリプラチン注，ランダ注，アイエーコール動注用	CDDP
シタラビン(cytarabine)	キロサイド注/N注	Ara-C
シタラビンオクホスファート水和物(cytarabine ocfosphate hydrate)	スタラシドCap	SPAC
ストレプトゾシン(streptozocin)	ザノサー注	
スニチニブリンゴ酸塩(sunitinib malate)	スーテントCap	
セツキシマブ(cetuximab)	アービタックス注	Cetu，Cmab
セルモロイキン〔celmoleukin(genetical recombination)〕	セロイク注	
ソブゾキサン(sobuzoxane)	ペラゾリン細	MST-16
ソラフェニブトシル酸塩(sorafenib tosilate)	ネクサバール錠	
タミバロテン(tamibarotene)	アムノレイク錠	Am-80
タモキシフェンクエン酸塩(tamoxifen citrate)	ノルバデックス錠	TAM
タラポルフィンナトリウム(talaporfin sodium)	レザフィリン注	
ダウノルビシン塩酸塩(daunorubicin hydrochloride)	ダウノマイシン注	DNR
ダカルバジン(dacarbazine)	ダカルバジン注	DTIC
ダサチニブ水和物(dasatinib hydrate)	スプリセル錠	
テガフール(tegafur)	フトラフールCap/腸溶顆/注/注射用/坐剤	FT
テガフール・ウラシル(tegafur・uracil)	ユーエフティ配合Cap/E配合顆	UFT

抗悪性腫瘍薬一覧

一般名	代表的商品名	略名
テガフール・ギメラシル・オテラシルカリウム(tegafur gimeracil oteracil potassium)	ティーエスワン配合 Cap/配合顆粒/配合 OD 錠	S-1, TS-1
デキサメタゾン(dexamethasone)	デカドロン錠/注(リン酸エステル Na)，レナデックス錠	DEX
テセロイキン(teceleukin)	イムネース注	
テムシロリムス(temsirolimus)	トーリセル注	
テモゾロミド(temozolomide)	テモダール Cap/注	TMZ
デガレリクス酢酸塩(degarelix acetate)	ゴナックス注	
デキサメタゾン(dexamethasone)	レナデックス錠	DEX
トラスツズマブ(trastuzumab)	ハーセプチン注	Tmab
トラスツズマブ エムタンシン(trastuzumab emtansine)	カドサイラ注	
トリフルリジン・チピラシル塩酸塩(trifluridine・tipiracil hydrochloride)	ロンサーフ配合錠	
トレチノイン(tretinoin)	ベサノイド Cap	ATRA
トレミフェンクエン酸塩(toremifene citrate)	フェアストン錠	TOR
ドキシフルリジン(doxifluridine)	フルツロン Cap	5'-DFUR
ドキソルビシン塩酸塩(アドリアマイシン)(doxorubicin hydrochloride)	アドリアシン注，ドキシル注	DXR, ADR, ADM
ドセタキセル水和物(docetaxel hydrate)	タキソテール注	DTX, TXT
ニボルマブ(nivolumab)	オプジーボ注	
ニムスチン塩酸塩(nimustine hydrochloride)	ニドラン注	ACNU
ニロチニブ塩酸塩水和物(nilotinib hydrochloride hydrate)	タシグナ Cap	
ネダプラチン(nedaplatin)	アクプラ注	NDP, 245-S
ネララビン(nelarabine)	アラノンジー静注用	Ara-G, NEL
ノギテカン塩酸塩(トポテカン)(nogitecan hydrochloride)	ハイカムチン注	NGT
パクリタキセル(paclitaxel)	タキソール注	PTX, TAX, TXL
パクリタキセル(アルブミン懸濁型)(paclitaxel)	アブラキサン注	ABI-007, nab-PTX
パゾパニブ塩酸塩(pazopanib hydrochloride)	ヴォトリエント錠	
パニツムマブ(panitumumab)	ベクティビックス注	Pmab
ヒドロキシカルバミド(hydroxycarbamide)	ハイドレア Cap	HU
BCG・コンノート株(freeze-dried BCG)	イムシスト膀注用	
ビカルタミド(bicalutamide)	カソデックス錠/OD 錠	BCT
ビノレルビン酒石酸塩(vinorelbine ditartrate)	ナベルビン注	VNR, VNB, VRL
ビンクリスチン硫酸塩(vincristine sulfate)	オンコビン注	VCR
ビンデシン硫酸塩(vindesine sulfate)	フィルデシン注	VDS
ビンブラスチン硫酸塩(vinblastine sulfate)	エクザール注	VLB, VBL
フルオロウラシル(fluorouracil)	5-FU 錠/注/軟膏	5-FU
フルタミド(flutamide)	オダイン錠	FLU
フルダラビンリン酸エステル(fludarabine phosphate)	フルダラ注/錠	FLU, Flu, F-Ara-A
フルベストラント(fulvestrant)	フェソロデックス筋注	
ブスルファン(busulfan)	マブリン散，ブスルフェクス点滴静注	BU, BUS
ブレオマイシン(bleomycin)	ブレオ注，ブレオ S 軟膏	BLM
ブレンツキシマブ ベドチン(brentuximab vedotin)	アドセトリス注	

一般名	代表的商品名	略名
プレドニゾロン(prednisolone)	プレドニン錠/注(コハク酸エステルNa),プレドニゾロン散/錠	PSL
プロカルバジン塩酸塩(procarbazine hydrochloride)	塩酸プロカルバジンCap	PCZ
ベバシズマブ(bevacizumab)	アバスチン注	Bev, BV
ベムラフェニブ(vemurafenib)	ゼルボラフ錠	
ベンダムスチン塩酸塩(bendamustine hydrochloride)	トレアキシン注	
ペプロマイシン硫酸塩(peplomycin sulfate)	ペプレオ注	PEP
ペメトレキセドナトリウム水和物(pemetrexed sodium hydrate)	アリムタ注射用	PEM, MTA
ペルツズマブ(pertuzumab)	パージェタ注	
ペントスタチン(pentostatin)	コホリン注	DCF
ホリナートカルシウム(ロイコボリンカルシウム)(calcium folinate)	ロイコボリン注/錠,ユーゼル錠	LV
ボスチニブ水和物(bosutinib hydrate)	ボシュリフ錠	
ボリノスタット(vorinostat)	ゾリンザCap	
ボルテゾミブ(bortezomib)	ベルケイド注	BOR
ポマリドミド(pomalidomide)	ポマリストCap	
ポルフィマーナトリウム(porfimer sodium)	フォトフリン注	
マイトマイシンC(mitomycin C)	マイトマイシン注	MMC
ミトキサントロン塩酸塩(mitoxantrone hydrochloride)	ノバントロン注	MIT, DHAD
ミトタン(mitotane)	オペプリムCap	
ミリプラチン水和物(miriplatin hydrate)	ミリプラ動注用	SM-11355
メチルプレドニゾロンコハク酸エステルNa(methylprednisolone sodium succinate)	ソル・メドロール注,ソル・メルコート注	mPSL
メトトレキサート(methotrexate)	メソトレキセート錠/注射用/注	MTX
メドロキシプロゲステロン酢酸エステル(medroxyprogesterone acetate)	ヒスロンH錠	MPA
メピチオスタン(mepitiostan)	チオデロンCap	
メルカプトプリン水和物(mercaptopurine hydrate)	ロイケリン散	6-MP
メルファラン(melphalan)	アルケラン錠/静注用	L-PAM
モガムリズマブ(mogamulizumab)	ポテリジオ注	
ラニムスチン(ranimustine)	サイメリン注	MCNU
ラパチニブトシル酸塩水和物(lapatinib tosilate hydrate)	タイケルブ錠	
ラムシルマブ(ramucirumab)	サイラムザ注	
リツキシマブ(rituximab)	リツキサン注	RTX, RIT
リュープロレリン酢酸塩(leuprorelin acetate)	リュープリン注/キット/SR注射用キット	
レゴラフェニブ水和物(regorafenib hydrate)	スチバーガ錠	
レトロゾール(letrozole)	フェマーラ錠	LET, LTZ
レナリドミド水和物(lenalidomide hydrate)	レブラミドCap	Len, LEN
レボホリナートカルシウム(levofolinate calcium)	アイソボリン注	ℓ-LV
レンチナン(lentinan)	レンチナン注	
レンバチニブメシル酸塩(lenvatinib mesilate)	レンビマCap	

■ 事項索引

数字・欧文

数字

5-FU＋CDDP 療法　110
5-FU＋ℓ-LV 療法　132
5-FU＋MMC＋RT 療法　148
20020408 試験　144

A

ABC-02 試験　152
ABVD 療法　216
ABVd 療法　217
AC 療法　64, 66
ACCORD 11 試験　156
ACT-1 試験　52
ACTS-GC 試験　95
ADCC　307
adjuvant　8
AHFRT　46
AI 療法　254
AIO 試験　96
ALK　306
ALK 融合遺伝子陽性非小細胞肺がん　40
AMP 療法　230
AMR 療法　54
antibody-dependent cellular cytotoxicity
　　　　　　　　　　　　　　307
AP 療法　180, 246
AUC　4, 275
AVAiL 試験　19

B

B 型肝炎ウイルス　194

B 型肝炎対策ガイドライン　5
BCR-ABL　303
BD 療法　236
BEP 療法　188
Biochemical Modulation　101, 312, 313
Biweekly CHOP 療法　230
BLM＋ETP＋CDDP 療法　188
BOND 試験　142
BRM　312
BSA　49
BT-22 試験　152

C

CALGB9342 試験　76
CALGB9840 試験　74
Calvert の式　4, 233, 275
CapeOX 療法　134
CapeOX＋BV 療法　138
CBDCA 療法　172
CBDCA＋ETP 療法　50
CBDCA＋GEM 療法　26
CBDCA＋Pegylated Liposomal DXR 療法
　　　　　　　　　　　　　　170
CBDCA＋PEM 療法　30
CBDCA＋PTX＋BV 療法　28
CD20　306
CD20 陽性 B 細胞性非ホジキンリンパ腫
　　　　　　　　　　　　　　195
CD20 陽性低悪性度 B 細胞性非ホジキンリン
　　パ腫　213
CD20 陽性非ホジキンリンパ腫　197
CD20 陽性マントル細胞リンパ腫　213
CD33　310
CD33 陽性急性骨髄性白血病　223

CD 療法　170
CDDP+CPT-11 療法　20, 42
CDDP+DTX 療法　12
CDDP+ETP 療法　44
CDDP+ETP+加速過分割照射療法　46
CDDP+GEM 療法　18, 152
CDDP+PEM 療法　22
CDDP+VCR+DXR+ETP 療法　56
CDDP+VNR 療法　14
CDDP+VNR+胸部放射線同時併用療法
　16
CEF100 療法　68
CHOP 療法　196
CMF 療法　70
Cockcroft-Gault の式　5, 233, 275
CODE 療法　56
CODOX-M→IVAC 交代療法　199
CORAL study　204
CPA+EPI+5-FU100 療法　68
CPA+MTX+5-FU 療法　70
CPT-11 療法　96
CPT-11+CDDP 療法　94
CPT-11+セツキシマブ療法　142
CR　9
CVAD 療法　200
cytotoxic drug　2

D

Dartmouth レジメン　258
DDS 製剤　3
ddTC 療法　166
de Gramont 療法　126
DHAP 療法　207
DJ 療法　168
dose-dense PTX+CBDCA 療法　166
drug delivery system 製剤　3
DTIC 療法　258
DTIC+CDDP+カルムスチン+タモキシフェン療法　258
DTX 療法　32, 80
DTX+CBDCA 療法　168

DTX+CPA 療法　72
DuBois の式　49
DXR+BLM+VLB+DTIC 療法　216
DXR+CDDP 療法　180, 246
DXR+CPA 療法　64, 66
DXR+IFM 療法　254

E

E3200 試験　130
E4599 試験　28
EC 療法　64, 66
EGFR　307
EGFR 遺伝子変異陽性非小細胞肺がん
　36, 38
EMBRACE 試験　88
EP 療法　188
EPI+CPA 療法　64, 66
EPIC 試験　142
EPOCH 療法　208
ESHAP 療法　206
ETP+CDDP 療法　188
ETP+IFM+CDDP 療法　190
ETP+mPSL+Ara-C+CDDP 療法　206
ETP+PSL+VCR+CPA+DXR 療法　208
EURTAC 試験　38

F

FACS 試験　14
febrile neutropenia　113
FIP1L1-PDGFRα 陽性好酸球増多症候群
　225
FIP1L1-PDGFRα 陽性慢性好酸球性白血病
　225
FN　113
FOLFIRI 療法　124
FOLFIRINOX 療法　156
FOLFOX4 療法　126
FP 療法　110
FP radiation(50.4 Gy)療法(RTOG レジメン)
　118

FP radiation(60 Gy)療法(JCOG レジメン)
　　　　　　　　　　　　　　　　　114

G

GC 療法　184
GEM 療法　86, 154
GEM + CDDP 療法　184
GEST 試験　154
GFR　4, 275
GO 療法　222

H

HBs 抗原陽性例　5
HBV 再活性化　194
HD-MTX 療法　248
HER2　307
HER2 陽性胃がん　103
HER2 陽性乳がん　82
HFS　104, 132, 135, 283, 289
High Dose MTX 療法　248
hyper-CVAD 療法　200

I

ICE 療法　204
IDEAL 1 試験　36
IDEAL 2 試験　36
IDR + Ara-C(3+7)療法　218
IE 療法　250
IFM + CBDCA + ETP 療法　204
IFM + ETP 療法　250
IFN + Ara-C 療法　224
infusion reaction　82, 307, 308
INT-0091 試験　252
IPASS 試験　36

J

JALSG201 試験　218
JCOG0106 試験　100
JCOG0303 試験　117
JCOG0502 試験　117
JCOG0909 試験　121

JCOG9106 試験　56
JCOG9204 試験　110
JCOG9305 試験　217
JCOG9511 試験　42, 44
JCOG9516 試験　116
JCOG9702 試験　50
JCOG9708 試験　116
JCOG9907 試験　110
JCOG9912 試験　92, 94
JGOG3016 試験　162, 166, 168, 170, 172
JMEN 試験　24
JO19907 試験　28
J-STEPP 試験　137

K・L

$KRAS$ 野生型大腸がん　141, 143, 145
late onset neutropenia　194
ℓ-LV + 5-FU + CPT-11 療法　124
ℓ-LV + 5-FU + L-OHP 療法　126
ℓ-LV + 5-FU + L-OHP + BV 療法　130
LON　194

M

MF 療法　100
mFOLFOX6 療法　126
mFOLFOX6 + BV 療法　130
ML 18147 試験　139
mLSG15 療法　230
modified FOLFIRINOX 療法　158
MOPP 療法　216
MOPP/ABVD 交代療法　216
MTX + 5-FU 療法　100
MTX + VLB + DXR + CDDP 療法　184
M-VAC 療法　184

N

nab-PTX 療法　78
nanoparticle albumin-bound paclitaxel 療法
　　　　　　　　　　　　　　　　　78
NCIC-CTG CO.17 試験　140
NEJ002 試験　36

NEL 療法　214
neo-adjuvant　8
NGT 療法　52, 174
NO16966 試験　130, 138
non-classic alkylating agents　272
N-SAS BC 02 protocol version 0.91　168

O

OPTIMAL 試験　38
OPTIMOX1 試験　128, 276
OPTIMOX2 試験　128

P

PARAMOUNT 試験　24
PD　9
PEM 療法　34
performance status　4
PR　9
PS　4
PTX（80 mg/m^2）週 1 回療法　74
PTX（175 mg/m^2）3 週 1 回療法　76
PTX＋CBDCA 療法　162
PTX＋CDDP 療法　176

Q・R

QT 間隔延長　227, 304
radioimmunotherapy　212
R-CHOP 療法　196
R-CODOX-M 療法　198
R-DHAP 療法　204
RECIST　8
R-EPOCH 療法　208
Response Evaluation Criteriain Solid Tumors　8
RevMate®　242
RI 標識抗体療法　212
R-ICE 療法　204
R-IVAC 療法　200
Roswell Park Memorial Institute レジメン　132
RPMI レジメン　132

RTOG85-01 試験　120
RTOG8704 試験　148
RTOG94-05 試験　120
RTOG9811 試験　148

S

S-1＋CDDP 療法　92
SD　10
simplified de Gramont 療法　127
SN-38　125, 143, 287
SOS　223, 310
SPIRITS 試験　92
STEPP 試験　137
Stop & Go Strategy　128, 276

T

T315I 変異　227
TAX320 試験　32
TC 療法　72, 162
TERMS®　238, 311
Thalidomide Education and Risk Management System　238, 311
TLS　218
TMZ 療法　262
TMZ＋放射線療法　264
ToGA 試験　102
topotecan 療法　52, 174
TP 療法　176

U

UGT1A1 遺伝子　125
UGT1A1 遺伝子多型　158
*UGT1A1*6*　287
*UGT1A1*6* 遺伝子多型　97
*UGT1A1*28*　287
*UGT1A1*28* 遺伝子多型　97
US Oncology 9735 試験　72

V

V308 試験　124, 126
VAC 療法　252

VAD 療法　236
VCAP 療法　230
VCR＋DXR＋CPA 療法　252
VCR＋DXR＋DEX 療法　236
VDC 療法　252
VDC/IE 交代療法　253
VECP 療法　230
VEGF　308
VeIP 療法　190
VIP 療法　190
VLB＋IFM＋CDDP 療法　190
VNR 療法　84
VOD　223, 310

W

wCDDP＋RT 療法　178
Weekly CDDP＋放射線療法　178
Weekly PTX 療法　98
Weekly PTX＋CBDCA 療法　164
WJOG4007 試験　97
WJTOG0104 試験　26
WJTOG3405 試験　36
WJTOG9904 試験　32
wTC 療法　164

X

XELOX 療法　134
XELOX＋BV 療法　138
XP＋トラスツズマブ療法　102

和文

あ

アザシチジン療法　234
アミラーゼ上昇　304
アルキル化薬　270
アルコール過敏症　298
アルブミン懸濁型　296
アレルギー反応　98
アントラサイクリン系　288

安定，効果判定基準　10

い

イットリウム 90　309
イマチニブ療法　224
インフォームド・コンセント　7
インベーダー *UGT1A1* アッセイ　125
胃痛　55, 292

え

エピポドフィロトキシン　292
エリブリン療法　88
エルロチニブ療法　38

か

カペシタビン＋CDDP＋トラスツズマブ療法
　　102
カペシタビン＋L-OHP 療法　134
カペシタビン＋L-OHP＋BV 療法　138
カルバート式　4, 233, 275
カンプトテシン誘導体　286
化学放射線療法　8
過敏性反応　98, 127, 131, 168, 172
完全奏効，効果判定基準　9
間質性肺炎　36, 141, 305
乾燥　137
眼症状　203

き

揮発性抗悪性腫瘍薬　270
急性肺障害　36
挙児希望　7
胸水　117
局所化学療法　8

く・け

クリゾチニブ療法　40
ゲフィチニブ療法　36
ゲムツズマブ　オゾガマイシン療法　222
下痢　96, 287
血管外漏出　186

血管痛　85, 136, 154, 273, 294
血糖上昇　304
結膜炎　206, 284

こ

コッククロフト-ゴールト式　5, 233, 275
口腔粘膜障害　132
口内炎　69, 95, 111, 132, 279, 281
好中球数減少　113
抗腫瘍性抗生物質　277
肛門管がん　148
効果判定基準　9
紅斑　137
高音域聴力障害　186
高血圧　131, 139

さ

サリドマイドの教育と安全使用に関する管理システム　238, 311
サリドマイド療法　238
催奇形性　311
殺細胞性薬剤　2
残像　306

し

シタラビン症候群　203, 207
シチジン系　283
刺激感　129
視覚障害　40, 306
色素沈着　69, 93, 137, 282
軸索障害　129
腫瘍崩壊症候群　218
羞明　284
出血　131, 139
出血性膀胱炎　191, 270, 271
術後化学療法　8
術前化学療法　8
消化管原発神経内分泌がん　95
消化管毒性　303
静脈炎　84, 294
静脈閉塞性肝疾患　310

食道炎　117
心機能障害　307
心毒性　5, 65, 82, 170, 181, 289, 290, 291
心囊液貯留　117
神経症状　95
深部静脈血栓症　241, 311
進行，効果判定基準　9
腎機能障害　108
腎障害　201, 279
腎毒性　274
　── 軽減　25

す

ステロイド　298
水分負荷　25
膵機能検査値上昇　226
膵酵素上昇　304

せ・そ

セツキシマブ療法　140
爪囲炎　137
創傷治癒遅延　131
瘙痒感　137

た

タキサン系　295
ダサチニブ療法　228
大量 Ara-C 療法　220
代謝拮抗薬　279
体液貯留　298
体表面積　49
高比良の式　49
脱感作療法，CBDCA　167, 172
蛋白尿　131, 138

ち

チロシンキナーゼ阻害薬　303
遅発性下痢　143, 287
遅発性好中球減少　194
遅発性静脈炎　84
蓄積性心毒性　289, 290

聴器障害　274
聴力障害，高音域　186

て

デキサメタゾン＋CDDP＋Ara-C 療法　207
デュ・ボアの式　49
手足症候群　104, 132, 135, 137, 283, 289
低分子化合薬　303

と

トポイソメラーゼⅠ阻害薬　286
トポイソメラーゼⅡ阻害薬　288
トラスツズマブ療法　82

な・に

ナイトロジェンマスタード類　270
ニトロソウレア類　272
ニューモシスチス肺炎　201
ニロチニブ療法　226
妊婦　7
妊孕性保護　7

ね・の

ネダプラチン＋5-FU 療法　108
脳神経麻痺　78

は

ハイドレーション　25
ハリコンドリンB誘導体　298
パニツムマブ療法　144
肺障害　305
肺臓炎　117
肺毒性　189, 190, 278
白金製剤　273
発熱　113
発熱性好中球減少症　113

ひ

ビンカアルカロイド系　293
ピリミジン拮抗薬　280
皮疹　137

皮膚障害　140, 145, 308
皮膚症状　137
微小管阻害薬　293

ふ

フィラデルフィア染色体陽性急性リンパ性白
　血病　225, 229
フッ化ピリミジン系　280
プロテアソーム阻害薬　310
浮腫　81, 169, 298
部分奏効，効果判定基準　9
分子標的薬　2, 303

へ・ほ

ベンダムスチン療法　210
ホルモン療法薬　2, 298
ボルテゾミブ＋DEX 療法　236
放射性食道炎　48
放射線肺臓炎　47
発疹　137

ま

マイロターグ症例登録事業　222
末梢神経症状　276
末梢神経障害　78, 98, 129, 296, 297, 310, 311
末梢性ニューロパシー　237

め

メクロレタミン＋VCR＋プロカルバジン＋
　PSL 療法　216
免疫チェックポイント阻害薬　3
免疫調整薬　311

も

モノクローナル抗体　306
毛細血管漏出症候群　298

や・よ

薬剤結合抗体　309
葉酸拮抗薬　279
溶血性尿毒症症候群　148

ら・り

ラジオアイソトープ標識抗体療法　212
リツキシマブ療法　194
リツキシマブ＋CPA＋DXR＋VCR＋PSL療法　196
リパーゼ上昇　226, 304
リポソーム製剤　289

利尿薬投与　25

る・れ・ろ

類洞閉塞症候群　310
レナリドミド＋DEX療法　240
レブラミド®適正管理手順　242
ロイコボリンレスキュー　101
　──（救援）　187

■薬剤索引

数字・欧文

数字

5-AZA　234, 286
5-FU　68, 70, 100, 108, 110, 114, 118, 124, 126, 130, 132, 148, 156, 280
254-S　108, 277

A

ABI-007　296
ADM/ADR　56, 58, 64, 66, 180, 184, 196, 198, 208, 216, 230, 246, 252, 254, 288, 289
AMR　54, 291
amrubicin hydrochloride　54, 291
Ara-C　198, 200, 203, 206, 218, 220, 230, 283
Ara-G　285
AZA　234, 286
azacitidine　234, 286

B

bendamustine hydrochloride　210, 271
Bev　28, 130, 138, 308
bevacizumab　28, 130, 138, 308
bleomycin　188, 216, 277
BLM　188, 216, 277
BOR　129, 236, 310
bortezomib　129, 236, 310
BV　28, 130, 138, 308

C

calcium folinate　312
CAP/Cap　102, 134, 138, 283
capecitabine　102, 134, 138, 283
carboplatin　275
CBDCA　26, 28, 30, 50, 162, 164, 166, 168, 170, 172, 204, 230, 233, 275
CDDP　12, 14, 16, 18, 20, 22, 25, 42, 44, 46, 56, 58, 92, 94, 102, 110, 114, 118, 152, 176, 178, 180, 184, 188, 190, 206, 246, 273
Cetu　140, 142, 307
cetuximab　140, 142, 307
cisplatin　273
Cmab　140, 142, 307
CPA　64, 66, 68, 70, 72, 196, 198, 208, 230, 252, 270
CPM　270
CPT-11　20, 42, 94, 96, 124, 142, 156, 286
crizotinib　40, 306
CY　270
cyclophosphamide hydrate　270
cytarabine　198, 200, 203, 206, 218, 220, 230, 283

D

dacarbazine　272
dasatinib hydrate　304
DEX　236, 240, 246, 300, 302
dexamethasone　300, 302
docetaxel hydrate　12, 32, 72, 80, 168, 297
doxorubicin hydrochloride　56, 58, 64, 66, 180, 184, 196, 198, 208, 216, 230, 246, 252, 254, 288, 289
DTIC　216, 258, 272
DTX　12, 32, 72, 80, 168, 297
DXR　56, 58, 64, 66, 180, 184, 196, 198, 208, 216, 230, 246, 252, 254, 288, 289

E

EE エスワン　282
EPI　64, 66, 68, 290
epirubicin hydrochloride　64, 66, 68, 290
eribulin mesilate　88, 129, 298
erlotinib hydrochloride　38, 305
etoposide　44, 46, 50, 56, 58, 188, 190, 200, 204, 206, 208, 230, 250, 292
ETP　44, 46, 50, 56, 58, 188, 190, 200, 204, 206, 208, 230, 250, 292

F・G

fluorouracil　280
gefitinib　36, 305
GEM　18, 26, 86, 152, 154, 284
gemcitabine hydrochloride　18, 26, 86, 152, 154, 284
gemtuzumab ozogamicin　222, 309
GLI　224, 303
GO　222, 309

I

ibritumomab tiuxetan　212, 309
idarubicin hydrochloride　218, 291
IDR　218, 291
IFM　190, 200, 204, 250, 254, 271
IFO　271
ifosfamide　190, 200, 204, 250, 254, 271
IFX　271
imatinib mesilate　224, 303
irinotecan hydrochloride hydrate　20, 42, 94, 96, 124, 142, 156, 286

L

LEN　311
Len　240, 311
lenalidomide hydrate　240, 311
levofolinate calcium　124, 126, 130, 132, 156, 313
ℓ-LV　124, 126, 130, 132, 156, 313

L-OHP　126, 130, 134, 138, 156, 276
LV　101, 187, 198, 248, 312

M

MCNU　230, 272
mesna　314
methotrexate　70, 100, 184, 187, 198, 200, 230, 248, 279
methylprednisolone　206, 300
mitomycin C　148, 278
MMC　148, 278
mPSL　206, 300
MTA　280
MTX　70, 100, 184, 187, 198, 200, 230, 248, 279

N

nab-PTX　78, 296
nanoparticle albumin-bound paclitaxel　296
NDP　108, 277
nedaplatin　108, 277
NEL　214, 285
nelarabine　285
NGT　52, 174, 287
nilotinib hydrochloride hydrate　226, 304
nogitecan hydrochloride　52, 174, 287

O・P

oxaliplatin　126, 130, 134, 138, 156, 276
paclitaxel　28, 74, 76, 78, 98, 162, 164, 166, 176, 295, 296
panitumumab　137, 144, 308
Pegylated Liposomal DXR　170
PEM　22, 30, 34, 280
pemetrexed sodium hydrate　22, 30, 34, 280
Pmab　137, 144, 308
prednisolone　196, 198, 200, 208, 230, 298
PSL　196, 198, 200, 208, 230, 298
PTX　28, 74, 76, 98, 162, 164, 166, 176, 295, 296

R

ranimustine 230, 272
RIT 306
rituximab 194, 196, 198, 200, 212, 306
RTX 306

S・T

S-1 92, 282
TAX 295
tegafur gimeracil oteracil potassium 92, 282
temozolomide 262, 264, 273
THAL 311
Thal 311
thalidomide 238, 311
Tmab 307
TMZ 262, 264, 273
trastuzumab 82, 102, 307
TS-1 282
TXL 295
TXT 297

V

VBL 184, 216, 293
VCR 56, 58, 196, 198, 208, 230, 252, 293
VDS 230, 295
vinblastine sulfate 184, 216, 293
vincristine sulfate 56, 58, 196, 198, 208, 230, 252, 293
vindesine sulfate 230, 295
vinorelbine ditartrate 14, 16, 84, 294
VLB 184, 216, 293
VNB 294
VNR 14, 16, 84, 294
VRL 294

和文

あ

アービタックス 307
アイエーコール 273
アイソボリン 313
アクプラ 277
アザシチジン 234, 286
アドリアマイシン 56, 58, 64, 66, 180, 184, 196, 198, 208, 216, 230, 246, 252, 254, 288, 289
アバスチン 308
アブラキサン 296
アムルビシン塩酸塩 54, 291
アラノンジー 285
アリムタ 280
アルブミン懸濁型パクリタキセル 79
アロプリノール 218
アロプリノール CMC 含嗽水 111

い

イダマイシン 291
イダルビシン塩酸塩 218, 291
イピリムマブ 3, 258
イブリツモマブ チウキセタン 212, 309
イホスファミド 190, 200, 204, 250, 254, 271
イホマイド 271
イマチニブメシル酸塩 224, 303
イリノテカン塩酸塩水和物 20, 42, 94, 96, 124, 142, 156, 286
イレッサ 305
インターフェロン 2
インターロイキン-2 2

う・え

ウロミテキサン 314
エクザール 293
エスエーワン 282
エスワンエヌピー 282
エスワンケーケー 282

エスワンメイジ　282
エトポシド　44, 46, 50, 56, 58, 188, 190, 200, 204, 206, 208, 230, 250, 292
エヌケーエスワン　282
エピルビシン塩酸塩　64, 66, 68, 290
エリブリンメシル酸塩　88, 129, 298
エルプラット　276
エルロチニブ塩酸塩　38, 305
エンドキサン　270

お

オキサリプラチン　126, 130, 134, 138, 156, 276
オピオイド　129
オルガドロン　300
オンコビン　293

か

カペシタビン　102, 134, 138, 283
カルセド　291
カルボプラチン　26, 28, 30, 50, 162, 164, 166, 168, 170, 172, 204, 230, 233, 275
カンプト　286

き

キロサイド　283
キロサイドN　220, 283

く

クリゾチニブ　40, 306
グリベック　303

け

ゲフィチニブ　36, 305
ゲムシタビン塩酸塩　18, 26, 86, 152, 154, 284
ゲムツズマブオゾガマイシン　222, 309

さ

サイメリン　272
サリドマイド　238, 311
サレド　311

ザーコリ　306

し

シクロホスファミド水和物　64, 66, 68, 70, 72, 196, 198, 208, 230, 252, 270
シスプラチン　12, 14, 16, 18, 20, 22, 25, 42, 46, 56, 58, 92, 94, 102, 110, 114, 118, 152, 176, 178, 180, 184, 188, 190, 206, 246, 273
シタラビン　198, 200, 203, 206, 218, 220, 230, 283
シプロフロキサシン　113
ジェムザール　284

す

スタラシド　283
スプリセル　304
水溶性プレドニン　298

せ

セツキシマブ　140, 142, 307
ゼヴァリンイットリウム　212, 309
ゼヴァリンインジウム　212, 309
ゼローダ　283

そ

ソル・メドロール　300
ソル・メルコート　300

た

タキサン　129
タキソール　295
タキソテール　297
タシグナ　304
タルセバ　305
ダカルバジン　216, 258, 272
ダサチニブ水和物　228, 304

て

テガフール・ギメラシル・オテラシルカリウム配合剤　92, 282
テノックス　282

薬剤索引

テメラール　282
テモゾロミド　262, 264, 273
テモダール　273
デカドロン　300
デキサート　300
デキサメタゾン　236, 240, 246, 300, 302
デュロキセチン　129

と

トポテカン　52, 174, 287
トポテシン　286
トラスツズマブ　82, 102, 307
トレアキシン　271
ドキソルビシン塩酸塩　56, 58, 64, 66, 180, 184, 196, 198, 208, 216, 230, 246, 252, 254, 288, 289
ドセタキセル水和物　12, 32, 72, 80, 168, 297

な・に

ナベルビン　294
ニボルマブ　3, 258
ニロチニブ塩酸塩水和物　226, 304

ね・の

ネダプラチン　108, 277
ネララビン　214, 285
ノギテカン塩酸塩　52, 174, 287

は

ハーセプチン　307
ハイカムチン　287
ハラヴェン　298
パクリタキセル　28, 74, 76, 98, 162, 164, 166, 176, 295, 296
パニツムマブ　137, 144, 308
パラプラチン　275
白金製剤　129

ひ

ビダーザ　286
ビノレルビン酒石酸塩　14, 16, 84, 294

ビンカアルカロイド　129
ビンクリスチン硫酸塩　56, 58, 196, 198, 208, 230, 252, 293
ビンデシン硫酸塩　230, 295
ビンブラスチン硫酸塩　184, 216, 293

ふ

ファルモルビシン　290
ファルモルビシンRTU　290
フィルデシン　295
フルオロウラシル　68, 70, 100, 108, 110, 114, 118, 124, 126, 130, 132, 148, 156, 280
フロセミド　25
ブリプラチン　273
ブレオ　277
ブレオマイシン　188, 216, 277
プレガバリン　129
プレドニゾロン　196, 198, 200, 208, 230, 298
プレドニゾロンコハク酸エステルNa　298
プレドニン　298
分子標的薬　137

へ

ベクティビックス　308
ベバシズマブ　28, 130, 138, 308
ベプシド　292
ベルケイド　310
ベンダムスチン塩酸塩　210, 271
ペメトレキセドナトリウム水和物　22, 30, 34, 280

ほ

ホリナートカルシウム　101, 187, 198, 248, 312
ボルテゾミブ　129, 236, 310

ま・み

マイトマイシン　278
マイトマイシンC　148, 278
マイロターグ　309
ミノサイクリン　137

め

メスナ　314
メソトレキセート　187, 279
メチルプレドニゾロン　206, 300
メチルプレドニゾロンコハク酸エステル Na
　　　　　　　　　　　　　　206, 300
メトトレキサート　70, 100, 184, 187, 198,
　200, 230, 248, 279

ゆ・ら

ユーゼル　312
ラステット　292
ラステットS　292
ラスブリカーゼ　218
ラニムスチン　230, 272
ラパチニブ　104
ランダ　273

り

利尿薬　25

リツキサン　306
リツキシマブ　194, 196, 198, 200, 212, 306

れ

レナデックス　302
レナリドミド水和物　240, 311
レブラミド　311
レボホリナートカルシウム　124, 126, 130,
　132, 156, 313

ろ・わ

ロイコボリン　101, 312
ロイコボリンカルシウム　101, 187, 198, 248,
　312
ロゼウス　294
ワンタキソテール　297